医学病例集系列丛书

**MINIAO WAIKE CHANGJIANBING
ZHENZHI JI BINGLI JINGXUAN**

泌尿外科常见病诊治及病例精选

主编 梁 明 申江伟 刘一帆
　　　张前进 曾 顺 王月山

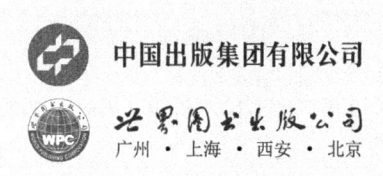

中国出版集团有限公司

世界图书出版公司
广州·上海·西安·北京

图书在版编目（CIP）数据

泌尿外科常见病诊治及病例精选 / 梁明等主编. --广州 : 世界图书出版广东有限公司, 2025.5. -- ISBN 978-7-5232-2251-5

Ⅰ. R69

中国国家版本馆CIP数据核字第20252EB821号

书　　名	泌尿外科常见病诊治及病例精选 MINIAO WAIKE CHANGJIANBING ZHENZHI JI BINGLI JINGXUAN
主　　编	梁　明　申江伟　刘一帆　张前进　曾　顺　王月山
责任编辑	曾跃香
责任技编	刘上锦
装帧设计	品雅传媒
出版发行	世界图书出版有限公司　世界图书出版广东有限公司
地　　址	广州市海珠区新港西路大江冲25号
邮　　编	510300
电　　话	（020）84460408
网　　址	http://www.gdst.com.cn
邮　　箱	wpc_gdst@163.com
经　　销	新华书店
印　　刷	广州小明数码印刷有限公司
开　　本	787 mm × 1 092 mm　1/16
印　　张	19.75
字　　数	438千字
版　　次	2025年5月第1版　2025年5月第1次印刷
国际书号	ISBN 978-7-5232-2251-5
定　　价	148.00元

版权所有　翻印必究

（如有印装错误，请与出版社联系）

咨询、投稿：（020）84460408　451765832@qq.com

编 委 会

主　编　梁　明　申江伟　刘一帆　张前进　曾　顺　王月山

副主编　巴特尔　丛晓斌　罗永舟　姜　博　崔建国
　　　　　秦　捷　高　裕　董传江　张程圆　廖俊淦

编　委　(按姓氏笔画排序)
　　　　　王月山　中国人民解放军联勤保障部队第九六〇医院
　　　　　王得胜　永州市中心医院
　　　　　巴特尔　锡林郭勒盟中心医院
　　　　　申江伟　曹县人民医院
　　　　　丛晓斌　武汉市第六医院
　　　　　吕高飞　永州市中心医院
　　　　　刘一帆　广州医科大学附属第五医院
　　　　　张前进　宿迁市第一人民医院
　　　　　张程圆　海南省肿瘤医院
　　　　　罗永舟　河南中医药大学第一附属医院
　　　　　姜　博　北华大学附属医院
　　　　　秦　捷　常德市第一人民医院
　　　　　高　裕　宁夏医科大学总医院
　　　　　崔建国　山西省高平市人民医院
　　　　　梁　明　山东中医药大学第二附属医院
　　　　　董传江　广东医科大学附属东莞第一医院
　　　　　曾　顺　湖南中医药大学第二附属医院
　　　　　廖俊淦　永州市中心医院
　　　　　熊　磊　昆明市中医医院

前　言

近年来，随着医学的飞速发展，泌尿外科学不断拓展和延伸，新的治疗技术和措施不断更新和完善，同时随着人们生活水平的提高，泌尿外科疾病发病率逐年提高，严重影响国人的生活质量，引起了社会的广泛关注。泌尿外科疾病的正确诊断，要求每一位泌尿外科医师既要有扎实的理论基础，又要有丰富的临床经验，只有不断学习，才能提高诊断水平，更好地诊治疾病。

本书以泌尿外科常见疾病为主线，从泌尿外科常用检查、泌尿外科疾病常见症状开始，然后重点阐述了泌尿外科的常见疾病，包含肾脏疾病、输尿管疾病、膀胱疾病、前列腺疾病等内容，最后精选了部分具有代表性的相关案例进行分析总结，并对疾病临床处置中的思路与对策、治疗中的关注点及体会进行深入探讨，希望为临床泌尿科医师的诊治工作提供有益参考。在选取疾病时，摒弃了面面俱到的讲述方式，根据作者擅长的领域，精心选取了部分常见的、多发的疾病进行介绍，每种疾病基本按照病因、发病机制、临床表现、诊断与鉴别诊断、治疗方法等这种规范化方式进行讲述。本书取材新颖，突出临床实用性和科学性，重点突出、层次分明，具有较高的实用价值，能为泌尿外科及相关科室同仁处理相关问题提供参考，也可作为医学院校学生和基层医护工作者学习之用。

在编写过程中，由于作者较多，写作方式和文笔风格不一，再加上经验有限，若存在疏漏和不足之处，望广大读者提出宝贵意见和建议，谢谢。

编　者
2025 年 1 月

目 录

第一章 泌尿外科常用检查

第一节 泌尿系统体格检查 …………………………………………………………… 3

第二节 实验室检查 …………………………………………………………………… 7

第三节 普通 X 线检查 ………………………………………………………………… 14

第四节 超声检查 ……………………………………………………………………… 18

第五节 肾脏 CT 检查 ………………………………………………………………… 31

第六节 肾脏 MRI 检查 ………………………………………………………………… 37

第七节 放射性核素检查 ……………………………………………………………… 52

第二章 泌尿外科疾病的主要症状

第一节 疼痛 …………………………………………………………………………… 61

第二节 排尿相关症状 ………………………………………………………………… 63

第三节 尿液相关症状 ………………………………………………………………… 65

第四节 尿道分泌物 …………………………………………………………………… 67

第五节 肿块 …………………………………………………………………………… 68

第六节 全身症状 ……………………………………………………………………… 70

第三章 肾脏疾病

第一节 肾脓肿 ………………………………………………………………………… 75

第二节 肾周围脓肿 …………………………………………………………………… 77

第三节	肾盂积脓	79
第四节	肾软斑病	80
第五节	肾结核	82
第六节	肾包虫病	92
第七节	肾结石	94

第四章 输尿管疾病

第一节	输尿管凝结物	117
第二节	输尿管炎	130
第三节	输尿管狭窄	132
第四节	输尿管结核	140
第五节	输尿管内异物	142
第六节	输尿管结石	143

第五章 膀胱疾病

第一节	细菌性膀胱炎	161
第二节	间质性膀胱炎	164
第三节	压力性尿失禁	170
第四节	膀胱结石	174

第六章 前列腺疾病

第一节	前列腺炎	183
第二节	前列腺特异性感染	192
第三节	前列腺增生症	202
第四节	前列腺癌	223

第七章 临床病例

第一节	多囊肾合并感染	267
第二节	急性前列腺炎	270
第三节	急性肾盂肾炎	273

第四节	尿源性脓毒血症	277
第五节	输尿管结石	280
第六节	输尿管结石合并脓毒血症	284
第七节	鹿角形结石	287
第八节	肾下盏结石	291
第九节	输尿管结石体外震波碎石治疗	298

参考文献 ………………………………………………………………………… 303

第一章

泌尿外科常用检查

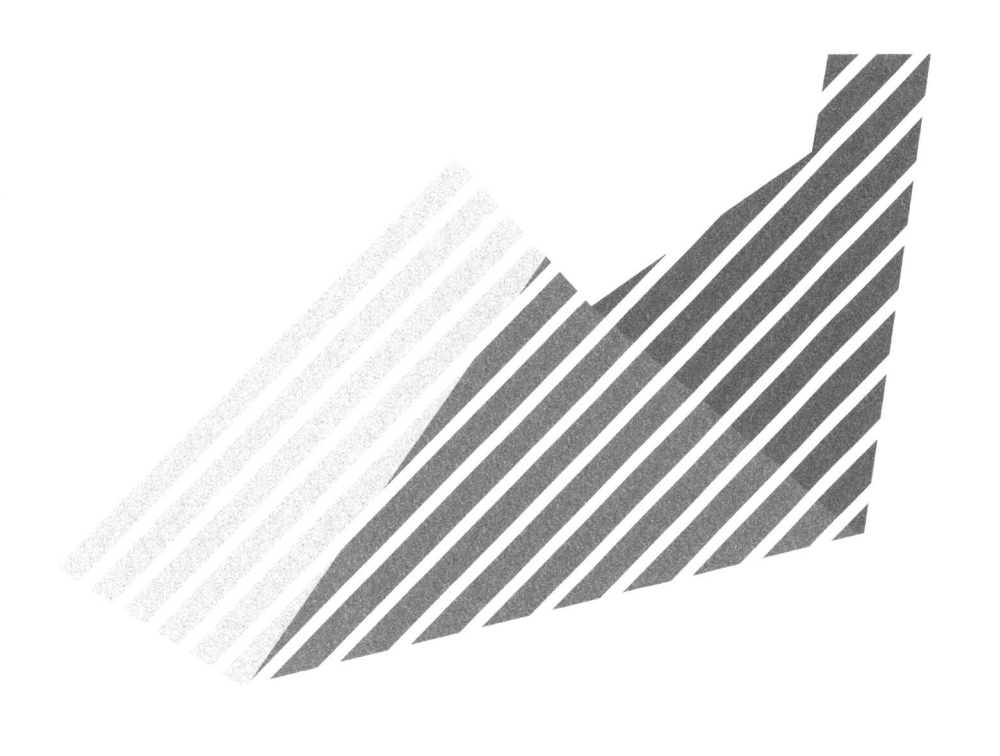

第一节 泌尿系统体格检查

一、肾脏区域检查

正常肾脏如人的拳头大小，位于腹膜后脊柱两侧，位置较高，不易触及。由于腹腔的右侧有肝脏，因此，右肾的高度要略低于左肾。对于儿童和较瘦女性，深吸气时检查者能触及肾下极，而触及成年男性的肾脏十分困难。

检查要点及异常发现：

1. 望诊 注意观察两侧肾区是否对称，肋脊角、腰部或上腹部有无隆起。较大的肾积水、肾肿瘤及囊肿，可在患侧腰部或腹部发现圆形隆起。

2. 触诊 ①受检者仰卧位，屈髋屈膝，使腹肌松弛。采用双合诊，检查者一手在受检者相应侧背部肋脊角将肾脏托起，嘱受检者做深吸气动作，另一手在前腹壁的肋下缘做深部触诊。正常肾脏一般不能触及，有时右肾下极在深呼吸时刚好能触及。当肾脏肿大、下垂或异位时，则可被触及。②儿童的腹部较薄，因此，肾脏触诊相对容易。③新生儿肾脏触诊时，检查者应将拇指放在前腹壁的肋下，其他手指在后部将肋脊角托起，使用一只手检查即可触及肾脏。④疑有肾下垂时，应取立位或卧位检查。

3. 叩诊 肾区叩诊可了解有无叩击痛，以左手掌贴于肋脊角区，右拳叩击左手背，当肾区有叩击痛时表明该侧肾脏或肾周存有炎症。输尿管结石在肾绞痛发作时，该侧肾区也有叩击痛。叩诊要尽量轻柔，因为有炎症的肾脏对叩击震动极为敏感。

4. 听诊 在两侧上腹部和腰部听诊，如有血管杂音，应想到肾动脉狭窄或动脉瘤等病变。有时，大的肾动静脉瘘在听诊中也可闻及血管杂音。

二、输尿管区检查

沿输尿管走行进行深部触诊，观察有无触痛。输尿管在腹膜后脊柱两侧，由于位置深，一般不易触及。输尿管触痛，提示输尿管可能有病变。

三、膀胱区检查

检查要点及异常发现：

1. 望诊 当膀胱内尿量达到500mL以上时，在下腹部可看到充盈膀胱的轮廓。

2. 触诊 正常膀胱在不充盈时不能触及，在膀胱内尿量达到150mL以上时方可触及。

3. 叩诊 比触诊更容易判断膀胱是否充盈。检查者的叩诊应从耻骨联合上缘开始，逐渐向上，直到叩诊音由浊音变为鼓音时，即为膀胱上缘。

4. 双合诊 可以用来确定膀胱肿瘤或盆腔肿瘤的范围。手法要轻柔，最好在麻醉下进行。女性的双合诊是在腹部和阴道之间进行，男性双合诊在腹部和直肠之间进行。双合诊除了了解肿物的大小、浸润范围，还可了解膀胱的活动度，以及判断手术切除病灶的可能性。

5. 膀胱检查　最常发现的异常是过度充盈的膀胱。双合诊检查时，还可以触及较大的肿瘤或结石。

四、男性外生殖器检查

男性外生殖器包括阴茎、阴囊及其内容物。检查方法用视诊及触诊。

（一）阴茎检查

1. 检查要点

（1）首先观察阴茎发育和阴毛分布情况。

（2）翻开受检者包皮，检查有无肿瘤或阴茎头包皮炎。注意尿道外口有无脓性分泌物，阴茎头及包皮有无溃疡、疱疹、湿疣等。包皮不能翻开的患者有阴茎头血性分泌物时，应行包皮背侧切开或行包皮环切术，以便于检查阴茎头和尿道。

（3）应检查尿道口位置，检查有无尿道下裂和尿道上裂。

（4）触摸阴茎体部，注意有无硬结、压痛。

2. 异常发现

（1）小阴茎：即进入青春期阴茎仍呈儿童型，见于先天性睾丸发育不良、双侧隐睾、垂体功能低下等。阴茎增大，多由青春期性早熟、先天性肾上腺皮质增生等因素所致。

（2）包茎：指包皮不能上翻至阴茎头冠状沟的近侧。4岁以前小儿的包皮不能上翻尚属正常。嵌顿包茎，是指包皮上翻并紧箍阴茎头，导致阴茎头血管充血和水肿。

（3）阴茎纤维性海绵体炎：又称佩罗尼氏病（Peyronie）病，主要病变在阴茎白膜，形成痛性纤维斑块，阴茎勃起后出现体部弯曲。查体在阴茎体部可触及纤维斑块，阴茎在松弛状态下时，表现不明显。

（4）阴茎异常勃起：指在没有进行性活动的情况下，阴茎出现长时间的痛性勃起。查体可以发现患者阴茎比较僵硬，有轻微压痛，而阴茎头较软。

（5）尿道下裂或上裂：是一种先天性畸形，尿道下裂指尿道开口于阴茎体腹侧、阴囊或会阴部，最常见的形式是尿道开口于冠状沟或冠状沟附近；尿道上裂是指尿道开口于阴茎背侧，常并发膀胱外翻畸形。

（6）肿瘤：通常表现为阴茎头或包皮内板的天鹅绒样突起病变，也可为溃疡灶，一般易发生于包茎患者。

（二）阴囊及其内容物检查

1. 检查要点

（1）检查阴囊皮肤是否粗糙，有无渗出、糜烂及水肿，双侧是否对称。

（2）触诊睾丸时要轻柔：检查时用单手或双手同时进行双侧比较触诊，注意睾丸是否缺如，以及其形状、大小、硬度、有无触痛。若疑有睾丸增大，应做透光试验。方法是以不透光的纸卷成筒状，一端置于肿大的部位，然后从对侧以手电筒照射。如阴囊呈红色，均匀透亮，称透光试验阳性。睾丸鞘膜积液时呈阳性。睾丸肿瘤、疝、鞘膜积血等，呈不透明的阴性反应。

（3）检查附睾时最好用两只手的手指触摸，压力不宜过大，否则会有痛感。双侧对比时，注意有无肿大、结节、压痛。

（4）检查精索时，受检者应取直立位。精索静脉曲张时，在阴囊内可触及曲张的静脉如蚯蚓样的感觉，在患者做Valsalva动作（即屏气增加腹压）时更明显。附睾结核时，输精管可增粗呈串珠样。

2. 异常发现

（1）睾丸肿瘤：检查睾丸上是否有无痛性、实性、形态不规则的肿物。一般是患者洗澡或自己检查时发现，超声波和透光试验有助于鉴别诊断。

（2）睾丸扭转：指睾丸上精索扭转，导致睾丸缺血，甚至坏死。早期尚能触到睾丸和附睾的轮廓，附睾可转向前方或形成横位，后期因肿胀明显难以区分睾丸和附睾。由于精索扭转缩短，睾丸会上提或呈横位。阴囊抬高试验（Prehn征）阳性，即上提患侧睾丸，局部疼痛加重。

（3）急性附睾炎：查体时附睾肿大、触痛，炎症可波及睾丸，有时难以区分睾丸和附睾界限。

（4）睾丸鞘膜积液：指液体聚集在睾丸和鞘膜之间。患者一般主诉其患侧阴囊逐渐增大，查体时阴囊呈不对称肿大，表面光滑，睾丸触摸不清，透光试验阳性。

（5）精索静脉曲张：指精索的静脉发生迂曲和扩张，多发生在左侧。视诊时阴囊皮肤可见蚯蚓状曲张静脉，触诊时可触及蚯蚓状肿物，做Valsalva动作时明显，平卧后缩小或消失。以下情况应警惕腹膜后肿瘤的可能：①精索静脉曲张是突然出现的。②平卧后曲张的静脉不消失。③右侧精索静脉曲张。

五、男性肛门和前列腺检查

1. 检查要点

（1）检查体位：可采用弯腰前俯位、膝胸卧位或侧卧位。弯腰前俯位时，受检者面向检查床站立，两脚分开一定距离，膝关节轻度弯曲，弯腰成90°向前趴在检查床上。膝胸卧位时，受检者双膝跪于检查床前，双前臂屈曲于胸前，臀部抬高。侧卧位时，受检者面向检查者侧卧，双下肢屈曲贴近腹部。

（2）检查者应给受检者充分的时间准备以及放松，并与患者交谈，分散受检者注意力。检查者戴手套，并涂润滑剂。

（3）进行肛门视诊，观察有无痔疮、肛瘘、疣或肿瘤等。

（4）肛门指诊时，应先用食指在肛门口按压一会儿，然后放入一个指节，以使受检者放松，同时评估肛门括约肌的肌张力。待肛门松弛后，再进一步深入。对前列腺进行触诊时，如受检者体位合适，可触及整个前列腺后壁。正常前列腺约栗子大小，质地似拇指抵紧小指时所收缩隆起的鱼际肌。检查时应注意前列腺大小、质地、有无硬结、压痛、中央沟是否变浅或消失。精囊一般不易触及。食指进入肛门要尽量深入，并探查直肠的四周，以期发现早期直肠癌。

（5）检查结束后，轻轻撤出食指，观察指套有无血迹，指套上粪便可做潜血检查。

（6）前列腺按摩：前列腺触诊结束后，如有必要可行前列腺按摩检查，收集流出的前列腺液进行检验。具体方法：自前列腺两侧向中央沟，自上而下纵向按摩2~3次，再按摩中央沟1次，将前列腺液挤入尿道，并由尿道口滴出，用玻片收集前列腺液送检。

2. 异常发现

（1）急性前列腺炎：指诊可发现前列腺温度稍高，质软且有波动感。如发现局限性波动伴触痛区域，提示前列腺脓肿形成可能，需手术切开引流。急性前列腺炎患者禁忌行前列腺按摩。

（2）良性前列腺增生：查体发现主要为前列腺增大，大小可从正常栗子大小到柠檬大小，甚至橘子大小，增大的前列腺仍有一定弹性。前列腺大小与症状严重程度并非密切相关。

（3）前列腺癌：查体可发现前列腺内质硬结节或肿块，甚至硬如石头。早期前列腺癌指诊可无异常发现。

（4）其他：神经源性膀胱时，肛门括约肌张力可表现为松弛或痉挛状态。急性精囊炎时，可触及肿大精囊，有压痛。

六、女性盆腔检查

检查要点及异常发现：

1. 男性泌尿外科医师为女性患者检查时须有女性医务人员陪同。

2. 受检者采取截石位，两腿分开。

3. 先检查外生殖器及阴道开口，注意有无萎缩性变化、分泌物、溃疡或疣等，所有这些均可导致排尿困难或盆底不适。检查尿道口有无黏膜增生、肉阜、肿瘤、囊肿等。

4. 嘱患者腹部加压，观察有无膀胱脱垂或直肠脱垂；嘱患者做咳嗽动作，观察有无引发尿失禁。

5. 触诊尿道了解有无炎症或肿瘤结节，尿道口有无脓性分泌物溢出。如有脓性分泌物溢出，提示可能存在感染的尿道憩室。

6. 双合诊可用来检查膀胱、子宫和附件。

（王得胜）

第二节 实验室检查

一、尿液检查

人体代谢与内分泌活动、泌尿系统病理改变,都能引起尿液成分与性状的改变,因此,尿液检查应用十分广泛。进行尿液检查前,需明确具体的检查项目,以便决定采集标本的方式。

(一)尿液常规检查

检查内容包括物理性状、化学定性、显微镜检查。物理性状指尿的色、量、比重、透明度等。

1. 标本采集　尿液常规检查标本以新鲜尿液为佳。

2. 结果分析　正常尿色为淡黄色至深黄色,透明,尿比重 1.010~1.030,每日尿量 1 000~2 000mL。尿呈红色者,有血尿可能,但要注意利福平、酚红等药物也可使尿呈红色。隐血或红细胞(BLO、ERY)正常参考值:隐血为阴性。红细胞正常值为 0,白细胞正常值为 0。当泌尿系统受到细菌感染时,尿中往往出现白细胞和红细胞,尿液颜色或浊度发生改变,亚硝酸盐有时也会为阳性。化学检测尿白细胞和隐血或红细胞只起过筛作用,临床诊断以镜检结果为准。血红蛋白尿的颜色为酱油色。化学定性指 pH、蛋白、糖等,正常 pH 为 5~7,正常昼夜尿蛋白排出量低于 150mg,蛋白定性为阴性,正常人空腹尿糖为阴性。正常情况下酮体为阴性。胆红素和尿胆原两项指标反映肝脏代谢血红素的能力和数量。正常情况下,尿胆红素为阴性,尿胆原为弱阳性。以上指标增高时,往往提示黄疸,尿液颜色呈黄绿色。

以下以表格形式说明尿检化验单各指标的意义(表 1-1)。

表 1-1　常用尿检验指标的意义

名称	正常	异常
酸碱度(pH)	5~7(平均值6)	增高常见于频繁呕吐、呼吸性碱中毒等
酸碱度(pH)	5~7(平均值6)	降低常见于酸中毒、慢性肾小球肾炎、糖尿病等
尿比重(SG)	1.010~1.030	增高多见于高热、心功能不全、糖尿病等
尿比重(SG)	1.010~1.030	降低多见于慢性肾小球肾炎和肾盂肾炎等
尿胆原(URO)	<16	超过此数值,说明有黄疸
隐血(BLO)	阴性(-)	阳性(+)同时有蛋白者,要考虑肾脏病和出血
白细胞(WBC)	阴性(-)	超过 5 个,说明尿路感染
尿蛋白(PRO)	阴性或仅有微量	阳性提示可能有急性肾小球肾炎、糖尿病肾性病变
尿糖(GLU)	阴性(-)	阳性提示可能有糖尿病、甲状腺功能亢进、肢端肥大症等

续　表

名称	正常	异常
胆红素（BIL）	阴性（-）	阳性提示可能肝细胞性或阻塞性黄疸
酮体（KET）	阴性（-）	阳性提示可能酸中毒、糖尿病、呕吐、腹泻
尿红细胞（RBC）	阴性（-）	阳性提示可能有肾炎、尿路感染等
尿液颜色（GOL）	浅黄色至深黄色	黄绿色、尿浑浊、血红色等就说明有异常

（二）尿三杯试验

根据排尿过程中红细胞或白细胞在尿中出现的时间不同，可判断泌尿系统疾病的病灶部位。

1. 标本采集　清洗尿道口后，将最初的 10~20mL 尿留于第 1 杯，中间 30~40mL 尿留于第 2 杯，终末 5~10mL 留在第 3 杯。要求排尿过程是一个连续的过程，每次调换容器时排尿不能中断，依次序将 3 个容器内的尿液分别离心后取其沉淀做显微镜检查。

2. 结果分析　若第 1 杯尿异常且程度最重，病变部位可能在前尿道；若第 3 杯异常且程度最重，病变在膀胱颈或后尿道；三杯均异常，病变在上尿路或膀胱。必要时可按摩前列腺留取前列腺液进行检查。

（1）第 1 杯尿，排尿开始出现血尿或脓尿，后两杯清晰，提示病变在前尿道，如尿道炎等。

（2）第 1 杯尿和第 2 杯尿清晰，第 3 杯尿出现红细胞和脓细胞，排尿终末出现的血尿或脓尿，提示病变部位在膀胱底部、后尿道或前列腺部位，如前列腺炎、精囊炎等。

（3）三杯皆浑浊或出现血尿，提示病变部位在膀胱或膀胱以上部位，如肾盂肾炎、肾小球肾炎等。

（4）血尿如三杯尿呈均匀血色，镜检都有大量红细胞，多见于肾结核、肾结石、肾炎等；仅有前段血尿者，见于尿道损伤、肿瘤、前列腺炎以及肉阜等；仅有后段（第 3 杯）血尿者，见于急性膀胱炎、膀胱结石或肿瘤、前列腺病变等。

（5）脓尿如三杯尿均呈浑浊，镜下全程有大量脓细胞，多见于输尿管炎、肾盂肾炎、肾脓肿、肾积脓、肾肿瘤并发感染、泌尿生殖系邻近器官或组织的脓肿向尿路穿破等；脓尿仅见于第 1 杯者，见于急性、慢性前尿道炎；仅有终末脓尿者，见于前列腺炎、精囊炎、后尿道炎等。

（三）尿沉渣镜检

尿沉渣就是尿液中的有形状成分，是晨尿经过离心后，形成的沉渣。其是尿液有形成分质和量的组合，包括细胞、管型、结晶、细菌、精子等各种病理成分。

1. 标本采集　新鲜尿液需离心分离，取尿沉渣后计数尿中的有形成分。

2. 结果分析　正常人 12 小时透明管型 5 000 个以下，白细胞及上皮管型 100 万个以下，红细胞管型 50 万个以下。如红细胞管型增多且多为异常细胞形态时，表示可能为肾小球病变；如为正常形态，可能为肾实质或尿集合系统等病变。

（四）尿液细菌检查

尿液细菌检查用于明确泌尿系统感染的病原菌类型及感染部位。

1. 标本采集　以用药前或停药 2 天后留取尿液送检为佳。留取尿液的容器必须无菌且无化学药物和消毒剂，留取前要消毒并清洗尿道外口或外阴，尿液采集方法主要有中段尿采集法、肾盂导尿法、三次导尿法及膀胱穿刺采集法等。中段尿采集法最常用；肾盂导尿法采用膀胱镜下双侧肾盂插管收集肾盂尿；三次导尿法用于鉴别菌尿来源于肾盂或膀胱，方法为膀胱内留置导尿管，立即引出尿液做第 1 次培养，以 1∶5 000 呋喃西林或其他抗生素溶液 200~500mL 多次冲洗膀胱，最后再用生理盐水冲洗，冲洗后立即留尿液做第 2 次培养，冲洗后半小时后留尿做第 3 次培养；膀胱耻骨上穿刺采集法用于厌氧菌培养。

2. 结果分析　检查方法包括尿液涂片镜检、普通培养法、细菌定量培养法、高渗培养法、特殊培养法等，根据不同检查方法进行结果分析。

（五）尿抗酸杆菌检查

尿中找到抗酸杆菌有助于泌尿系统结核的诊断。

标本采集：留取清晨第 1 次全部尿液，离心后做涂片找抗酸杆菌，连续查 3 天；也可留取 12 小时或 24 小时全部尿液，离心做涂片找抗酸杆菌。必要时取新鲜尿液 15mL，离心后取沉渣做结核分枝杆菌培养或动物接种，此种方法可靠，但时间长，临床较少使用。

（六）尿脱落细胞学检查

用于尿路上皮系统肿瘤的早期诊断、疗效观察和防癌普查等。对于高级别尿路上皮肿瘤和原位癌的准确率较高，对于低级别尿路上皮癌的准确率较低。尿脱落细胞学检查常用于憩室内癌、原位癌和无乳头癌的诊断，尤其当 X 线和膀胱镜不易发现或与膀胱炎无法区别，以及上尿路肿瘤时，更宜做此项检查。

1. 标本采集　留取清晨第 2 次新鲜尿液 30mL 以上，离心沉淀后立即涂片用苏木精-伊红（HE）染色后找肿瘤细胞。

2. 结果分析　尿脱落细胞的判断标准一般采用巴氏 5 级分类法。

Ⅰ级　未见非典型或异常细胞

Ⅱ级　有非典型细胞，但无恶性征象

Ⅲ级　有可疑恶性细胞

Ⅳ级　有癌细胞

Ⅴ级　有癌细胞，形态典型

（七）尿液生化检查

测定尿液中的代谢产物和电解质是检查肾功能的一种重要方法，测定成分包括肌酐、尿素氮、肌酸、钾、钠、钙、磷等。

1. **标本采集** 留取 24 小时尿液，混匀后送检一部分尿液。

2. **结果分析** 尿肌酐正常值为 0.7~1.5g/24h，急性肾炎和肾功能不全时，尿肌酐降低。尿素氮正常值为 9.5g/24h，增高表示体内组织分解代谢增加，降低见于肾功能不全、肝实质病变。尿肌酸正常值为 0.1~0.2g/24h，增高见于痛风。尿钾正常值为 2~4g/24h，增高见于肾上腺皮质功能亢进、急性肾衰竭及肾移植术后利尿期；降低见于严重失水、失钠而有肾前性氮质血症及失盐综合征、尿毒症及肾上腺皮质功能减退等。尿钠正常值为 3~6g/24h，增高见于肾上腺皮质功能减退、急性肾衰竭及肾移植术后利尿期；降低见于长期禁食钠盐、肾上腺皮质功能亢进等。尿钙正常值为 0.1~0.3g/24h，尿磷正常值为 1.1~1.7g/24h。尿钙、磷排出量增高主要见于甲状旁腺功能亢进，可引起多发性尿路结石。

（八）尿激素测定

1. **尿游离皮质醇测定** 用于肾上腺皮质功能亢进或低下的诊断和鉴别诊断。

（1）标本采集：留 24 小时尿液，用麝香草酚防腐，取部分尿液送检。

（2）结果分析：尿游离皮质醇的正常值为 12.3~103.5μg/24h，增高见于肾上腺皮质功能亢进（腺瘤、癌及增生）、异位 ACTH 综合征、甲状腺功能亢进、应激状态、肥胖症及心肌梗死等。降低见于 Addison 病、急性肾衰竭、先天性肾上腺皮质增生、腺垂体功能减退、甲状腺功能减退、慢性肝病等。

2. **尿儿茶酚胺测定** 儿茶酚胺是肾上腺髓质分泌的肾上腺素的代谢产物，测定其在尿中的含量可作为肾上腺髓质功能的指标。

（1）标本采集：收集 24 小时尿液，用浓盐酸 5~10mL 防腐，取部分尿液送检。也可留取症状发作 4 小时的尿液。收集尿液前 2 天，患者应控制饮食，禁食咖啡、巧克力等。测定儿茶酚胺时应停止给患者任何药物。

（2）结果分析：肾上腺素正常值为 1.74~6.42μg/24h，去甲肾上腺素正常值为 16.69~40.65μg/24h，多巴胺正常值为 120.93~330.59μg/24h。尿儿茶酚胺明显增高，表示有嗜铬细胞瘤或肾上腺髓质增生。

二、尿道分泌物检查

尿道脓性分泌物是化脓性尿道炎的主要表现，分泌物的直接涂片检查对确定病原菌具有重要意义。尿道分泌物用消毒棉签采集后，立即做直接涂片及细菌培养。

1. **标本采集** 取尿道分泌物，涂片镜检。

2. **结果分析** 尿道分泌物涂片镜检，观察有无白细胞、脓细胞、红细胞、滴虫、精子、真菌及其他有形成分。然后，进行革兰染色、观察。淋病奈瑟菌革兰染色阴性，常存在于白细胞中。标本也可立即接种于巧克力或增菌肉汤培养基中，37℃二氧化碳环境培养。支原体革兰染色为阴性，呈球形、棒形等多形态表现。繁殖后聚集成堆，长 15~60μm 不等。将分泌物接种于 25% 马血清的酵母牛心浸膏培养基中，7 天至 1 个月后呈 100~500μm 大小的"油煎蛋状"菌落。

三、精液检查

精液检查常用于检查不育的原因或观察输精管结扎后的效果。

1. 标本采集　要求检查前 1 周停止排精。通常采用手淫法取精或性交时将精液射入干燥、清洁的玻璃瓶内，取得标本后应立即送检，最好不超过 1 小时，冷天要注意保暖，以免影响精子活力。

2. 结果分析

（1）精液常规检查：包括精液外观、液化情况、精子数量、死精子及畸形百分比、精子活动度等，主要用于了解男性生殖能力。正常精液为乳白色不透明液体，久未排精者呈淡黄色，中等黏稠，平均 1~6mL，20~30 分钟自行液化，pH 为 7.2~7.8，精子密度为 $\geq 20\times 10^6/mL$，总精子数 $\geq 40\times 10^6/$次，活动精子占 60% 以上，畸形精子不超过 20%。精子活动度良好，向前运动活跃，在 28~34℃ 条件下，精子速度为 12~55μm/s。

（2）精液生化检查：果糖的正常值为 850~5 730mg/L，果糖主要由精囊产生，是精子能量代谢的主要来源，与精子运动有关。精囊炎、雄激素不足的患者及老年人的精液中，果糖会下降。酸性磷酸酶正常值为 470~1 300U/L，酸性磷酸酶与精子活动力有关。慢性前列腺炎及雄激素缺乏时含量降低。

（3）精液细菌学检查：当附睾、精囊、前列腺和尿道有细菌性炎症时，精液可查出病原菌，生殖系统结核有时可查出抗酸杆菌。必要时可做细菌培养和药物敏感试验。

四、前列腺液检查

对于慢性前列腺炎患者，可行前列腺液检查。

1. 标本采集　采用前列腺按摩法取得前列腺液。

2. 结果分析　正常前列腺液较稀薄，为淡乳白色，镜检可见较多的卵磷脂体，每高倍视野含白细胞 1~5 个，如每高倍视野中白细胞在 10 个以上或成堆出现，同时卵磷脂体减少或消失，则表示存在炎症。必要时可染色做细菌检查或做细菌培养，涂片可做特殊染色找抗酸杆菌、滴虫等。

五、肿瘤标志物检查

肿瘤标记物是指在血液或其他体液中能指示肿瘤存在的生化物质。理想的肿瘤标志物是一个抽象概念，目前尚未发现。当前只是根据统计学确定某一个标志物最有价值的阈值，作为目前使用该肿瘤标志物的定量标准。尽管肿瘤标志物尚缺乏100%的敏感性与特异性，然而在肿瘤诊断、疗效观察、评估预后等方面对临床有肯定意义。

（一）前列腺特异性抗原（PSA）

前列腺特异性抗原是前列腺上皮细胞产生的糖蛋白，相对分子质量为3.4×10^5，血清中正常值<4ng/mL（酶免疫法），PSA是目前前列腺癌最敏感的肿瘤标志物，是前列腺癌诊断、疗效观察、追踪复发的最佳指标。但在临床中要注意，前列腺增生患者的PSA与前列腺癌的PSA有部分重叠区。

前列腺腺泡内容物（富含PSA）与淋巴系统之间存在由内皮层、基底细胞层和基底膜构成的屏障相隔，当肿瘤或其他病变破坏这道屏障时，腺泡内容物即可漏入淋巴系统，并随之进入血循环，导致外周血PSA水平升高。PSA在血清中主要有两种存在形式：一种是游离型的PSA（f-PSA），占血清PSA总浓度的10%~30%；另一种是与α_1抗糜蛋白酶（ACT）结合的PSA（PSA-ACT），占血清PSA总浓度的70%~90%。对于健康男性，释放入血中的PSA浓度很低，为<4ng/mL。但是，在前列腺癌患者血清中，PSA会出现另外的组合形式，比如PSA与蛋白C抑制剂的组合等。

1. 标本采集 清晨空腹取血3mL送检。

2. 参考值 T-PSA正常值<4ng/mL。当T-PSA在4~10ng/mL时，f/T<0.16前列腺癌可能性大。

（二）前列腺特异酸性磷酸酶（PAP）

酸性磷酸酶广泛存在于前列腺、肝、脾等组织中。在前列腺中酸性磷酸酶的活力是其他组织的1 000倍，男性血清中的酸性磷酸酶主要来源于前列腺。PAP是酸性磷酸酶同工酶，器官特异性高于酸性磷酸酶（总酸酶）。PAP相对分子质量为1×10^6，对温度、pH极敏感，采血后，需立即测定或用醋酸、枸橼酸或其他保存剂将血pH调到5~6，冰箱保存。PAP可用于前列腺癌的检测，文献报道PAP的特异性达96.1%~100%，敏感性较PSA低，同时测定PAP与PSA可提高前列腺癌的检出率。

1. 标本采集 清晨空腹取血3mL送检。

2. 参考值 正常值<4.7U/L（男）。

（三）甲胎蛋白（AFP）

甲胎蛋白相对分子质量为7×10^5，胚胎期由卵黄囊、肝、胃肠上皮产生，睾丸生殖细胞肿瘤可产生AFP，进展的非精原细胞瘤患者血中AFP阳性率达80%~90%。

1. 标本采集 清晨空腹取血2mL送检。

2. 参考值 正常值0~20ng/mL。

（四）绒毛膜促性腺激素-β（β-HCG）

绒毛膜促性腺激素-β 相对分子质量为 4.5×10^5，由胎盘合体滋养层细胞产生，β 亚单位具有特异性，睾丸肿瘤中绒毛膜上皮癌患者中 HCG 为 100% 阳性，非精原细胞瘤阳性率为 66.6%~90%，胚胎性肿瘤阳性率为 60%，精原细胞瘤阳性率为 7.6%~10%，用于睾丸生殖性肿瘤的诊断、疗效判定、随诊观察。

1. 标本采集　清晨空腹取血 3mL 送检。
2. 参考值　正常值<5mU/L。

（五）膀胱肿瘤抗原（BTA）

膀胱肿瘤抗原测定是一种快速诊断膀胱肿瘤的方法，其原理是应用单克隆抗体与膀胱肿瘤抗原结合胶体金技术。结果形象，直接和灵敏度高，可重复性强，操作简单，有助于膀胱肿瘤的早期诊断与治疗。

1. 标本采集　留取上午的新鲜尿液 10mL 送检。
2. 结果分析　采用 BT^{TM} Test 检测盒，在检测窗内加入数滴晨尿或新鲜尿，等待 5 分钟，在结果窗中出现两条红色条线指示为阳性。若仅出现一条标准红色条线则为阴性。

（六）核基质蛋白-22（NMP-22）

核基质蛋白-22 是一种肿瘤标志物，适用于泌尿系统移行上皮肿瘤，具有高敏感性及特异性，常采用酶联免疫定量测定法。

1. 标本采集　留取上午的新鲜尿液 10mL 送检。
2. 参考值　正常值<10U/mL。

六、器官移植组织配型

（一）人类白细胞抗原（HLA）配型

人类白细胞抗原（HLA）作为个体组织细胞的遗传标志，在抗原识别、提呈、免疫应答与调控，破坏外来抗原靶细胞等方面起重要作用，是导致移植排斥反应的主要抗原，因此，选择与受者 HLA 相同或相近的供者，是减少或避免移植术后超急性排斥与急性排斥的基础。HLA 分为Ⅰ类及Ⅱ类基因位点，Ⅰ类基因位点包括 A、B 位点，Ⅱ类基因位点包括 DR、DP、DQ 位点。对肾移植来说，A、B、DR 位点的一致性对肾移植后果具有明显影响。

1. 标本采集　抽取 10mL 抗凝血送检。
2. 结果分析　HLA 配型方法主要有血清定型法、细胞定型法及 DNA 定型法。

（二）群体反应性抗体检测（PRA）

血清中 HLA 抗体对器官移植患者的预后至关重要，如受者体内预存的 HLA 抗体可以和供者相应的 HLA 抗原结合，则能引发超急性排斥反应。因此，检测受者体内的 HLA 抗体水平即群体反应抗体（PRA），可以预防或减少超急性排斥反应的发生。PRA 的检测有多种方法，其中一种为补体依赖性淋巴毒试验（CDC）法，另一种为酶免疫法。

1. 标本采集　清晨空腹取血 2mL 送检。

2. 参考值　正常值<40%。

（三）补体依赖性淋巴毒试验（CDC）

补体依赖性淋巴细胞毒技术为一项标准的 HLA 血清学检查手段，它的基本原理为血清中的抗体与供者淋巴细胞膜表面相应抗原结合后激活补体，引起细胞膜破坏，细胞坏死，细胞膜通透性增加，细胞染色，可以通过计算死细胞的数目估计淋巴毒抗体的强度。

1. 标本采集　清晨空腹取血 2mL 送检。

2. 参考值　正常值<10%。

（高　裕）

第三节　普通 X 线检查

肾脏在普通 X 线检查时缺乏自然对比，因此常规 X 线检查腹部平片难以显示其结构及病理改变。腹部平片主要用于泌尿系统结石、钙化的诊断及肾脏大小、位置、轮廓改变的观察。肾具有排泄含碘对比剂的能力，尿道又与外界相通，因而适用于排泄性和逆行性等泌尿系统碘剂造影检查。造影前必须根据临床提出的要求，熟悉患者的临床资料，特别注意有无造影禁忌证，出血、凝血时间是否正常，严格进行造影剂及麻醉剂过敏试验，并注意局部血管、皮肤等情况。造影前 3~4 天禁用金属药物、钡剂等，造影前 6~8 小时禁食，同时要取得患者配合。

一、腹部平片

腹部平片（kidney ureter bladder，KUB）是泌尿系统结石常用的初查方法。

1. 检查方法　常规摄取仰卧前后位片，照片范围应上至双肾上腺区，下至膀胱和前列腺。摄片前一天晚上服缓泻剂番泻叶 9g 清洁肠道。

2. 正常表现　前后位片上，于脊柱两侧可见双侧肾轮廓。正常肾边缘光滑，密度均匀。肾影长 12~13cm，宽 5~6cm，位于 T_{12}~L_3 之间，一般右肾略低于左肾。

KUB 在发现泌尿系统结石方面有帮助，而且是一个经济的随访方法。假阴性结果是有可能的，特别是结石与骶骨和髂骨翼重叠，或者结石是透 X 线的。存在血管钙化和静脉石时，可能出现假阳性结果。体外震波碎石前，KUB 检查尤为重要，如果看不到结石，则不应选择用 X 线定位的碎石机行体外震波碎石。KUB 对碎石前后结石粉碎情况亦可对比观察。腹部平片在判断肾引流管、输尿管支架、导管方面也有一定价值。

3. 异常表现　包括肾区内高密度结石、钙化影及肾轮廓的改变。前者主要见于肾盂结石，后者见于肾结核、肾癌或肾囊肿。肾轮廓改变包括：肾影增大或部分增大并局部外突，主要见于肾盂积水、肾肿瘤或肾囊肿；肾轮廓局部凹陷，常为瘢痕所致；肾影消失，见于肾周病变，如肾周脓肿或血肿。

二、静脉尿路造影

静脉尿路造影（intravenous urography，IVU）又称排泄性尿路造影（excretory urography），其应用依据是有机碘化物的水溶液（如非离子型造影剂）注入于静脉后，几乎全部由肾小球滤过而排入肾盏和肾盂内，如此不但能显示肾盏、肾盂、输尿管及膀胱内腔，且可大致了解两肾的排泄功能。

IVU 检查前首先应行碘过敏试验，过敏试验阴性者方可考虑该项检查，并注意检查过程中及检查完毕后的过敏反应并及时处理。对造影剂存在风险的患者，应充分水化，可以使用低渗非离子型造影剂（LOCM），并避免大剂量应用造影剂。与高渗造影剂（HOCM）相比，LOCM 引发心血管毒性、肾毒性反应的风险更低。

1. 造影剂反应及处理

（1）造影剂反应发生的高危因素：①甲状腺功能亢进者。②心肺功能不全者。③有过敏倾向者，如哮喘、荨麻疹、花粉症患者和有药物及食物过敏史者。④肝肾功能损害，尤其是中度损害以上者。⑤急性尿路感染者。⑥有造影剂过敏史者。⑦妊娠、骨髓瘤、糖尿病患者。⑧各种因素导致的体质严重虚弱、脱水者。

（2）造影剂反应的临床表现：较轻的有全身或局部发热、局部疼痛、喷嚏、恶心、呕吐、头痛、腹痛、荨麻疹、流泪、结膜充血等。严重的有喉头水肿、支气管痉挛、肺水肿、抽搐、血压下降、休克、昏迷甚至呼吸心跳停止。

（3）造影剂反应的预防：①检查室必须装备必要的各种抢救用药品，同时配备氧气瓶（或管道）、吸痰器随时备用。如遇严重反应，在自己抢救的同时要尽快通知有关科室医师前来协助抢救。②造影前准备工作要做好，首先详细了解有关病史、药物过敏史，及早发现造影剂反应的高危因素，采取对应措施。③应用造影剂前一定要做碘过敏试验，以静脉法为宜。需要注意的是部分患者在做过敏试验时即可发生严重不良反应，要有充分准备。

（4）造影剂反应的处理：发生造影剂反应后的处理原则。①轻度反应不必采取措施，但要留患者观察 10 余分钟，以免反应加重便于及时处理。②中度反应及重度反应要立即停止对比剂的注射，保持静脉通道，并先静脉注射地塞米松 10~30mg，同时根据不同形式的反应立即采取必要的抢救措施，抢救措施的原则基本是对症治疗。

2. 检查方法　①先了解有无应用造影剂的禁忌证，检查前还需行碘过敏试验并备好急救药物。②排出肠管内的气体和粪便，并限制饮水。③取仰卧位，先摄取腹部平片。④下腹部应用压迫带，暂时阻断输尿管后，于静脉内注入 60% 泛影葡胺。对比剂 60% 泛影葡胺用量：成人20mL，体重过重者可用40mL，儿童剂量以0.5~1mL/kg体重计算。必要时可采用非离子型造影剂，如碘普胺等。⑤注入对比剂后5~7分钟、15分钟、25~30分钟分别摄取双肾至膀胱区的影像（一般共3张）。特殊情况下需要加拍更多的片子。

侧位片能够帮助鉴别在常规前后位片上重叠的肾盏系统充盈缺损。俯卧位可以使输尿管位置相对固定，有助于使输尿管扩张后充分显示。立位片能够发现肾下垂，严重肾积水还能显示造影剂的分层。

如果常规法即静脉注入法显影不满意，可采取静脉滴注法，其主要优点是尿路显影清楚，肾盂、肾盏显影时间长，方法是用60%泛影葡胺2mL/kg的剂量加等体积5%葡萄糖或生理盐水，5~10分钟滴完。

3. 正常表现　注入对比剂后1~2分钟，肾实质显影，密度均匀；3~5分钟后肾盏和肾盂开始显影；15~30分钟肾盏和肾盂显影最浓。静脉肾盂造影时肾实质首先显影，肾小盏、肾大盏、肾盂相继显影。一般每侧肾有7~8个肾小盏，2~3个肾小盏合并形成1个肾大盏，2~3个肾大盏合并形成肾盂。肾盂一般呈三角形或漏斗形，有时呈分支型，肾盂上缘外凸，下缘内凹，肾盂向内下方变细移行于输尿管上端，亦可见壶腹型肾盂，表现为肾盂呈壶腹形扩大，但肾盏形态正常，此点与肾积水鉴别。

4. 异常表现　①肾盂和肾盏受压、变形、移位，凡肾实质内肿物如肾囊肿、肿瘤、血肿或脓肿等均可引起这种改变。②肾盂、肾盏破坏，表现为肾盂、肾盏边缘不规整，甚至正常结构完全消去，主要见于肾结核、肾盂癌和侵犯肾盂肾盏的肾癌。③肾盂、肾盏或输尿管内充盈缺损，显示病变区内无对比剂充盈，为突入腔内病变或腔内病变所致，包括肾盂、肾盏或输尿管肿瘤、肾实质肿瘤、结石、血块和气泡等。④肾盂、肾盏和输尿管扩张积水，常为梗阻所致，原因多而复杂，包括肿瘤、结石、血块、先天性狭窄、外在性压迫等。

三、逆行性尿路造影

逆行性尿路造影（retrograde urography），也称逆行肾盂造影（RP），是在行膀胱镜检查时，将导管插入输尿管并经导管注入造影剂使上尿路显影的侵袭性检查方法。插入导管一般用4~5F导管。此法不受肾功能影响，用于不适合行静脉肾盂造影（IVP）的患者，如心、肝、肾功能差或IVP显示肾盂、肾盏不满意者。在行膀胱镜检查时，有时会根据病情需要而行RP，而不是再单独采用IVU检查，这样经济、省时。逆行肾盂造影作为集合系统的解剖指引，也可与肾、输尿管腔镜操作联合进行。但对下尿路感染者不宜此检查。

1. 禁忌证　尿道狭窄及其他不宜膀胱镜检查者；肾绞痛及严重血尿；泌尿系统感染；一般情况差。

2. 造影剂　每侧肾盂常用10%~30%泛影葡胺5~10mL。

3. 造影前准备　摄尿路平片，不必做碘过敏试验。

正常肾盏、肾盂表现同排泄性尿路造影。肾实质不显影。逆行或排泄造影时由于肾盂、肾盏内压力过高可发生造影剂反流入管腔及肾组织，常见有肾盂肾窦反流、淋巴管反流、静脉周围反流、肾小管反流及肾反流。

四、顺行性上尿路造影

顺行性尿路造影包括经皮穿刺肾盂造影、经肾造瘘管造影等。经皮穿刺肾盂造影系指经皮直接穿刺至肾盂内注入造影剂显示肾集合系统的方法，主要适用于急性尿路梗阻和肾盂积水、IVP 显影不良或因输尿管狭窄、膀胱镜检查失败等原因而不能进行逆行性尿路造影检查的患者。可选择在超声引导下或 CT 引导下进行经皮穿刺肾盂造影。常用造影剂为泛影葡胺，浓度常用 10%~30%，剂量以满意显示肾盏肾盂而定。经皮肾镜取石术后可经肾造瘘管造影检查有无残留结石。经肾造瘘管造影还可帮助确认输尿管梗阻、输尿管瘘的情况，以决定是否可以拔除肾造瘘管。

五、血管造影

1. 腹主动脉造影与选择性肾动脉造影　腹主动脉造影多数在选择性肾动脉造影前进行，有助于大动脉及肾血管病变的诊断。但由于 CTA 及 MRA 的应用，这两种检查在单纯肾脏实质及血管疾病诊断方面已很少采用，在行肾动脉栓塞或成形等介入性治疗时需行选择性肾动脉造影。

腹主动脉造影一般采用 Seldinger 技术经皮股动脉穿刺插管的技术，将"猪尾"导管头置于腹腔动脉开口下方，用高压注射器快速注射 40~50mL 的 76% 泛影葡胺或其他非离子造影剂并连续摄片。选择性肾动脉造影时，将导管插入肾动脉后，快速注入 10~15mL 的 76% 泛影葡胺或其他非离子造影剂并连续摄片。

肾动脉造影正常表现：两侧肾动脉起自腹主动脉，一般左侧稍高，约平 L_1 下缘至 L_2 上缘，右肾动脉起点低约半个椎体。正常肾动脉平均直径为 6mm，范围为 4.6~9.7mm。肾动脉在肾门处或进入肾实质分为前后两支，后支较细供应肾的后段与部分下段，前段较粗，分为上段、上前段、下前段与下段动脉，供应相应区域，肾段动脉的分支穿行于肾柱内称叶间动脉，叶间动脉在皮髓交界再分为弓形动脉，向皮质发出放射状小叶间动脉，小叶间动脉发出输入动脉进入肾小球。

腹主动脉造影与选择性肾动脉造影主要用于检查肾血管病变，特别是各种原因造成的肾动脉狭窄与闭塞，确定其部位和范围并行介入性治疗。造影检查也可发现肾动脉瘤和肾动静脉畸形。此外，还用于观察肾肿瘤的血供情况及行化疗和（或）栓塞等介入性治疗。

2. 下腔静脉造影与肾静脉造影　由于 CT 及 MRI 的广泛应用，下腔静脉造影与肾静脉造影已很少应用。

（1）下腔静脉造影（inferior vena cava cavography）：用于肾癌向下腔静脉浸润，下腔静脉受到肿瘤外压、浸润及下腔静脉后输尿管的诊断。下腔静脉内肿瘤血栓时，显示下腔静脉充盈缺损像。如果完全闭塞，可看到奇静脉等侧支循环。诊断下腔静脉后输尿管时，需同时在右输尿管留置导管，可见导管前行横过下腔静脉左侧，再通向右肾。

（2）肾静脉造影：用于对肾细胞癌肾静脉浸润的判断，以及对肾静脉瘤、肾静脉血栓症、肾静脉畸形的诊断。肾细胞癌时，可见静脉阻断、挤压、充盈缺损像、侧支循环的增生。肾静脉血栓症时，可看到肾静脉的闭塞像和肾肿大。

肾静脉造影是为弥补肾动脉造影的不足所选择的造影方法。一般方法是经皮穿刺股静脉或大隐静脉将导管进入肾静脉后固定并连接高压注射器，快速注入76%泛影葡胺30mL并连续摄片。此外，经过大隐静脉将导管插入下腔静脉做腔静脉造影，对腹膜后肿瘤、腔静脉内癌栓等也有诊断价值。

（吕高飞）

第四节　超声检查

一、肾、输尿管超声

（一）正常声像图

正常肾二维声像图从外向内包括有周边的肾轮廓线、肾实质和中央的肾窦回声。周边的肾包膜光滑、清晰，呈高回声。肾窦回声位于肾中央，它包括肾盂、肾盏、血管、脂肪等组织，呈高回声甚至强回声，当大量饮水或膀胱过度充盈时，可略增宽，中间可出现无回声暗区，但前后径小于1.0cm，排尿后此种现象可消失。肾包膜和肾窦之间为肾实质回声，呈低回声，包含肾皮质和肾锥体回声，肾锥体回声较肾皮质回声更低。

正常情况下彩色多普勒诊断仪能清晰显示主肾动脉、段动脉、叶间动脉、弓状动脉直至小叶间动脉及各段伴行静脉。正常肾在呼吸时能随呼吸活动，肾脏活动度大于3cm是诊断肾下垂的依据。

正常输尿管腹部超声较难显示，但当大量饮水或膀胱充盈时，盆段输尿管及输尿管出口可显示且有蠕动，正常输尿管回声分离一般为1~3mm。彩色超声可显示输尿管开口处喷尿的彩色信号。

（二）病理声像图

1. 肾先天性异常　肾先天性异常包括肾的数目、结构、形态、位置、血管和肾盂的异常。对于肾缺如和肾发育不全，超声诊断较容易。前者常伴有对侧肾代偿性增大，而形态和内部结构皆属正常；后者表现为肾体积明显缩小，肾实质变薄，而肾内结构基本正常，有别于肾萎缩。

（1）重复肾：外形多无明显异常，但有两套肾盂、输尿管和肾血管系统。重复肾与上位肾盂连接的输尿管往往会发生异位开口，异位开口的输尿管出口常有狭窄，故会造成肾盂及输尿管积水。重复肾积水时声像图表现为肾上极无回声区伴同侧输尿管积水。重复肾不伴肾积水时超声表现为两团不连接的肾窦高回声。

（2）融合肾：同侧融合肾者位于身体一侧，须与重复肾鉴别，鉴别要点是重复肾的对侧能探及正常肾，而同侧融合肾的对侧无法探及正常肾。此外，彩色多普勒血流图（color doppler flow imaging，CDFI）能发现同侧融合肾有两套肾蒂血管系统，而重复肾一般只有一套肾蒂血管。临床上融合肾中以马蹄肾发病率较高，超声表现为腹主动脉及下腔静脉前方扁平状低回声带，并向其两侧方延伸为肾结构，此低回声结构为马蹄肾的峡部。马蹄肾如并发肾积水或肾结石则会出现相应的声像图改变。

2. 肾囊肿

（1）单纯性肾囊肿：单纯性肾囊肿是临床上最常见的肾囊性病变，又称孤立性肾囊肿。单纯性肾囊肿多见于成年人，发展缓慢多无症状，当囊肿巨大或并发感染、出血时可出现腰痛或腹痛。单纯性肾囊肿超声表现为肾实质内无回声结构；形态规则，呈圆形、椭圆形或类圆形；无回声区边界清晰，后方有回声增强。单纯性肾囊肿也可有不典型的表现，比如内容物的改变（出血、感染、胶冻样）、囊壁的改变（囊壁增厚或钙化）等。

（2）非典型性囊肿

1）肾多房性囊肿：肾多房性囊肿是一种较少见的肾良性病变，多数为单侧病变，成人发病以女性多见，临床表现可无症状。超声表现为囊肿壁薄，囊壁光滑，后方回声增强；囊肿内部有纤细带状分隔回声将囊肿分隔为多个无回声区，形态无一定规则。

2）肾盂旁囊肿：肾盂旁囊肿又称肾盂周围囊肿，病理上指肾窦内的淋巴囊肿，超声表现为位于肾窦或紧贴肾窦的囊性无回声区，一般不伴有肾小盏扩张，其余同肾囊肿典型的声像图改变。

3）肾盂源性囊肿及肾钙乳症：肾盂源性囊肿又称为肾盂或肾盏憩室，是一种与肾盂或肾盏相通的囊肿，超声表现为囊壁光滑的无回声区，后方回声增强，肾盂源性囊肿内有结石形成称为肾钙乳症或肾钙乳症囊肿。超声表现为囊性无回声区内伴强回声和声影，随着被检者体位改变，强回声朝重力方向移动；微小的肾钙乳症也可表现为肾实质内振铃样回声，仔细观察可发现其周边有小的无回声区，X线平片多不能显示，由于该囊肿的囊腔实际上是梗阻积水的肾小盏而非真正的囊肿，故一般不适合做穿刺硬化治疗。

4）多囊肾：多囊肾是一种先天遗传性疾病，分为成人型多囊肾和婴儿型多囊肾。成人型多囊肾双肾受累，超声表现为肾体积明显增大，肾内有无数个大小不等的囊状无回声区，肾实质回声增强，肾实质受囊肿压迫萎缩。婴儿型多囊肾因囊肿体积甚小，不能显示出囊肿的无回声特征，超声仅表现为肾体积增大，肾内回声增强的声像图特征。成人型多囊肾较大的囊肿进行超声引导下穿刺硬化治疗可改善肾功能和临床症状。

3. 肾肿瘤

（1）肾癌：超声对肾癌普查有较大的价值，尤其是对小肾癌可做出较准确的诊断。肾癌的典型声像图表现为肾内出现占位性病变；与肾窦回声比较，肿瘤多呈低回声，内部可呈结节状。2~3cm 大小的肿块也可呈高回声，如果肿块内部出血坏死，则会形成无回声的液性区，而肿块钙化则会出现强回声。肿块呈膨胀性生长，常见向表面凸起，向内生长可压迫肾窦回声；肿块较小时边界较清楚，较大时可呈分叶状。肾癌的彩色血流信号可呈多种类型，但一般可分为四种，抱球型、星点型、少血流型和血流丰富型。

肿瘤累及肾静脉、下腔静脉时超声表现为管腔增粗，内有低回声癌栓。转移至肾门、腹主动脉旁淋巴结时，肿大淋巴结内部回声往往不均匀。肾癌向外生长突破肾包膜，可表现为肾包膜连续性中断，肾轮廓不完整甚至肾形态失常，肾活动度受限。肾癌向内侵犯肾盂肾盏可造成肾盂积水。

（2）肾盂肿瘤：肾盂肿瘤最常见的病理类型是移行上皮乳头状癌，病变位于肾窦回声之间，如果肾盂内有积水，肿瘤在无回声的液性区衬托下易于发现，但如果没有肾盂积水时、肿瘤较小或肿瘤沿着肾盂呈地毯状浸润性生长时，较难被经腹体表超声发现。随着肿瘤的生长发展，肿块体积越大，越容易被超声发现。肿瘤的超声表现为正常肾窦回声被破坏，肾窦内出现异常肿块回声，可呈乳头形、平坦形、椭圆形等，有时可伴肾盂积水。肿块内彩色血流信号常呈少血流型。随着肿瘤侵犯输尿管和膀胱，会出现肾盂、输尿管扩张，膀胱肿块等表现。

（3）肾血管平滑肌脂肪瘤：肾血管平滑肌脂肪瘤是肾良性肿瘤中最多见的一种，超声表现为肾实质内强回声肿块，后方无回声衰减，肿块形态规则、边界清晰，内部回声分布均匀，当肿块较大且发生出血时，内部回声会不均匀，高回声与低回声层层交错，呈洋葱样。肿块内多没有明显的血流信号。对小的肾血管平滑肌脂肪瘤，因其 CT 值接近液性，X 线、CT 较难与肾囊肿进行鉴别，而超声则不会混淆。

4. 肾脓肿和肾周围脓肿　肾脓肿典型声像图表现为肾局部呈低回声，边界欠清晰，肾局部包膜回声中断，肾活动度受限，常与肾周围脓肿并存。肾周围脓肿则在肾周围出现低回声区。本病结合病史，多能与肾肿瘤鉴别。

5. 肾结核　肾结核声像图表现复杂多样。有的呈厚壁圆形液性区；有的呈轻度肾积水表现、肾盂壁毛糙；有的表面呈弧形高回声或强回声伴声影。对于轻型肾结核，超声不易检出，而对于肾结构破坏明显者及肾功能丧失者，超声检查有较高的诊断价值，而往往这种患者 X 线尿路造影较难显示。

6. 肾损伤　肾损伤可分为肾挫伤、部分裂伤、全层裂伤和肾蒂损伤。超声表现为肾轮廓形态、肾结构回声、包膜连续性中断，肾周围液性区形成，肾盂分离程度和肾活动度根据肾损伤程度的不同而有相应的声像图改变。轻度损伤者仅表现为肾轻度肿大，肾包膜局限性膨隆，肾实质局部结构模糊，包膜下可有小血肿形成；而肾裂伤，仔细观察可发现裂口和错位处。超声不仅对损伤的程度可做出判断，而且可以了解其他脏器损伤情况，以及有无腹腔积液。超声随访有助于对损伤组织进行动态观察。

7. **肾盂扩张和肾积水** 肾盂扩张是一种肾集合系统扩张的现象，成人大量饮水、膀胱过量充盈、妊娠期、应用利尿剂或解痉剂都会出现肾盂扩张的现象，但分离的厚径一般不超过10mm，而因尿路梗阻引起肾盂肾盏尿液滞留，肾盂内压力增高，肾盂肾盏扩张甚至肾萎缩的病理改变则称为肾积水。急性肾积水肾盂扩张不明显，随着肾积水时间的延长肾盂扩张就越大，肾受损就越严重，肾实质越加变薄甚至萎缩成薄纸状。完全性输尿管梗阻的肾盂扩张不大，但肾实质萎缩很快。一侧性肾积水多见于上尿路梗阻，双侧性肾积水多见下尿路梗阻。肾积水的超声表现为肾窦回声分离，肾体积增大及肾实质萎缩变薄。

根据肾积水的严重程度将其分为轻、中、重三种类型：①轻度肾积水，肾盂及肾大盏扩张，肾小盏不扩张，肾实质回声正常，肾窦大小及形态均无明显改变。②中度肾积水，不仅肾盂、肾大盏扩张，肾小盏也因积水而扩张，肾窦内出现类似花朵样或烟斗样无回声区，肾实质轻度受压，肾大小及形态依据肾积水的发展程度出现相应的变化。③重度肾积水，肾盂及各肾盏积水相互融合，肾窦回声由无回声区取代，肾实质萎缩变薄，肾体积增大，形态失常。超声可测量积水肾脏实质的最大厚度和最薄厚度，估测肾功能的可恢复情况。超声引导下肾盂穿刺造影和穿刺置管引流对于诊断肾积水梗阻部位和明确梗阻原因，以及保护肾功能有较高的价值。

8. **肾结石** 肾结石的典型声像图表现是肾内强回声，其后方伴声影。根据结石的大小、成分及形态的不同，强回声可以呈点状、团状或带状，小结石常呈点状强回声；中等大小的结石或结构疏松的结石常呈团状强回声；大结石或质地坚硬的结石常呈带状强回声；小结石及一些结构疏松的结石后方可无声影或有较淡的声影。

9. **肾移植及其并发症** 同种肾移植主要并发症为肾排异反应，还可出现血肿、脓肿、淋巴囊肿、尿液囊肿、肾积水积脓、肾乳头坏死和免疫抑制剂引起的肾毒性反应。超声可从肾体积、肾锥体回声、肾窦回声、肾血流、肾周回声方面观察移植肾及其并发症的发生情况。

出现急性排异反应时，超声最明显的特征是肾脏迅速增大，肾透声良好；同时能够发现肾锥体显著肿大，压迫肾窦回声；肾窦回声减低甚至消失；肾内血流阻力明显增高，当阻力指数≥0.85时，诊断急性肾排异的特异性达90.9%。肾周围血肿、肾旁脓肿、淋巴囊肿、尿液囊肿、肾乳头坏死及肾吻合口血管瘤均表现为肾旁低回声或无回声区，其中以淋巴囊肿和尿液囊肿回声最低。

10. **肾血管病变**

（1）肾动静脉瘘和肾动脉瘤：彩色超声对肾动静脉瘘和肾动脉瘤具有较高的诊断价值。

肾动静脉瘘超声表现为肾实质内或肿瘤内无回声区，彩色血流图可见其内充满血流信号，频谱多普勒探测可发现动脉和静脉血流信号。肾动脉瘤超声表现为肾动脉瘤样扩张，或肾内出现囊性区，彩色血流图呈现杂色血流，频谱多普勒发现湍流信号。

以上病变由于二维超声都表现为肾内无回声区，故易与肾囊肿或肿瘤内液化相混淆，所以超声发现肾囊性肿块时应进一步做彩色血流图检查，以排除该病。

（2）肾动脉狭窄：超声表现为肾动脉内腔改变，内径尤其是起始部变窄；狭窄部位彩色血流充盈度变窄，色彩变亮；动脉流速发生特征性改变，即狭窄处峰速加快，大于邻近腹主动脉流速 3.5 倍以上，狭窄后动脉血流频谱收缩期形态圆钝，加速度明显减低，与狭窄处收缩峰形态形成明显的对照；患肾长径较健侧肾明显缩小，肾结构未见明显改变。

11. 输尿管结石　输尿管结石的声像图表现为扩张的输尿管远端弧形增强回声，后方伴声影。同侧的输尿管、肾盂、肾盏可伴有积水的表现。

12. 输尿管囊肿　输尿管囊肿超声表现为膀胱三角区圆形或类圆形无回声区，壁纤薄光滑，大小随喷尿有周期性的改变。囊肿可以单侧发病，也可以双侧发病，大小也有差异，较大的囊肿可在 4cm 以上，较小的囊肿可小于 1cm。当囊肿内并发结石时，无回声区内可见强回声伴声影。

二、膀胱超声

（一）正常声像图

超声探测膀胱多采用经腹部探测，膀胱内尿液呈无回声，膀胱壁呈光滑带状回声，厚度 1~3mm，膀胱形态随尿液充盈情况变化，充盈少时呈钝三角形或四方形，充盈多时呈圆形或椭圆形。

（二）病理声像图

1. 膀胱结石　膀胱结石超声表现为膀胱内的团状或斑状强回声，多发或单发，后方伴声影，结石能随着体位改变沿着重力的方向移动，较为疏松的结石，声波能穿透，后方声影可不明显。

2. 膀胱憩室　膀胱憩室超声表现为膀胱壁周围囊状无回声区，无回声区与膀胱有交通口，排尿前后无回声区大小会发生变化。当憩室内伴有结石时，表现为强回声伴声影；当憩室并发肿瘤时，在憩室腔内可发现实质性肿块，与膀胱壁相连。

3. 膀胱肿瘤　膀胱原发性肿瘤最常见的是移行上皮乳头状癌。超声表现为膀胱腔内菜花状或乳头状肿块，血流图可显示滋养血管从其基底进入肿瘤。观察肿瘤部位、基底大小、附着处膀胱壁层次、形态、是否累及输尿管出口、髂血管旁有无肿大淋巴结等有助于肿瘤的分期和治疗方案的制订。T_1 期肿瘤有蒂、基底小、附着处膀胱壁层次清楚。T_3 期肿瘤基底宽、附着处充盈期膀胱壁向外膨出，但外界膜显示尚清楚，或累及同侧输尿管出口。T_2 期介于两者之间。

（1）腺癌：常见于膀胱三角区或顶部附近，基底较宽、分期较高。

（2）膀胱平滑肌瘤：超声表现为来源于膀胱肌层的肿瘤，多呈球形或椭圆形，向膀胱腔凸起部分由于表面有黏膜覆盖，故较光滑，有别于膀胱上皮肿瘤。

4. 膀胱颈部梗阻　超声检查膀胱颈部梗阻不仅有利于了解梗阻的病因，而且可以了解其对上尿路功能的影响，便于对临床疗效做出评价。膀胱流出道梗阻声像图表现为膀胱逼尿肌增厚，小梁小房形成，残余尿量较多。而正常充盈膀胱壁厚度为 1~2mm，腔面光滑，排空膀胱后一般不存在残尿。

引起膀胱颈部梗阻病因包括膀胱颈部肿瘤、膀胱较大的结石、前列腺增生、膀胱颈后唇异常抬高、膀胱颈部狭窄和逼尿肌-膀胱颈协同失调。膀胱颈后唇异常抬高声像图表现为颈部后唇抬高大于 5mm，致排尿困难或导尿管插入困难。膀胱颈部狭窄和逼尿肌-膀胱颈协同失调可使用 α 受体阻滞剂进行鉴别诊断。逼尿肌膀胱颈协同失调表现为逼尿肌收缩时，颈部不能开放，静脉注射酚妥拉明 5~10mg，5 分钟后超声显示颈部开放良好，而膀胱颈部狭窄者使用酚妥拉明不能开放颈部。

三、肾上腺超声

（一）正常声像图

肾上腺超声多采用经腹部探测，正常肾上腺儿童显示率高于成人，这是因为儿童的肾上腺占肾脏大小的 1/3，而成人的肾上腺只占肾脏大小的 1/13，而且儿童肾周脂肪远少于成人，故易显示。成人肾上腺右侧可以肝为声窗，而左侧由于胃肠积气等原因相对较难显示。成人肾上腺声像图多呈三角形或带状低回声，外围则是较低的皮质回声，中央为较强的髓质回声。

（二）病理声像图

1. 肾上腺皮质增生　声像图往往较难显示增厚的肾上腺，多数病例超声图像无明显改变，仅在皮质明显增厚或有局灶性增生时才被发现，肾上腺局灶性增生表现为肾上腺区结节，无包膜。肾上腺皮质增生在肾上腺外的超声改变为皮下脂肪层增厚，肾周脂肪层或肾上腺周围脂肪回声也明显增厚。

2. 醛固酮瘤、库欣瘤、嗜铬细胞瘤　声像图的共同特点是形态呈圆形或椭圆性，包膜完整明亮。肾上腺库欣瘤一般大小在 2~3cm，而醛固酮瘤要小一些，为 1~2cm，嗜铬细胞瘤一般在 3~5cm，嗜铬细胞瘤内部回声不均匀，出现囊性变是其特征性改变，此外嗜铬细胞瘤内多可见星点状血流信号。由于嗜铬细胞瘤可发生在肾上腺外，故应将其探测范围扩大到腹主动脉及其分支旁、盆腔、膀胱等区域。

3. 无内分泌功能的皮质腺瘤　发现时瘤体一般较大，声像图呈圆形或类圆形肿块，边界清楚，内部回声均匀。

4. 皮质腺癌　大小往往有 6~8cm，肿块呈圆形或椭圆形，也可为分叶状，内部回声不均匀，CDFI 可发现肿瘤内部血流信号较丰富。当肿瘤出现肝转移时，肝内可见圆形或类圆形低回声肿块。

5. 肾上腺母细胞瘤　发生于婴幼儿，超声表现为体积较大的实质性肿块，形态不规则，可呈分叶状，肿块内部回声不均匀，内部如有出血或坏死则可形成斑片状强回声伴声影。

6. 神经节细胞瘤　声像图呈圆形或类圆形肿块，内部回声较低，边界清楚，肿瘤可同时出现在脊柱旁。

7. 肾上腺囊肿　声像图表现为肾上腺区圆形或类圆形无回声区。

8. 肾上腺髓样脂肪瘤　声像图表现为肾上腺区高回声或强回声肿块，与肾周脂肪相似，内部回声细密均匀，质地较软。超声有较大的诊断价值。

9. 肾上腺转移瘤　声像图表现为肾上腺区低回声肿块，呈圆形或椭圆形，也可呈分叶状，边界不清楚，内部回声均匀，常为双侧性，如果肿瘤内出血或坏死，可有无回声液性区。

10. 肾上腺结核　声像图多表现为双侧肾上腺低回声不规则肿块，病程较长的肾上腺结核会伴有强回声钙化灶。

四、泌尿系统腔内超声

（一）前列腺、精囊经直肠腔内超声

前列腺、精囊位于盆腔深部，且有周围肠道气体的干扰，使经腹超声探测存在明显的不足，高分辨力的直肠探头近距离地探测前列腺可获得较清晰的图像。经直肠超声不但能够用于前列腺疾病的检测、分期，还能够用于引导前列腺的穿刺活检、冷热源消融治疗、放射性种子植入和药物的导入，对于精囊疾病的诊断和介入治疗也有很好的效果。

1. 正常声像图　正常前列腺横切图呈钝三角形，两侧对称，后缘中央微凹，包膜完整。纵切图可显示膀胱颈部、前列腺底部、体部、尖部、前列腺部尿道和射精管。尿道内口距精阜的距离可在超声图像上测量。以射精管、尿道、膀胱颈部为标志，可较明确定位中叶、后叶和侧叶。两侧精囊在横切图上呈"八"字形，对称分布于前列腺底部上方，形态自然，底部较大，颈部较小，精囊内可见纤细扭曲的条状回声，囊壁厚度<1mm。

（1）前列腺测量：包括对整个腺体的测量和腺体局部分区的测量。临床上习惯使用长径、宽径和厚径的测值判断前列腺的大小。不同的探测径路获得的测值大致与前列腺解剖测值相近，即宽径 4cm，长径 3cm，厚径 2cm。

（2）前列腺体积的计算：通常使用椭球公式计算，即 $V = 0.523 \times d_1 \times d_2 \times d_3$。$d_1$、$d_2$、$d_3$ 为前列腺的 3 个径线。前列腺形态越接近椭球体则计算值越精确。由于前列腺的比重接近

1.05，所以体积数大致等于重量的数值。正常前列腺重量随年龄变化，儿童期前列腺在10g以下，青春期前列腺开始迅速增大，20岁后达到20g，当前列腺增生时体积增大。

2. 前列腺增生

（1）超声表现：①前列腺增大，尤以前列腺前后径增大最为重要。②前列腺形态变圆，饱满。③前列腺内出现增生结节。④内外腺比例失调。⑤前列腺向膀胱突出。⑥前列腺内外腺之间出现结石。⑦血流图表现为内腺血流信号增多，在增生结节周围可见血流信号环绕。⑧可出现膀胱小梁小房、膀胱结石、肾积水等并发症。

（2）前列腺增生症后尿道形态改变：声像图主要表现①尿道内口移位，前移或后移或上移。②后尿道延长超过3cm。③后尿道曲度改变，多数病例明显前曲，凹面朝前。④排尿期尿道腔变细、不规则状或局部有隆起。这些改变在不同病例依前列腺增生的部位、相对程度可有不同的表现。

3. 前列腺癌　以往发现的前列腺癌多数已属晚期，前列腺癌的肿瘤标志物"前列腺特异抗原（PSA）"的发现，使前列腺癌的早期诊断和治疗成为可能，但多种前列腺疾病都可使血清PSA增高，因此当PSA增高时，需对前列腺疾病做出鉴别诊断，经直肠超声探测能清晰地显示前列腺及周围邻近组织的受侵情况，对不能明确的病变还可在超声引导下进行穿刺活检。

（1）前列腺癌超声表现

1）局部结节型：多数在前列腺后叶（或周缘区）出现低回声结节，邻近的前列腺包膜隆起，结节边界可清楚，也可不清楚，可突破前列腺包膜。

2）弥漫分布型：前列腺体积明显增大，形态不规则，包膜不完整。整个前列腺回声杂乱，呈点状或斑片状强回声，也可能为多处片状低回声，分布不均。前列腺旁可出现异常肿块，膀胱颈部、精囊可能受侵犯。

3）无明显异常回声型：前列腺内未发现明显异常回声或仅表现为前列腺增生图像，二维图像较难判断有否肿瘤，有些病例穿刺活检后才能发现癌肿。彩色血流图此时可能提高病灶的检出率，表现为局部血流分布异常。

（2）前列腺癌鉴别诊断：对弥漫分布型前列腺癌诊断一般不难，但应与表现为点状、斑片状强回声的慢性前列腺炎鉴别，后者多继发于后尿道狭窄，前列腺体积不大，甚至缩小，包膜完整，多发于青壮年。对前列腺体积增大者须与前列腺肉瘤鉴别，后者发病年龄较轻，前列腺体积甚大，触诊时质软如囊肿。

（3）前列腺特异性抗原（PSA）测定的意义：PSA是对前列腺癌诊断和分期的一项重要指标。将PSA测定和经直肠超声检查结合分析是前列腺癌诊断的重要进展，可有助于提高前列腺癌的早期诊断率。前列腺癌组织、增生的前列腺组织和正常前列腺组织均可产生PSA，但他们的每克组织对血清PSA水平上升的贡献明显不同，依次为3ng/mL、0.3ng/mL

和 0.12ng/mL。计算前列腺体积可获得预计血清 PSA（PPSA）值。PPSA=0.12V（前列腺体积）。比较实际 PSA 测值与 PPSA 可估计发生前列腺癌的可能性大小，并且可粗略估计肿瘤组织的体积（tumor volume，TV），TV=（PSA-PPSA）/2。肿瘤的体积大小与前列腺癌的浸润和转移密切有关，也可将血清 PSA 除以前列腺体积，得到 PSA 密度（PSAD）。PSA 密度反映每克组织可产生多少血清 PSA。对一些病例可做 1 年内的动态观察，了解有关指标的变化情况，如 1 年内血清 PSA 上升率>20%则为不正常，经直肠超声引导下做前列腺穿刺活检可提高前列腺癌组织的检出率。

4. 前列腺穿刺活检技术　超声引导下前列腺穿刺活检术包括经会阴前列腺穿刺和经直肠前列腺穿刺术两种。经会阴穿刺术前一般不需要灌肠。穿刺前对会阴部进行消毒和局部麻醉，在直肠超声引导下对前列腺穿刺目标进行穿刺。经直肠前列腺穿刺术前患者需灌肠，用端射式直肠超声探头扫描前列腺，找到可疑目标后将电子穿刺引导线对准穿刺目标，穿刺后需服用抗生素以防感染

比较通行的穿刺点数有经典常规 6 针点位穿刺、8 针点位穿刺等。前列腺穿刺点数增加能够增大穿刺的覆盖面积，减少漏诊率，但穿刺点数增加也增加了创伤和并发症的概率，故选择哪种穿刺点数，需根据患者不同的情况决定，一般在经典 6 点穿刺法的基础上先保证前列腺癌好发区即周缘区病变不被遗漏，同时最好也覆盖到内腺区，如果前列腺体积较大，可相应扩大穿刺点数；如果指检触及硬结、两维超声发现结节或彩色血流图上发现局部异常血流信号增多，则可在怀疑目标处增加 1~3 针，并标明穿刺病灶的方位是靠近内侧还是外侧。

（二）微探头导管超声

1. 仪器设备　微探头导管超声由微探头和导管两大部分组成。微探头可分为机械旋转式和多晶片电子相控阵扫描式两种。机械旋转式探头多为单晶片探头，通过机械马达驱动旋转产生实时二维声像图，而多晶片电子相控阵探头不但可以显示灰阶实时图像，还能显示彩色血流图像。导管部分的外径在 3.5~8F，长度 95~200cm。

微探头导管超声的探测方法包括导丝引导和直接插入两种。对于尿道膀胱可以采用直接插入法，将导管直接从尿道外口插入，进行探测，而肾盂、输尿管的探测可借助膀胱镜用导丝导引插入或直接插入。探头插入后对尿路进行逐层横断面扫描。

2. 正常肾盂、肾盏声像图　正常肾盂、肾盏内腔面光滑，肾盂腔呈无回声液性区，黏膜层呈带状高回声，黏膜下层呈带状低回声，黏膜及黏膜下层连续完整。肾锥体呈三角形低回声，肾实质呈中等偏低回声，肾包膜呈带状高回声，肾盂与输尿管连接部是一个重要的解剖标志，声像图表现为输尿管腔突然增大变为肾盂腔的部位（图 1-1）。

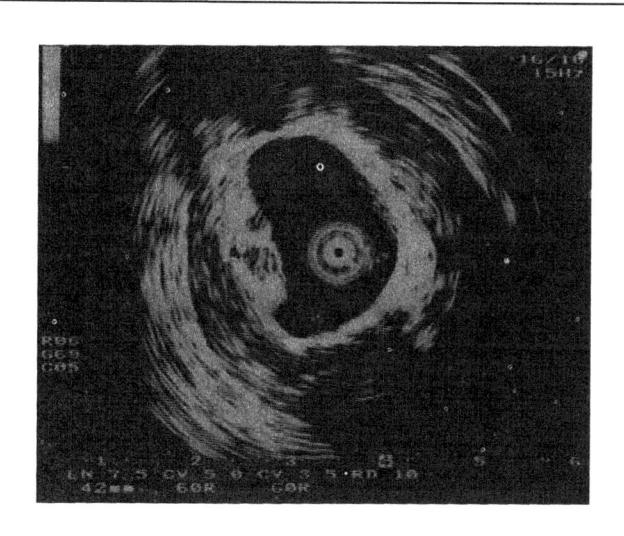

图1-1 正常肾盂微探头超声声像图

3. 泌尿系统病理性声像图
(1) 肿瘤

1) 上尿路肿瘤：尤其是肾盂肿瘤早期不易被发现，微探头导管超声具有近距离高频率精细探测的优势，能够发现上尿路早期的微小肿瘤。肾盂移行上皮肿瘤声像图表现为肾盂内形态不规则的低回声病灶，肿块固定，肾盂肿瘤侵犯肾盂与肾癌累及肾盂的鉴别要点是肾盂肿瘤主要位于肾盂，而肾癌主要位于肾实质。肿瘤声像图表现为输尿管管壁乳头状低回声或管壁不规则增厚，肿块向外侵犯时外壁可显示不光整，肿块可累及输尿管旁血管，声像图上还可以显示输尿管旁淋巴结肿大的低回声结构。

2) 膀胱肿瘤：多表现为膀胱壁偏低回声肿块，周边回声偏高，微探头导管超声能够清晰显示膀胱壁的三层结构，确定肿瘤与膀胱壁层的关系以及肿瘤与输尿管出口的精确距离，微探头超声与膀胱镜联合使用对膀胱肿瘤的术前分期有很大的帮助。

(2) 肾盂输尿管连接部梗阻：微探头导管超声能够鉴别输尿管肾盂隔膜，肾盂输尿管连接部迷走血管压迫以及肾盂输尿管连接部 UPJ（uretero-pelvic junction）自身狭窄，对于肾盂输尿管连接部梗阻的诊断很有帮助。

(3) 输尿管黏膜下结石：声像图表现为输尿管壁内强回声，后方可伴声影，输尿管黏膜下结石通常发生在体外震波碎石术后，靠近输尿管腔面的黏膜下结石容易引起输尿管狭窄，必须及时去除。导管超声为临床提供了黏膜下结石的大小、数目、位置，以及结石与输尿管腔面的距离的信息。

(4) 尿道憩室：超声表现为尿道相通的液性区，液性区可分为单房或多房。尿道憩室内常有尿液潴留，易继发结石及炎症，长期的炎症刺激可致囊壁增厚呈肉芽肿改变甚至癌变。憩室包绕尿道的情况，开口的位置以及囊腔与尿道腔面的关系，对临床治疗提供了较大的帮助。

五、尿道超声

(一) 正常声像图

男性前尿道静止期超声不易显示,但可清楚显示尿道海绵体和其两侧阴茎海绵体。前列腺部尿道常呈线状回声,与直肠前壁基本呈平行走向。膜部尿道位于前列腺尖部与球海绵体之间的低回声结构内。该低回声结构上下径 0.8~1.9cm,平均 1.2cm;前后径 0.6~1.1cm,平均 0.8cm;左右径 0.8~1.0cm,平均 0.9cm。男性尿道充盈期显示较清楚,尿道腔面光滑。前后尿道起始部均呈特定的形态:开放的膀胱颈部和前列腺部近段尿道呈漏斗状;充盈的球部尿道近段呈平滑鸟嘴状。各段尿道内径测值:前列腺部 6~10mm,平均 8mm;膜部 2~5mm,平均 3mm;球部 8~13mm,平均 10mm;阴茎中部 5~9mm,平均 7mm。

女性尿道静止期呈低回声,基本与位于其后的阴道呈平行走向,闭合的尿道腔穿行于其中,多呈线状回声。水平切面时可见尿道呈圆形,边界清楚,其后的阴道呈横置香蕉形贴于尿道后壁。排尿期首先见膀胱基底部肌肉向上提升,尿道内口与近段尿道开放呈漏斗状,尿道壁渐变薄,尿道腔呈无回声区,但尿道壁并未消失,仍可见很薄的低回声带存在。

(二) 病理声像图

1. 尿道狭窄 尿道狭窄是泌尿外科的常见病,多见于男性。病因有先天性、炎症性、外伤性和医源性。

(1) 尿道狭窄基本声像图:瘢痕组织或纤维膜状组织突入尿道腔使其变窄或尿道呈环状变窄为尿道狭窄的直接征象。狭窄近端尿道呈不同程度的扩张为尿道狭窄的间接征象。

1) 外伤性尿道狭窄:①狭窄部位多位于膜部或球部,偶累及阴茎部和膀胱颈部。②与炎症性狭窄比较瘢痕组织通常较局限。所谓瘢痕病变轻重是指狭窄尿道段周围瘢痕累及的范围大小。轻度者瘢痕主要位于尿道腔内,瘢痕深度一般<5mm;重度者除了致尿道腔狭窄外,瘢痕常明显累及尿道周围组织,使尿道失去其正常的结构层次、回声强度、弹性度及移动度,瘢痕深度一般>10mm。球海绵体僵硬、前列腺移动度明显减弱甚至固定、球膜部尿道明显移位以及碎骨片压迫尿道为非常严重瘢痕形成的声像图表现。③外伤所致瘢痕回声表现多样,可呈等回声、强回声和杂乱回声,后者常提示病变较严重。

2) 炎症性尿道狭窄:①狭窄部位多位于前尿道,以球部尿道最常见,病变部位常较广泛。②尿道黏膜回声增高、毛糙、增厚、内腔变窄。③尿道腔容量减少常较明显,这是由于尿道壁弹性明显降低,犹如皮革限制了内腔扩大之故。④急性炎症者尿道壁常有絮状物附着。(图 1-2)

3) 医源性狭窄:①瘢痕常较局限。②瘢痕部位以前列腺窝及膜部尿道多见。③瘢痕常较轻,多呈中等回声。

4) 先天性尿道狭窄:对尿道外口狭窄超声检查的意义在于除外其近侧尿道是否存在病变。

尿道瓣膜一般多位于精阜以远尿道，表现为尿道腔内瓣膜样组织回声，同时伴后尿道扩张。

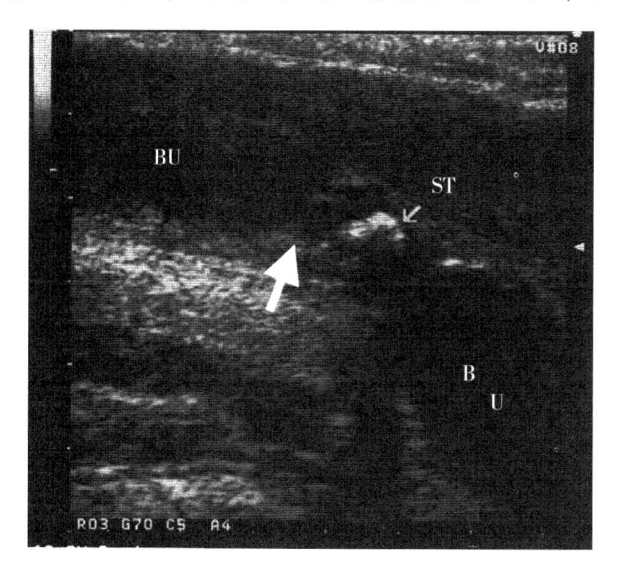

图 1-2　男性阴茎部尿道狭窄伴结石声像图

（粗箭头：尿道狭窄；细箭头：结石；BU：尿道球部；ST：结石）

（2）尿道狭窄并发或并发病变声像图

1）尿道假道：典型者为静止期或充盈期尿道旁异常管道状液性区并与尿道沟通。异常液性区常与相应部位尿道呈平行走向。显示假道口对指导治疗有较大的价值。

2）尿道瘘管：静止期表现为尿道与体表或尿道与直肠之间的迂曲的低回声带。尿道充盈期可见其内有液体充盈或从瘘管外口液体溢出。球部尿道会阴瘘静止期也可表现为瘘管处点状强回声呈串珠状排列，即使充盈期未显示其内液体，结合既往病史也可做出较明确的诊断。会阴部炎性肿块可表现为会阴部的异常低回声区，由于临床诊断较易，超声检查的主要目的是明确其范围以及其与尿道的关系。

3）尿道腔内细小结构：表现为纤细或短条状回声伸入尿道腔内，也可表现为不规则小回声团有蒂连于尿道壁，多见于有尿道手术史病例。这些结构对排尿多不产生影响。

4）病理性前列腺窝：主要因排尿不畅或尿道刺激征就诊。前列腺切除或摘除术后，正常前列腺窝表现为漏斗状，开放的前列腺窝腔面光滑、宽大。异常者可出现下列其中一种或数种图像。①前列腺窝狭窄，其狭窄部位可发生于颈部、近颈部、中部、尖部。表现为局部高回声带向腔内凸起，致排尿期局部不能开放。②内腔毛糙、不平整，可有组织碎片附着。③内腔壁呈不规则状隆起，为增生的前列腺结节所致。④严重时前列腺窝可消失或接近消失。

外伤性尿道狭窄术后吻合口形态的超声探测：吻合口超声表现具有显著的形态特征，表现为吻合口形态的多型性和多样性及变异性，反映了术后尿道病理形态的复杂性和治疗过程中的演化。超声可将吻合口形态分为 6 种基本类型：瘢痕型、假道型、活瓣型、闭合不全型、吻合口腔道形态异常型和基本正常型。

临床意义：尿道狭窄术前需要了解狭窄的长度、程度、瘢痕的深度和残剩的正常尿道的长度，尿道超声能够提供上述信息，尤其能对瘢痕组织范围做出较准确的测量，对指导提高尿道狭窄的疗效具有重要价值，也为尿道狭窄术后疗效评价及对策的建立奠定了形态学基础。

2. 膀胱颈后唇异常抬高 该类病例就诊的原因多是排尿困难或导尿管插入受阻，其病因尚不清楚，组织学上发现病变组织内存在肌纤维增生和黏膜呈慢性炎症表现。膀胱颈后唇抬高超声通常在排尿期才加以明确显示，抬高的组织回声强度较高，尿道内口位置前移，致近段尿道轴和膀胱后基底角度明显变锐，抬高组织的高度大于5mm。正常人颈部后唇也可抬高，但多数在3~5mm。

3. 尿道结石 尿道结石多来自上尿路和膀胱，也可继发于尿道憩室。尿道狭窄并发尿道结石较多见，结石易嵌顿于尿道膜部和阴茎部尿道或尿道狭窄处。主要症状为排尿困难、尿线变细、尿流中断、排尿疼痛感，超声易于诊断。其声像图表现为尿道腔内的强回声团后伴声影，可随液体流动而滚动。球部尿道狭窄伴结石者，结石所在的球部尿道腔扩大可呈憩室状，排尿期结石或在其内滚动或嵌顿于其远侧的狭窄口致尿流突然中断，而当推挤会阴部时，结石可退至狭窄近侧尿道腔，尿流恢复连续性。超声可实时观察上述现象。

4. 尿道憩室 超声表现为尿道周围囊性区与尿道沟通。排尿期或挤压后，囊性区体积可随之改变。女性多于男性，尿道憩室易继发炎症和结石。如果憩室反复感染可致憩室壁明显增厚，腔面毛糙，因而易疑为混合性肿块。对于包绕尿道的憩室，明确尿道黏膜与憩室的关系，对指导手术治疗有帮助。

5. 尿道赘生物 该类病例在临床上多以尿道滴血、血尿、排尿困难和尿道肿块症状就诊。尿道赘生物原发于尿道者有炎性息肉样病变和肿瘤病变，也可表现为由尿道外邻近器官、组织病变在排尿期脱入尿道或直接向尿道浸润。

尿道炎性息肉样病变声像图表现：①形态，呈乳头状或菜花状。②部位，前、后尿道均可发生，以前尿道球部多见。位于后尿道者，多处精阜附近尿道腔。③大小及基底，多数在10mm以下，基底可细可宽，可单个或多个同时发生。④其他，部分病例可同时发现尿道黏膜慢性炎症的声像图表现。该类病例多见于男性。

超声检测尿道赘生物的主要优点：①显示病灶的基底部、周围情况以及内部结构，对肿瘤的分期有价值。②可明确内视镜拟诊的尿道赘生物是属于尿道腔内来源抑或腔外病变压迫、浸润所致，从而为临床的进一步治疗提供依据。③检查不受尿道狭窄或尿道出血的影响；无痛苦，更适于尿道赘生物的随访观察，因而是内视镜检查法的重要补充。

6. 尿道肿瘤 声像图上可分3种类型。

（1）腔内乳头状型：主要特点如下。①形态，在后尿道者颇似膀胱乳头状肿瘤表现。②附着部位，后尿道近段肿瘤在静止期肿瘤可被挤入膀胱易疑为膀胱肿瘤，寻找瘤蒂部位可明确诊断。前尿道肿瘤多位于球部。③大小及基底，位于球部尿道者可长至较大，移行上皮乳头状瘤。通常有蒂，活动度较大。乳头状癌基底可细可宽，近期随访观察其演变有助于诊断。该类部分病例可行经尿道内切治疗。

（2）尿道肿块包绕型：多见于女性，以尿道壁实质性肿块表现为特征。鳞癌内部回声呈强弱不等；而移行上皮癌和腺癌内部回声较低，内部分布可较均匀。由于病变累及尿道范围较广，需手术切除治疗。

（3）尿道局部受浸型：为尿道邻近部位肿瘤浸润所致。声像图上具原发病变的声像图表现。超声探测有助于评价原发肿瘤的分期。

7. 尿失禁　压力性尿失禁在女性较常见。声像图主要表现：①张力期尿道膀胱连接部过度活动，常大于10mm，连接部和近段尿道明显向后下旋转。②较大部分病例静止期连接部已处于低位，尿道倾斜角增大。③张力期尿道开放长度通常在10mm左右，相当部分病例同时伴有尿液溢出。④重症病例尿道近段静止期已处于开放状态。

急迫性尿失禁，声像图主要表现：①尿道膀胱连接部位置未见下降，张力期移动度小。②尿量较少时即有强烈尿意。③咳嗽或闻水声可诱发排尿，诱因去除后，尿液仍不能自控，直至膀胱排空。

将超声检测与尿动力学检查结合起来，即在行常规尿动力学检查时，采用超声成像将膀胱及尿道的形态变化同步或非同步记录下来就形成了超声尿动力学（sonographic urodynamics）。这种方法不仅有助于尿失禁的精确分类，还有助于鉴别神经源性膀胱、复杂的膀胱出口梗阻、前列腺手术后膀胱颈部梗阻等疾病。

（丛晓斌）

第五节　肾脏 CT 检查

一、检查方法

（一）CT 平扫

注意平扫时不要做对比剂试验，以免把肾盂内的对比剂误认为是结石，扫描层厚不宜超过5mm。非增强期扫描可用于评估尿石症、显示肾实质和血管钙化，能对肾轮廓进行总体观察。

（二）增强扫描

肾脏增强 CT 扫描对确定肾肿物的位置很有意义，因为肾脏病变不可能出现在某一特定时相，所以需要多时相扫描。增强扫描是指通过静脉血管内注射碘对比剂后进行的扫描，在肾动脉供血时相内的扫描称为肾动脉期扫描。在肾静脉供血时相内的扫描称为肾静脉期扫描。延迟扫描是指肾盏及肾盂内充盈对比剂后进行的 CT 扫描，常可检出肾盂内小的病灶，并可在此期进行三维重建。非增强期（造影前期）、皮髓质期、肾实质显像期和肾盂显像期的肾脏造影可以充分观察、发现肾脏病变。注射造影剂后约 30 秒进入皮髓质期，可以区分肾脏皮质和髓质。大约 100 秒后进入肾实质显像期，此期肾实质均匀增强，肾脏肿瘤在肾实质显像期更容易发现。当造影剂充盈集合系统时则进入肾盂显像期或称排泄期。

肾静脉容易显影，肾动脉位于肾静脉后方且较细，有时难以看到。CT 检查还可以显示肾毗邻的器官，了解肾与它们的关系。

（三）CT 尿路成像（CTU）

即 CT 泌尿系造影，是对 CT 强化后延迟扫描的轴位图像利用 CT 后处理软件进行三维重建的泌尿系检查方法。能立体直观地显示泌尿系腔道的整体，有利于诊查泌尿系统积水的原因，常用于输尿管疾病的诊断。检查时要求在排泄晚期从螺旋扫描仪中截获传统的断层图像，将这些图像重建就可以得到 CT 尿路成像。CT 尿路成像可以通过造影剂增强重建输尿管图像。在评估血尿方面，CTU 可以取代 IVU 和超声。

（四）CT 血管造影（CTA）

是一种显示血管的微创方法，不需要采取直接穿刺大血管的方式，通过快速注入造影剂在动脉期行螺旋 CT 扫描成像，需避免口服造影剂。获得图像后用工作站将软组织和骨骼图像清除，然后进行三维重建。适用范围包括诊断肾动脉狭窄、准备供肾切除前评估肾血管及确定肾盂输尿管连接部狭窄患者有无迷走血管。

（五）三维重建

图像后处理技术包括再现技术获得的三维立体图像和仿真内镜显示技术。常用的三维重建方法包括表面遮蔽显示（surface shaded display，SSD）、最大密度投影（maximum intensity projection，MIP）和容积演示（volume rendering，VR）。

表面遮蔽显示（SSD）是将像素值大于某个确定域值的所有像素连接起来的一个三维的表面数学模型，然后用一个电子模拟光源在三维图像上发光，通过阴影体现深度关系。SSD 图像能较好地描绘出复杂的三维结构，尤其是在有重叠结构的区域。此重建方法是 CTU 常用的重建方法之一。

最大密度投影（MIP）是把扫描后的若干层图像迭加起来，把其中的高密度部分做一投影，低密度部分则删掉，形成这些高密度部分三维结构的二维投影，可从任意角度做投影，亦可做连续角度的多幅图像在监视器上连续放送，给视者以立体感。

容积重建（VR）亦是三维重建技术之一，首先确定扫描容积内的像素密度直方图，以直方图的不同峰值代表不同组织，然后计算每个像素中的不同组织百分比，继而换算成不同的灰阶，以不同的灰阶（或色彩）及不同的透明度三维显示扫描容积内的各种结构。现在已经设计出智能化的 VR 软件，操作者只需选择不同例图，就可以自动重建出需要显示的图像。此重建方法亦是 CTU 常用的重建方法之一。

二、肾结石 CT 检查

CT 平扫已经成为评估尿石症的主要影像学检查方法，于单侧或双侧肾盂肾盏内见单发或多发斑点状、类圆形、鹿角形、桑葚形或不规则形高密度影，CT 值在 100Hu 以上，病灶边界锐利清楚。CT 检查也可以用于判断结石伴发的肾积水、输尿管周围和肾周围炎症，当结石引发梗阻时，可见高密度结石影以上部位肾盂肾盏明显扩张，肾实质变薄。CT 增强和延迟扫描，可进一步确定病灶位于肾盂肾盏内，如发生肾积水并出现肾功能异常时，肾脏强化弱，延迟扫描肾盂肾盏内对比剂浓度低或无对比剂出现。如果不存在结石，CT 可以帮助确定泌尿系统以外的病因。在诊断结石方面，CT 可以取代 IVU。

三、肾结核 CT 检查

当病灶位于肾皮质内表现为微小肉芽肿时，CT 难以发现。随病情发展肾实质内出现多发形态不规则、边缘模糊的低密度灶，病灶局部可见钙化影，低密度灶与肾盏相通，局部受累的肾盂肾盏不同程度变形，肾盂壁增厚，受累肾盏可见积水扩张。增强后病灶无明显强化。晚期肾体积缩小，形态不规则，肾盂肾盏壁明显增厚，腔狭窄或闭塞。发生钙化时，肾区见不规则斑点状、蛋壳状或弥漫性钙化。

四、肾损伤 CT 检查

肾挫伤平扫可见局部肾实质密度略降低，边界不清，增强扫描病灶区呈边缘模糊的无强化区，延迟扫描可见肾间质内对比剂少量集中现象。肾内血肿随时间不同其大小、形态、密度均有所不同，增强后血肿呈边界清楚或不清之低密度无强化区。肾破裂伤表现为局限性密度减低区，并伴有小灶性出血及肾周血肿表现，增强扫描病灶区呈低密度或无强化改变，可见含对比剂外渗尿液积聚现象。肾碎裂伤保留完整血管时，增强扫描可见肾实质增强断端边缘不规则，呈斑片状强化，当血管断裂可出现不强化肾块。肾盂损伤时，增强扫描示含对比剂尿液外渗。当肾蒂损伤时整个肾脏或部分肾段不强化，肾盂内无对比剂聚积。肾包膜下血肿时，表现为新月形低密度区围绕肾实质，相应部位肾实质受压。肾周血肿时，可见肾脂肪囊内高密度影，随时间延长密度逐渐降低，肾筋膜增厚。

五、肾癌 CT 检查

CT 平扫较小肾癌多呈圆形或椭圆形，病灶区呈低密度或略低密度改变，较大肿瘤形态多不规则，边界模糊不清，内部呈高低混杂密度，密度不均。部分病灶可见假包膜影，此时边界清楚。当肿瘤液化坏死时，病灶内可见更低密度区，并发出血时，可出现高密度。病灶内偶尔可见高密度钙化影。肾癌压迫或侵及肾窦时可导致肾窦形态改变，并导致肾积水。增强后，早期病灶多呈不均匀明显强化，其强化密度高于或等于肾皮质密度。实质期病灶密度降低，而周围正常肾实质密度较高，因此此时肿瘤呈低密度改变，病灶边界和范围显示更清楚。少血供肾癌增强后密度升高幅度小，实质期病灶仍呈低密度改变。晚期患者可见肾静脉、下腔静脉增粗，管腔内可见充盈缺损等静脉癌栓形成表现。腹膜后大血管周围可见转移肿大淋巴结影（图1-3，图1-4，图1-5）。

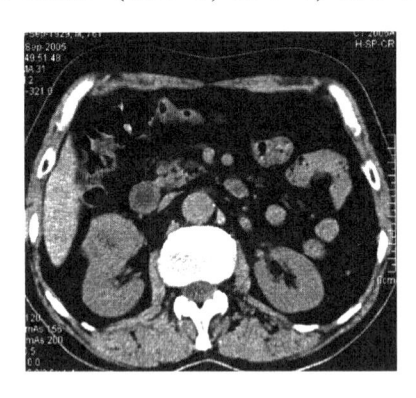

图1-3 CT平扫轴位图像
患者，男，76岁，无痛性血尿3个月余，可见右肾体积增大，肾皮质内上方可见一局限性凸出物等密度肿块，边缘欠清

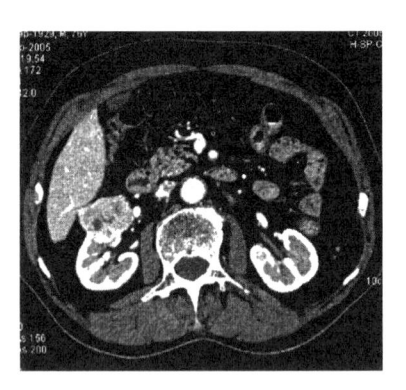

图1-4 CT强化轴位图像
同一患者，可见右肾肿块呈不均质强化，其内见不规则无强化坏死区

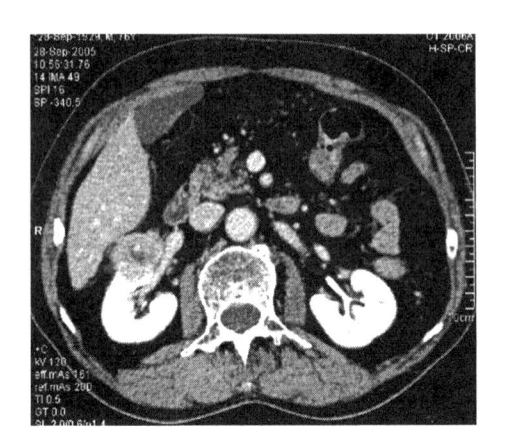

图1-5 CT静脉期强化轴位图像
同一患者，可见右肾肿块呈略低密度灶，边缘欠清

六、肾错构瘤CT检查

可分为单发和多发，CT平扫表现为肾实质内见大小不等、类圆形或不规则形混杂密度肿块影，以其内含脂肪的多少，分为多脂肪、少脂肪和无脂肪肾错构瘤，多脂肪和少脂肪错构瘤病灶内可见脂肪密度区，病灶边界清楚，增强扫描示肿瘤呈不均质强化，脂肪组织和坏死组织不强化。无脂肪错构瘤常呈不均质强化，常很难与肾癌相鉴别。

七、肾盂癌 CT 检查

CT 平扫肿瘤较小时，肾大小形态无明显变化，于肾窦内可见分叶状或不规则形软组织密度肿块影，内部密度均匀或不均匀，CT 值为 30~40Hu，病灶周围肾窦脂肪受压变薄或消失。增强扫描示病灶呈轻度强化，由于周围正常肾实质明显强化，病灶显示更明显，边缘更清楚。延迟扫描时，对比剂进入肾集合系统，此时可见病灶区肾盂或肾盏出现充盈缺损改变。较大肿瘤可侵犯肾实质，此时表现与肾癌类似，肾体积明显增大。也可侵犯肾周围组织和邻近器官，此时出现相应改变（图 1-6，图 1-7）。

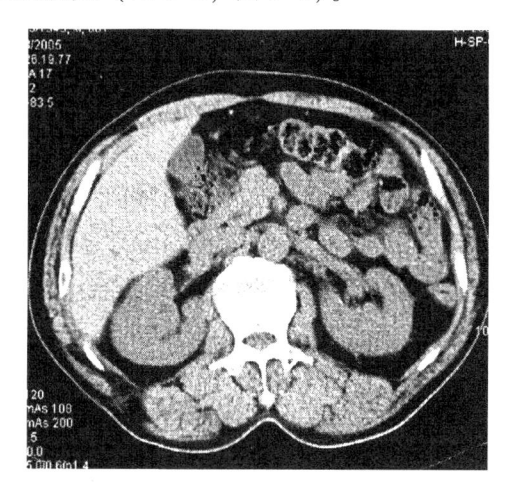

图 1-6　CT 平扫轴位图像

患者，男，60 岁，无痛性肉眼血尿 3 个月余。可见右肾盂内一不规则的软组织密度灶，边缘欠清，密度欠均（病理：肾盂癌）

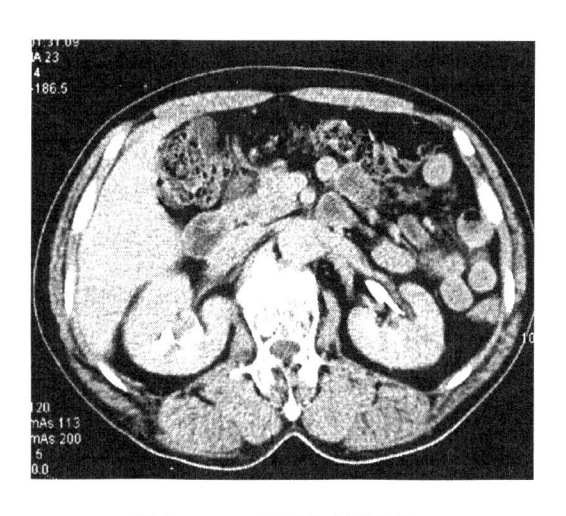

图 1-7　CT 延迟扫轴位图像

同一患者，可清晰地显示充满对比剂的肾盂内见不规则的充盈缺损

八、肾积水 CT 检查

CT 平扫轴位图像可见肾盂及肾盏不规则扩张，肾皮质变薄。动脉期强化扫描可见皮质明显强化，严重肾盂扩张的患者晚期可见皮质轻度强化，延迟扫描可见扩张的肾盂及肾盏内充满高密度的对比剂（图 1-8）。

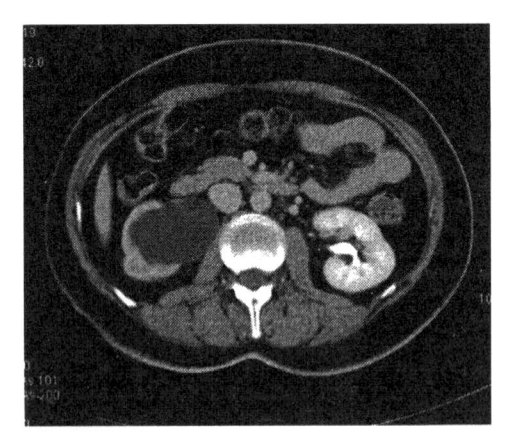

图 1-8 CT 强化延迟扫描图像

患者，女，43 岁，右侧腰痛 3 个月余。可见右肾盂明显扩张，右肾皮质变薄（右肾积水）

九、肾囊性疾病 CT 检查

1. 单纯性肾囊肿　肾实质内见单发或多发圆形或类圆形、大小不等均匀低密度区，呈水样密度，病灶边界清楚锐利，部分病灶可见囊壁弧状或环状高密度钙化影，较大病灶可突向肾轮廓以外。增强扫描示病灶边界更加清楚，囊壁菲薄且光滑，病灶无强化，延迟扫描示邻近集合系统受压变形、移位等表现（图 1-9）。

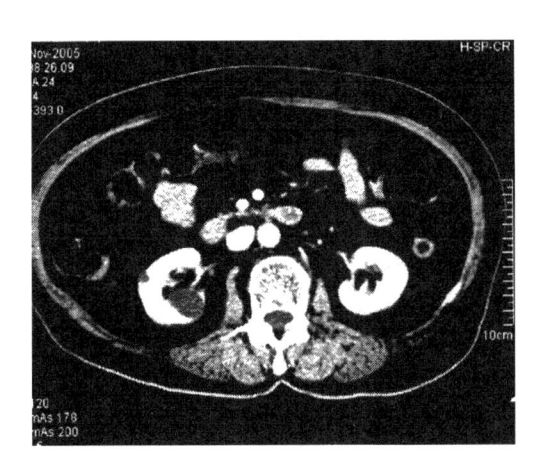

图 1-9 CT 静脉期强化轴位图像

可清晰地显示右肾大小不一、边缘光滑的圆形水样密度灶

2. 多囊肾　CT 平扫示双肾增大并呈分叶状，肾实质内布满大小不等、类圆形水样密度区，增强扫描示肾功能减退，肾窦受压变形。双侧肾脏体积增大，形态失常，肾实质内见大量大小不等、类圆形水样密度灶，增强后病灶区无强化表现，可见肾盂肾盏被拉长、挤压变形，常同时并发肝脏、胰腺和脾脏多囊性病变（图1-10）。

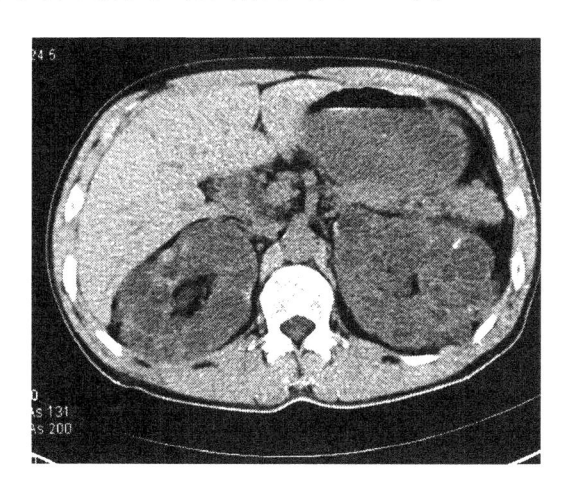

图1-10　CT 平扫轴位图像

患者，女，38岁。可见双肾体积增大，其内见多个大小不一的边缘清除的水样密度灶

3. 肾囊性癌　CT 平扫常显示患侧肾脏体积增大，其内见囊性肿块，边缘清，形态欠规则，动脉期强化扫描囊壁可见呈不均质强化的壁结节。

十、脓肾及肾周围脓肿 CT 检查

早期脓肾 CT 平扫表现为肾体积局限性增大，局部可见类圆形低密度区，边界不清，增强后病灶呈轻度强化，明显低于正常肾实质，中央可见无强化区。慢性期时，平扫病灶呈低密度，周边呈略低或等密度改变，增强后病灶呈环状强化，病灶边界较强化前清楚。肾周脓肿 CT 表现为肾周脂肪消失，可见渗出和积液，局部密度增高，有时可见少量气体。肾脏受压，肾筋膜增厚，腰大肌边缘模糊。增强扫描表现为肾周可见液性或略高密度无强化病灶，周围可见明显强化的厚壁。

（张前进）

第六节　肾脏 MRI 检查

MRI 是一种依赖于成像范围内磁场特性变化的断层成像技术，与 CT 不同，它不仅没有放射性损伤，还可以得到多平面的图像。此外，它不需要使用碘化造影剂，因此这项检查对肾功能不全患者更为安全，并且 MRI 的软组织分辨率也优于 CT。MRI 图像是通过人体内的氢质子在外加磁场的作用下重新排列，然后通过射频脉冲放射到组织上导致其能量产生差异,这种差异通过扫描器检测到,从而形成图像。T_1 加权像产生于 Z 轴上磁化恢复至平衡矢量的时间;T_2 加权像产生于 XY 轴上磁化衰减至平衡矢量所需时间。一般来说,T_1 加权像上液体显示黑色,脂肪显示白色,肾实质呈现低信号强度;而在 T_2 加权像上液体显示白色,脂肪也显示白色,肾实质呈现高信号强度。正常肾 MRI 解剖上能够区分肾皮质和髓质,皮质在 T_1 加权像上显示的信号稍高。注射造影剂后,根据成像时间,增强图像显示有时相特点。

肾 MRI 的适应证包括任何情况下需要行肾断层扫描检查,以及因肾功能不全而无法行增强 CT 检查时。当患者对碘对比剂过敏时也可以行 MRI 检查。因 MRI 对钙化不敏感,故对尿石症的诊断 MRI 不是一种好的检查方法,但 MRI 检查可发现尿路结石所致梗阻上方的肾盏、肾盂及输尿管扩张和积水情况。MRI 在确定下腔静脉瘤栓大小、位置时十分准确。

一、肾脏 MRI 检查方法

(一)优势

1. MRI 能清楚地显示肾形态和结构,能够清楚区别肾皮质、肾髓质、肾窦结构以及肾血管。

2. MRI 能查明肿块的位置、大小、形态、侵犯范围;在鉴别肿块为囊性、实质性、脂肪性等方面,比 CT 敏感,定性较准确,但对钙化性病变与结石不及 CT。

3. 对肾结核的诊断优于 CT,有助于定性诊断,可确定是炎症性病变还是肿瘤性病变;可确定病变的范围,有助于临床分期。

4. 能较好地鉴别肾周脓肿、含尿囊肿、淋巴囊肿等。

5. 可判定肾损伤的部位、范围、肾周血肿或尿液外渗,以及术后并发症。

6. 无创性观察肾移植后有无排异反应,MRI 优于肾动脉造影和增强 CT 扫描。

(二)检查方法

1. 检查前准备

(1) 患者带有心脏起搏器、体内动脉夹和其他金属置入物时均禁止行 MRI 检查,因为磁场可能导致这些置入物发生位置偏移。

(2) 检查前应将各种金属物包括假牙、磁卡、手表、发卡、首饰、手机等去除。

(3) 检查前 20 分钟可口服 5% 甘露醇 800~1 000mL,提高胃肠道和实质性脏器的对比。

2. 检查方法 肾磁共振成像选用体线圈,患者仰卧位,常规做横断 T_1 加权和 T_2 加权扫描,层厚为 8mm,层间距 1.6mm,视野 30~38cm,必要时可做冠状、矢状方位扫描,这样对确定病变的位置以及周围脏器、大血管等结构的关系有很大帮助。FISP(fast imaging with steady state precession)等快速成像序列可很好地区别皮质、髓质和肾盂。另外,必要时可加扫脂肪抑制序列,这样有助于某些疾病的显示及鉴别诊断。

肾增强扫描磁共振对比剂选用 Gd-DTPA，经肘正中静脉团注，剂量为 0.1mmol/kg，团注对比剂后迅速用 10mL 生理盐水冲洗，随后行横轴位扫描，辅以冠状位和矢状位。另外还可进行动态增强扫描（CE-dMRI），在团注开始时即开始扫描，连续扫描 20~30 次，每次成像为屏气扫描 6 秒，间隔 4 秒，故 10 秒得到一组图像。动态扫描时间为 3~4 分钟，以此观察肾和病灶在注入对比剂后的动态变化情况。根据对比剂在肾不同时间的强化表现不同，可分为 4 期：①皮质期，在对比剂注射后早期可见肾皮质信号强度快速升高，髓质未见明显增强；在注射 Gd-DTPA 后 20~30 秒。②皮髓质分界（CMD）期，皮质明显增强，髓质信号开始缓慢升高，形成较平扫更明显的造影剂介导的皮髓质分界（CMD）；在注射 Gd-DTPA 后 30~70 秒。③髓质期，髓质明显增强，皮质信号强度有所下降，CMD 变模糊至分辨不清；在注射 Gd-DTPA 后 60~80 秒。④肾盂期，肾盏及肾盂内可见明显信号升高；在注射 Gd-DTPA 后 110~150 秒。

（三）磁共振尿路成像（MRU）

磁共振尿路成像（magnetic resonance urography，MRU）是一种显示集合系统和输尿管的技术，适用于肾功能不全、碘过敏患者以及孕妇。作为诊断泌尿系疾病的一种无放射性损害检查方法，尤其对尿路梗阻性病变如肾盂、输尿管积水、梗阻等疾病的检查，MRU 已广泛应用于临床。使用快速 T_2 加权序列成像，液体显示高信号而其他组织显示为低信号。尽管 MRU 可替代 IVU 或 CTU，但 MRU 在直接显示尿路结石方面仍有困难，很难将结石与肿瘤或血凝块区分开。

1. MRU 成像原理和成像序列　MRU 的基本原理是利用肾盂、输尿管及膀胱内所含液体具有长 T_2 值呈高信号，以及周围组织 T_2 值较短呈低信号的特性进行成像的。白色高信号的液体在黑色低信号背景的衬托下形成鲜明对比，原始图像采用最大信号强度投影（maximum intensity projection，MIP）法重建，产生类似于静脉肾盂及逆行尿路造影一样的影像。因此 MRU 与磁共振胰胆管成像（MRCP）及磁共振脊髓造影（MR Myelography）统称为 MR 水成像技术。早期 MRU 采取快速采集弛豫增强序列（rapid acquired of relaxation enhancement，RARE），由于该序列对物理性运动十分敏感，扫描过程中常因心跳、呼吸等运动造成信号丢失降低影像质量。随后用于 MRU 检查的快速自旋回波（fast spin echo，FSE）序列克服了 RARE 序列的缺点，具有信噪比及对比噪声较高、对运动敏感度低等特点，患者可在不屏气平静呼吸状态下采集信号。还有学者采用半傅立叶采集单次激发涡流自旋回波（HASTE）序列进行 MRU 检查，HASTE 序列的特点是在一次激励中采用半数 K 空间填充，成像时间大为缩短，患者一次屏气（约 18 秒）完成全部扫描。另外，还有学者采用 TPSE（turbo SE sequences with phase cycling）序列进行 MRU 检查，TPSE 是一种具有相位周期技术的涡流自旋回波重 T_2WI 序列。该序列除具有 FSE 序列的特点外，还可消除因梯度磁场缺陷而产生的伪影，原始图像经 MIP 重建，梗阻尿路显示清晰，图像显示满意。

2. MRU 与其他影像检查方法比较　B 超、X 线平片、静脉肾盂造影、逆行尿路造影及 CT 等是诊断泌尿系疾病的常用方法。B 超安全、简便、迅速，是尿路梗阻性疾病的首选检查方法，但它对病变的定位和定性诊断常因胃肠道气体重叠而受影响。X 线平片在诊断泌尿系结石中占主导地位，有资料认为，有 80%~90% 的泌尿系结石可在 X 线平片上显示。但 X 线平片对肾功能情况、阴性结石、肿瘤及炎性狭窄等难于显示。静脉肾盂造影（IVP）能弥补 X 线平片的不足，但检查时需对患者行腹部加压，常因压力或压迫部位不当，患者难以忍受，甚至产生不良反应，不能完成检查。对肾功能差、输尿管狭窄或梗阻的患者，IVP 常因摄片时间难于掌握，出现肾、输尿管显影较差，不能显示输尿管全长及狭窄梗阻部位，有的甚至不显影。大剂量快注、无压迫电视透视下尿路造影，克服了加压法 IVP 的缺点。但该方法检查时间长，患者接受的射线量大，同时还有造影剂过敏的危险。CT 检查由于受扫描方式的限制，不能显示尿路全程，难于确定梗阻部位。与 X 线平片、IVP 及 CT 比较，MRU 无创伤、无电离辐射、无须注射造影剂，患者无须做特殊准备，在平静呼吸下即可完成检查，特别适合年龄大、身体条件差及对碘剂过敏的患者。

3. 检查方法　患者在检查前 12 小时禁食，扫描前 40 分钟饮温开水 200~300mL，扫描前 20 分钟口服呋塞米 20mg，扫描过程中要求患者平静呼吸，腹部活动度尽可能小，必要时束腹带，以限制腹式呼吸产生的运动伪影。MRU 采用 TPSE 等重度 T_2WI 序列扫描，体部线圈。扫描参数：TR/TE 为 8 000/160ms，矩阵 234×256，层厚 3mm，层距 0mm；观察野 350~450mm，信号采集次数 2 次。在矢状面定位像上，做连续冠状扫描 20~24 层，成像平面与输尿管走向一致，成像区域包括肾、输尿管及膀胱，在成像区域前加预饱和脉冲，以消除肠蠕动造成的伪影，扫描时间需 10 分钟左右。对所获得的原始图像用 MIP 行三维重建，每旋转 10°得到一幅投影像，共 18 幅。MRU 扫描后，在病变部位加做常规磁共振成像 T_1WI 轴位、冠状位，扫描参数 TR/TE 为（500~700）/15ms，矩阵 256×256，层厚 5~8mm，层距 2mm，观察野 350~450mm，信号采集次数 2 次。T_2WI 轴位，扫描参数 TR/TE 为（3 000~4 500）/90ms，其他成像参数与 T_2WI 轴位相同。

二、正常肾 MRI 表现

MRI 可清楚地显示肾脏，不用对比剂就能区别肾皮质与肾髓质，两侧肾在冠状位成像时，由于周围脂肪的衬托，肾轮廓、外形及肾实质、肾盂和肾门显示很清晰，外形状如"蚕豆"，两肾位于脊柱两侧呈"八"字形，上极向脊柱靠拢，两下极向外分开。肾长 12~13cm，宽 5~6cm，其上缘约在 T_{12} 上缘，下缘在 L_3 上缘水平。一般右肾略低于左肾。肾有一定的移动度，但不超过一个椎体的高度。肾轴自内上行向外下，与脊柱纵轴形成一定的角度，称为倾斜角或肾脊角，正常为 15°~25°。肾小盏分为体部及穹窿部。顶端由于乳头的突入而呈杯口状凹陷，边缘整齐，杯口的两缘为尖锐的小盏穹窿。肾大盏边缘光滑整齐，略成长管状，可分三部：①顶端或尖部，与数个肾小盏相连。②峡部或颈部，即为长管状部。③基底部，与肾盂相连。肾大小盏的形状和数目变异较多，有的粗短，有的细长，两侧肾盏的形状、数目亦常不同。但一般肾大盏常为3个。肾盂多位于L_2水平，略呈三角形，上缘隆凸，下缘微凹，均光滑整齐。肾盂开头亦有较大变异，多呈喇叭状，少数可呈分支状，即肾盂几乎被两个长形肾大盏所代替。有的肾盂呈壶腹形，直接与肾小盏相连而没有肾大盏。这种肾盂勿误诊为肾盂扩大。肾血管有时亦在肾盏或肾盂边缘造成小的压迹，均属正常。

在T_1加权像上（反转恢复序列或短TR/TE的SE序列），肾皮质表现为中等信号强度，较肌肉信号强度高，但较脂肪信号强度低。肾髓质的信号低于肾皮质，它们之间信号强度的差异即形成皮髓质分界（CMD）。CMD的产生主要是由于髓质含有较多自由水的缘故。自由水增多则T_1加权像上信号强度较低。受检者体内的含水量影响CMD的显示，正常人较脱水患者的CMD更加明显。在T_2加权像上，肾的信号强度有较大变化，即CMD不清楚，整个肾实质呈高信号，比肝实质信号强度高，但低于脂肪信号。

由于肾窦内脂肪信号的衬托，肾盂肾盏结构容易显示，呈长T_1、长T_2信号（与尿液相同），在冠状位上显示较好。

正常人肾包膜不易显示。肾周脂肪和肾皮质之间常有一些因化学位移伪影所致的条状低信号与高信号，它们分别居左右肾周围，不要误认为肾包膜。肾筋膜在肾脂肪囊和肾旁脂肪之间，表现为条状低信号，当有炎症或肿瘤侵犯时，该筋膜增厚并有信号改变。

肾血管在MRI上由于流空效应表现为无信号的管状结构，因此从形态和信号上不易区分肾动脉和肾静脉，需借助其各自的解剖关系来加以识别。

三、肾脏疾病MRI表现

（一）先天性畸形

肾的发育经过3个阶段，即原肾、中肾和后肾。原肾和中肾胎儿出生后退化，后肾成为永久的成熟器官。在肾胚胎发育的任何阶段，受到某些因素如有毒物质或物理损伤、遗传的影响，停止发育或不按正常发展，而形成各种发育异常。

1. **肾缺如** 一侧肾区各加权像及多方位成像均无肾脏显示，代之以脂肪、胰腺或肠管等结构和信号。对侧肾代偿性增大，但形态正常，皮、髓质分界清晰。全腹、盆腔内未见异位和游走肾，以大视野冠状T_1加权像或屏息快速成像显示清晰。

鉴别诊断：肾缺如与异位肾、游走肾的区别在于后两者正常肾窝内虽无肾脏信号显示，但对侧肾无代偿性增大，亦无膀胱三角区的发育不全。扩大扫描范围有助于异位肾和游走肾的显示。

2. **肾发育不全** 患侧肾体积明显变小，健侧肾代偿性增大。信号及结构显示正常，皮髓质分辨清晰，肾窦脂肪信号存在，肾实质与肾窦比例正常。由肾动脉狭窄引起者，MRA可显示患侧肾动脉较对侧细。

肾发育不全与肾萎缩需进行鉴别，发育不全的小肾轮廓清晰，尽管实质变薄，但形态和内部信号的比例与正常肾类同。而肾萎缩除体积小以外，包膜毛糙不平，皮质变薄，信号异常，实质与集合系统分界不清。

3. 肾盂、输尿管重复畸形（双肾盂、双输尿管）　一个肾分为上、下两部，各有一个肾盂和输尿管，即为双肾盂双输尿管畸形（double pelvis, double ureter）。该畸形较常见，可单侧或双侧，且易并发其他畸形。矢状位与冠状位 MRI 可较好的显示肾盂输尿管畸形的解剖关系。重复肾较对侧正常肾明显增大，有共同被膜，上段肾位于下段肾的内前上方，有时上段肾及输尿管可扩张，成为巨型囊肿，表现为长 T_1、长 T_2 信号，信号强度均匀，其囊壁厚度不均。下段肾受压移位，肾实质及肾窦无异常改变。肾脏于中上 1/3 处可见局限性凹陷带，向内至肾门处见一条索状与皮质等信号带将肾窦分成上下两部分，输尿管仍为一条，此为双肾盂畸形，如输尿管也重复，则部分重复的输尿管呈 Y 字形，出口位置正常。

鉴别诊断：①重复肾与双肾盂，后者仅是肾盂分出过早，输尿管不重复。MRI 虽然显示两个互不相连的集合系统，但无肾盂和输尿管扩张积水，肾的大小形态均显示正常。②重复肾与肾囊肿，位于肾上极较大的囊肿，易与重复肾、上肾积水混淆。肾囊肿呈类圆形与输尿管无关，较易做出鉴别。

4. 融合肾

（1）马蹄肾：两肾的一极（大多为下极）互相融合形如马蹄，称为马蹄肾（horse-shoe kidney），MRI 表现为双肾位置低，下极互相融合且接近于髂嵴水平；肾盂、肾盏旋转不良，肾盂在前方，靠近中线，肾盏指向后方甚至内侧，各加权序列扫描其信号与正常肾盂肾盏一致；肾轴斜向内下方，与正常相反；融合处较狭窄即为峡部，两侧 CMD 显示清晰。

（2）同侧融合肾：肾上下径明显增大，肾窦分为上下两部分，皮髓质分界清楚，并发肾积水者与上部或下部肾窦之间出现长 T_1、长 T_2 信号区，局部肾实质受压变薄，冠状位大视野扫描对侧无肾影像。

（3）S 形肾：一侧肾的下极与另一侧肾的上极在中线处相连。冠状位显示一侧肾位置正常，对侧肾位置低，几乎位于盆腔，肾上极向中央靠拢并越过中线在腹部大血管前方与对侧肾的下极相互融合呈 S 形，两肾相连处较狭窄形成峡部，肾门位于前方。

5. 分叶肾　冠状位 T_1 加权像可见肾边缘有较深的切迹而呈分叶状，T_1 加权像或增强检查可见切迹处有向髓质深入的皮质（Bertin 柱），CMD 清晰。

鉴别诊断：分叶肾需与肾实质肿瘤鉴别，后者显示边界清晰的类圆形团块，占位效应明显，较大的团块压迫或侵及集合系统。肾分叶的隆起处与正常肾实质相等，局部的肾实质及集合系统无受压等征象。

6. 肾旋转不良　MRI 轴、冠、矢、斜位扫描可显示肾门位于肾的前面或前外方。由于肾门容易受到压迫，故常并发肾结石及肾积水。T_1 加权像可显示旋转反常的肾形态和结构，

T_2 加权像及 MRU 可显示积水的大小和位置。

7. **异位肾** 胎儿期肾的上升发生障碍形成异位肾（ectopic kidney）。MRI 示异位肾大多位于盆腔内，但极少数可居膈下，甚至可异位于后纵隔内。正常肾床处无肾脏，而肾位于盆腔或胸腔内，形态及结构正常，CMD 清晰。

8. **大肾柱** 肥大的肾柱以 T_1 加权像冠状位或斜冠状位显示清晰，T_2 加权像、质子密度像、脂肪抑制像均与正常皮质信号一致。

鉴别诊断：肥大肾柱主要应与肾盂肿瘤鉴别，后者多不与实质相连而孤立存在，增强扫描与肾皮质强化不一致。

（二）肾感染

1. **急性肾盂肾炎** 肾体积明显增大，呈弥漫性肾肿胀表现，肾外形不整齐。肾盂内可见非梗阻性积水扩张。肾盂、输尿管出现黏膜下水肿征象。患侧肾实质在 T_1 加权像与正常肾相比呈长 T_1 信号改变，肾皮质与肾髓质分界不清，肾周筋膜因炎症而增厚，在高信号的脂肪中呈条带状低信号，肾周间隙可见炎性积液的低信号。增强后可见多处不规则或楔形长 T_1、长 T_2 信号病灶，代表化脓性破坏灶。

鉴别诊断：肾盂肾炎与急性肾小球肾炎的 MR 表现无明显差别。后者 T_1 加权像可见双侧肾肿大，皮质与髓质界限消失，肾盂扩张。T_2 加权像皮质与髓质界限更趋模糊。

2. **慢性肾盂肾炎** 单侧或双侧肾萎缩变形，皮质变薄，体积减小，或轮廓不规则，常可伴有肾积水等 MRI 表现。

3. **肾皮质脓肿** 肾实质内脓肿边界清楚，呈囊样改变。脓肿腔呈长 T_1、长 T_2 信号。可伴肾周积液或积脓，呈长 T_1、长 T_2 信号改变。脓肿壁厚而不规则，肾周筋膜增厚，呈等 T_1 短 T_2 信号。增强后，脓腔与肾周积脓、积液不强化，肾实质明显强化，因此脓肿更清晰。

鉴别诊断：肾脓肿的 MRI 征象无特异性，须与中心坏死的肾细胞癌和肾囊肿并发感染鉴别。

4. **肾周脓肿** 早期肾周间隙内可见液体聚集，为长 T_1、长 T_2 信号，可伴有气体。脓肿形成时在 T_1 加权像上呈较均匀的低信号，脓肿壁可厚薄不等，其信号较皮质信号高。肾包膜下的脓肿使肾皮质呈弧形受压。严重感染时可突破肾筋膜并侵及邻近间隙和器官，可累及同侧的膈肌脚和腰肌。

鉴别诊断：肾周脓肿应与含尿囊肿、淋巴囊肿等鉴别，后两者均由单纯的液体构成，在 T_1 加权像上为非常低的信号，类似于尿液信号。

5. **肾结核** 早期肾结核肾脏体积稍增大，晚期则缩小，形态不规则，信号强度不均匀。T_1 加权像 CMD 消失，肾内可见单个或多个空洞，大小不等，呈低信号，空洞壁形态不规则，肾窦移位或消失，T_2 加权像为高信号，病变可穿破肾包膜向肾周间隙蔓延，肾周间隙可消失，肾筋膜增厚。由钙化形成的"自截肾"可呈花瓣状，T_1 加权像可呈低信号或等信号，质子密度像可为等信号，T_2加权像可为混杂信号，可能与"自截肾"内的干酪样成分有关。

6. 黄色肉芽肿性肾盂肾炎　肾外形不规则，内部结构不清，肾实质内可见T_1WI为混杂的低信号，T_2WI则为不规则高信号的病变，Gd-DTPA增强可显示脓肿壁为不规则的强化，坏死区则不增强。肾盂可出现菱角状钙化，且在所有加权像上均呈低信号。髓质内积水区呈长T_1、长T_2信号。肾实质内肿物可累及肾周间隙。少数肾盂菱角状结石病例可见周围的肾实质完全脂肪化，呈长T_2信号，CMD消失。

7. 肾乳头坏死　多是一种缺血性坏死，其发病与肾乳头的血液循环障碍有关。急性期肾脏体积增大，CMD消失，慢性期体积正常或缩小。肾乳头原位坏死，坏死区呈长T_1、略短T_2信号，慢性期可呈长T_1、短T_2信号，与坏死后纤维化、钙化有关。Gd-DTPA增强时坏死的乳头不强化。

肾乳头坏死部分脱落，坏死脱落部分呈长T_1、长T_2信号，未脱落部分呈长T_1、短T_2信号，有时脱落形成的囊腔可见窦道通向肾盂。

全乳头脱落时，肾盂穹隆及肾窦局部脂肪信号带消失，肾盂与肾乳头坏死脱落后形成的空洞完全沟通，形成一个底边向着肾皮质的三角形长T_1、长T_2信号区，边缘清晰不规则，坏死脱落的乳头在T_1加权像上呈等信号，T_2加权像上可与积水的肾盂、肾盏及输尿管内形成低信号的充盈缺损，也是肾盂积水的原因之一。坏死钙化的肾乳头T_1、T_2加权像均呈低信号。

（三）肾囊性病变

1. 肾囊肿

（1）单纯性肾囊肿是一种薄壁充满液体的囊肿，多为单发。MRI显示肾实质或肾窦附近单个或多个圆形或椭圆形肿物，边缘光整，与肾实质界面光滑锐利。单纯囊肿呈长T_1和长T_2信号，内部信号均匀一致。位于肾边缘处的囊肿与肾周脂肪在T_2WI上可能均呈等信号或高信号，之间可见低信号的化学位移伪影线。肾盂旁囊肿在T_2加权像与肾门脂肪等呈等信号或高信号，且无化学位移伪影存在。

（2）多房性肾囊：胆囊肿呈蜂窝状，内见等T_1、略短T_2信号间隔。

（3）感染性肾囊：肿囊壁增厚，囊液T_1加权像信号增高。增强后囊壁明显强化。

（4）出血性囊肿呈短T_1、长T_2信号，即T_1、T_2加权像均为高信号，有时可见上下信号不一的液-液平面。

（5）钙乳症囊肿：T_1加权像囊液信号增高，平卧因钙盐沉积而囊液分层，不同序列可见信号不同变化的液-液平面。

（6）含胆固醇结晶囊肿：T_1加权像信号增高，也可呈低、等信号，T_2加权像可呈高信号或低信号，与胆固醇含量多少有关。

2. 多囊肾　多囊肾可分为婴儿型和成人型两种，前者来自输尿管芽的收集小管的间质部分增生，使收集小管扩张成囊状，肾发育成海绵状器官。成人型多囊肾比婴儿型者多见。在肾的部位都存在大小不等的多发性囊肿。MRI 表现为双肾常明显增大，外形呈分叶状，冠状位可显示整个肾布满数量众多的囊肿。多个大小不等且相互靠拢的囊肿在 T_1 加权像上呈低信号，在 T_2 加权像上呈高信号。少数囊肿 T_1 加权和 T_2 加权均呈高信号，提示囊肿有出血。婴儿型多囊肾肾脏虽然增大，但仍保持肾形，边缘光滑，有时仅表现为肾脏增大，实质内信号不均匀（图1-11）。

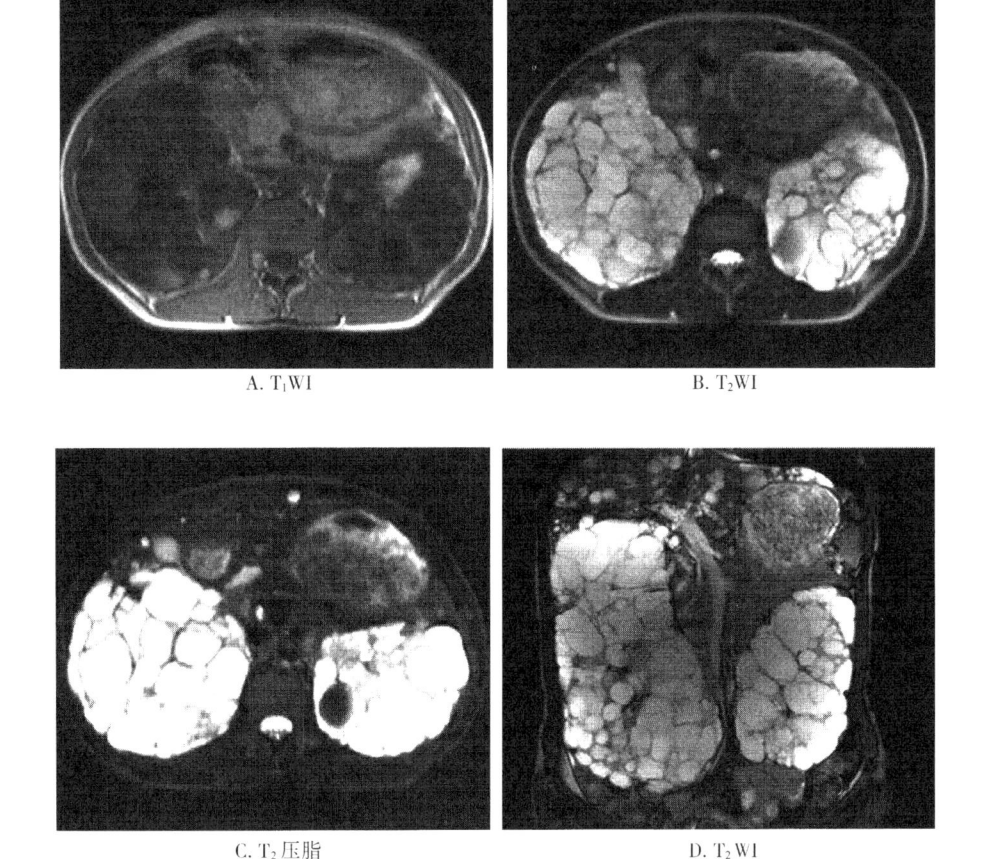

A. T_1WI

B. T_2WI

C. T_2 压脂

D. T_2WI

图1-11 成人型多囊肾

MRI 示双肾体积明显增大，肾实质内见大小不等囊状结构，并呈长 T_1（A）和长 T_2（B）异常信号改变，T_2 压脂序列（C）病灶呈明显高信号改变，T_2WI 冠状位扫描图像（D）见双肾上下径明显加大，肝与脾明显受压上移

3. **肾髓质囊肿** 又称髓质海绵肾（medullary sponge kidney）是由肾集合管先天性扩大所致。病变常累及两侧肾的多数锥体和乳头，形成许多数毫米大小的囊腔，使肾髓质如海绵状。早期 MRI 可无异常。晚期可见肾锥体内细条状长 T_1、短 T_2 信号带。并发结石、感染和出血时有相应的 MRI 表现。

肾单位肾结核形成的海绵样改变与海绵肾需进行鉴别，前者 MRI 表现为正常或中度肾变小，内见髓质或皮质囊肿，呈长 T_1、长 T_2 信号或等短 T_1、等长 T_2 信号。视囊内成分的不同而信号不一。皮髓质分界消失。

四、肾恶性肿瘤

（一）肾细胞癌

肿瘤边缘光滑或不整，与肾实质分界不清，CMD 消失，可突出于肾外，邻近肾盂、肾盏受压推移或受侵。肿瘤周围可出现假包膜征象，其病理基础是由受压的肾实质和（或）血管、纤维等成分所构成，当假包膜厚度达 2mm 以上时形成 MRI 上的低信号环。假包膜在 T_2 加权像上较 T_1 加权像的出现率高且更为清楚。肿瘤信号不均，T_2WI 上肿瘤呈高信号，T_1WI 加权像上呈低信号，少数肾癌信号表现恰好相反。脂肪抑制像上，大多数肾癌都呈高信号。瘤内有钙化时 T_1 及 T_2 加权像均呈低信号。肿瘤有液化坏死时囊变区呈长 T_1、长 T_2 异常信号改变，周围瘤组织信号不均。瘤内出血中游离的高铁血红蛋白（MHB）在 T_1 及 T_2 加权像均呈高信号。肿瘤血管结构丰富，有时可见流空的瘤内黑色血管影，且迂曲扩张。肾静脉癌栓示肾静脉流空效应消失，增粗的肾静脉内见与肿瘤一致的等 T_1、长 T_2 信号软组织肿块，侵及下腔静脉时，冠、矢状位可充分显示瘤栓的范围。注射 Gd-DTPA 后：病灶有不同程度增强，但不如肾实质明显，肾癌的增强高峰在注药后 2 分钟左右，增强有三种基本类型。①不规则边缘增强，伴有轻度不均匀中心增强。②不均匀斑片状增强。③轻微均匀性增强。肾癌的同侧肾内可出现转移灶。瘤体较大时可穿破肾包膜进入肾周间隙，病灶常位于肾筋膜内，肿瘤可侵及肾筋膜并可直接侵犯邻近组织器官。肾门、腹主动脉、下腔静脉旁可出现肿大淋巴结，并可有远处转移。囊性肾癌表现为不规则增厚的囊壁及出现壁内结节，或囊内分隔粗大，亦可有囊内出血（图 1-12）。

MRI 对判定肾癌的细胞学类型有一定帮助。透明细胞癌的癌细胞内含有较多的脂类、糖原和中性脂肪，故 T_1 值较短、T_2 值较长，MRI 信号较高；颗粒细胞癌含脂类物质少，可呈等、低或高信号。

鉴别诊断：

1. **肾囊肿出血、肾血肿** 出血后的肾囊肿或血肿形态可不规则，信号强度不均，在各种序列上常为外周高、中间低的信号，它们无假包膜，而肾癌常有假包膜。

2. **血管平滑肌脂肪瘤** 以肌肉成分为主的血管肌肉脂肪瘤，常把其中斑片状的脂肪组织误认为瘤内出血，T_2 加权像有利于出血和脂肪的鉴别，出血的信号强度高于脂肪。血管平滑肌脂肪瘤通常无假包膜。

3. **肾盂癌** 很少引起肾轮廓的改变。肾盂癌的肾窦脂肪信号，肾盂、肾盏呈离心性受压移位改变。

A. T_2WI　　　　　　　　　B. T_1压脂

C. T_2WI　　　　　　　　　D. 增强扫描

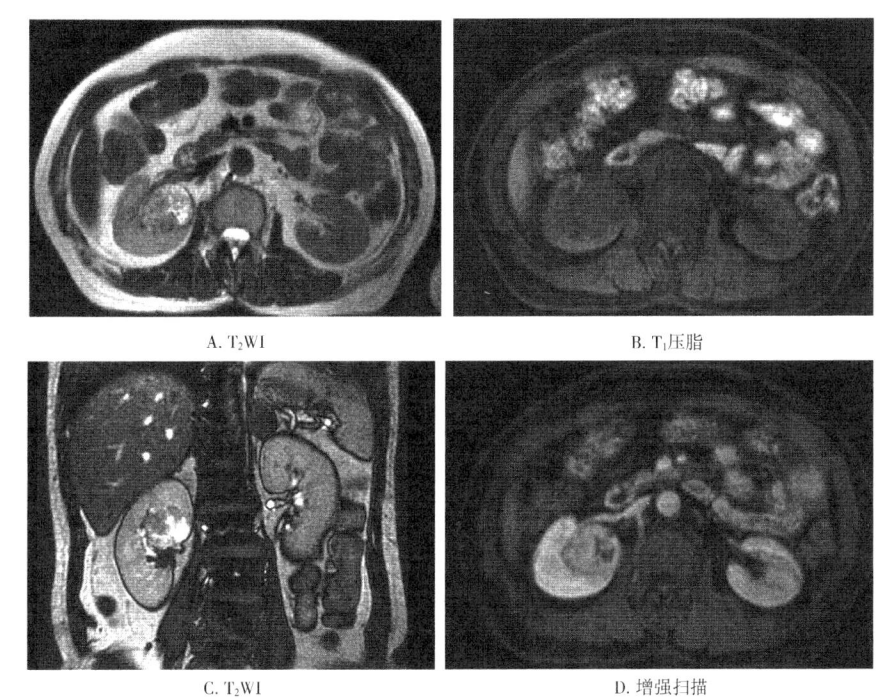

图1-12　右肾肾癌

A. 横轴位 T_2WI 示右肾后部近肾门处见一类圆形长 T_2 异常信号灶，病灶边界欠清，内部不均，病灶向肾窦突出并压迫和推移肾窦及肾血管；B. 横轴位 T_1 压脂序列示病灶呈不均匀低信号改变；C. 冠状位 T_2WI 示病灶位于肾门上方，病灶内可见局部明显高信号区（坏死区）；D. 横轴位 T_1WI 压脂增强扫描序列示病灶呈轻度不均匀强化，病灶边界较平扫清楚

（二）肾母细胞瘤

儿童期单侧肾脏类圆形实质性肿瘤，边缘清晰、光滑。通常肿瘤信号均匀，T_1 加权像呈等或低信号，T_2 加权像呈高信号。少数信号不均，在 T_1WI 上呈不均匀低信号为主，部分见有囊变呈斑片状更低信号，部分见有出血呈斑片状高信号。在 T_2WI 上多呈不均匀等信号并间有斑片高信号为主，少数以囊性变坏死为主的呈极不均匀高信号并间有更高信号，部分可见低信号的分隔。瘤体的假包膜在 T_2WI 多呈边界清楚的完整环状低信号，少数假包膜被破坏呈不全的环状低信号。增强后瘤体边缘部与假包膜明显强化，实质部呈不均匀斑片状中度强化或不规则的网隔状强化。肾窦受累时可见肾盂肾盏变形、移位、扩张或消失。

鉴别诊断：本疾病应与神经母细胞瘤进行鉴别，后者多来源于肾上腺，钙化发生率较高，肾脏常受压变形、位置下移。

（三）肾脏肉瘤

瘤体边界大部分不清，在 T_2WI 小部分有假包膜呈线环状低信号。瘤内 T_1WI 呈不均匀等信号、略高信号为主,间有略低片状信号,T_2WI 呈不均匀略低或等信号为主,间有低信号与小斑片高信号。增强后瘤体轻度斑片状强化,程度低于肾组织,瘤内信号更显不均匀,与肾癌增强后改变相仿,提示血供丰富。肾窦受侵时,上部肾盂肾盏扩张、变形、移位。

(四) 肾盂癌

可分为局限型和浸润型两种,局限型表现为肾盂或肾盏扩大,肾盂(盏)中出现与尿液不一致的无蒂肿块影,T_1WI 可见肿块信号较尿液稍高,T_2WI 可见与皮质信号相等或呈略高信号,在注射 Gd-DTPA 后,尿液呈高信号,肿块显示更清楚。其周围脂肪信号有不同程度移位。浸润型表现为肿瘤向肾实质内成偏心样浸润,侵及程度不一。T_1 加权像表现为 CMD 的局限性消失,可呈等信号或略低信号。肿块侵及肾盂和输尿管交界处可出现肾盂积水,但其信号较高,为等或短 T_1 信号,可能与局部蛋白增高或出血有关(图 1-13)。肾门、腔静脉周围可出现肿大淋巴结,血管受侵可形成瘤栓。MRU 可显示肾盂输尿管积水程度,并显示肿瘤位置、大小形态。

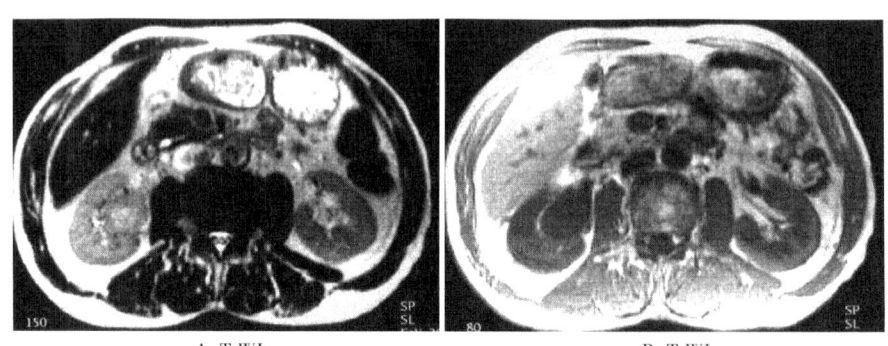

A. T_2WI B. T_1WI

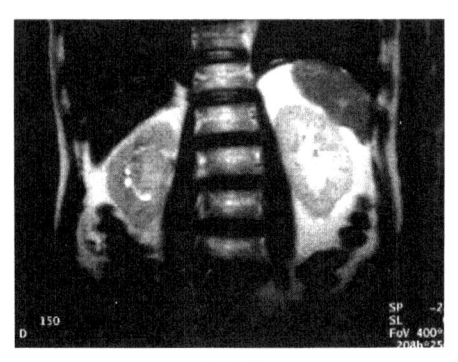

C. T_2WI

图 1-13 右肾肾盂癌

于右肾盂见一不规则形软组织肿块,局部肾窦内脂肪及其他结构明显受压并推致病灶周边,病灶内部呈不均匀略长 T_1(A)、略长 T_2(B)异常信号改变,冠状位 T_2WI(C)示病灶位于肾窦内,边界清楚

MRI 对肾盂肿瘤的主要诊断作用在于:MRI 可以判断常规的肾盂造影及增强 CT 出现的

充盈缺损的性质，由于MRI的软组织分辨能力高于CT，可发现CT上不易显示的等密度及低密度影；在肾癌分期方面MRI除可用于了解有无癌栓形成之外，由于其具有多平面直接成像的优点，对于了解肾癌与周围器官和结构的关系亦有较大帮助。

（五）肾转移瘤

肾转移瘤常为多发性和双侧性，病变多位于肾皮质，常在包膜下，单肾髓质也可发生转移。瘤体多呈球形、椭圆形或不规则形。肾外形增大，表面可呈分叶状，瘤体类圆形，体积大小不等，多表现为等或长T_1、长T_2信号结节影，局部CMD消失。

五、肾良性肿瘤

（一）肾血管平滑肌脂肪瘤（AML）

肾血管平滑肌脂肪瘤（angiomyolipoma，AML）主要由平滑肌、血管和成熟脂肪组织构成，MRI对脂肪组织敏感，AML中脂肪组织在T_1WI呈明显高信号，T_2WI呈中等或较高信号。在脂肪抑制扫描中，脂肪信号明显衰减，易于与其他短T_1病变如出血、黑色素瘤以及小肾癌坏死区等鉴别。增强扫描肿瘤内血管平滑肌组织可明显强化，脂肪组织无强化。肾不典型血管平滑肌脂肪瘤的MRI表现具有多样性，无明显脂肪成分，病灶边界光整，T_2WI病灶内可见与肌肉相似的稍低信号影，推测其病理基础可能是病灶内富含多核细胞或细胞分布密集。若MRI梯度回波同反相位序列能检测到病灶内少量的脂质成分，可能有助于病变的定性诊断。肿块的囊变坏死区在T_2WI上为明显高信号，而在T_1WI上呈等、略低信号而非低信号，可能与肿块坏死后崩解的蛋白成分较多、水分较少有关。

（二）肾脏炎性假瘤

是一种肾实质非特异性增生性炎性病变，MRI显示肾实质内类圆形占位，边界清楚，凸出肾轮廓外，T_1加权像上呈混杂低信号，T_2加权像上周围呈等信号，中央呈低信号，增强扫描不均匀强化，较正常肾组织信号稍低。

（三）肾脏血管瘤

肾血管瘤为先天性良性肿瘤。真性肾血管瘤多为海绵状，起源于血管内膜，呈芽状生长，将周围组织挤压成假性包膜，与外周血管没有支干相连。MRI表现为长T_1等或略高质子密度、长T_2信号肿块，三者呈阶梯样改变，T_2加权像常需调宽窗位观察。

（四）肾脏腺瘤

肾脏腺瘤可单发或多发，可发生在双侧，与肾细胞癌并存。一些腺瘤有中心瘢痕，组织学上为白色纤维组织。有研究提出腺瘤诊断标准：有完整包膜；肿瘤直径<3cm；无坏死、出血及细胞退变；肿瘤局限在肾皮质，无转移。MRI表现为T_1加权像为等信号，T_2加权像为低信号。

（五）肾脏脂肪瘤

起源于肾内的脂肪细胞，常有完整包膜。MRI 表现与血管平滑肌脂肪瘤类似，多为单侧，边界清晰，呈与脂肪一致的短 T_1、略长 T_2 信号，信号强度均匀，脂肪压缩序列呈低信号。分化好的脂肪肉瘤直径常大于 5cm，分化差的脂肪瘤或肉瘤可表现为不规则的软组织肿块，无脂肪信号，脂肪抑制像为略高信号。

六、肾外伤

肾外伤分为开放性损伤和闭合性损伤。开放性损伤见于子弹、刺刀、匕首等损伤。闭合性损伤原因较多，如直接暴力撞击、跌落、交通事故、运动时被他人或球类撞击等。此外，肾病理条件下的自发性破裂、医源性肾损伤都属于闭合性损伤。根据肾损伤的程度将肾创伤分为 4 型：①肾挫伤，主要变化为肾实质内水肿和小灶性出血。②不完全性肾裂伤，肾实质及肾盂裂伤为部分性，可有肾内血肿或包膜下血肿。③完全性肾裂伤，即实质贯穿性裂伤，严重时肾破裂成数块组织，肾盂严重裂伤，肾内、外常有大量出血并尿液外渗。④肾蒂损伤，为肾蒂血管破裂或断裂。

（一）肾实质损伤

以暴力强度着力点或穿刺损伤的程度不同分为三类：①肾皮质小撕裂伤，肾皮质中断，如裂纹状可伴有包膜下或肾周血肿。②较大的撕裂伤，可伴有腹膜后血肿，但无尿外渗。③较大的撕裂伤并发尿外渗。MRI 可显示 CMD 的断裂部位及程度和血肿范围，并可显示肾血肿，可为临床提示手术止血部位。亚急性期血肿信号强度不均匀，T_1 加权像为外周高、中间等低信号，中间信号可混杂，T_2 加权像呈高信号。

（二）肾周围血肿

肾包膜下血肿最常见，MRI 表现为血肿在肾外周与肾周脂肪之间，成梭形，局部肾皮质呈弧形受压。肾周脂肪呈短 T_1 信号，肾呈低信号，血肿介于二者之间，血肿周围可见一圈化学位移黑线。肾周脂肪在 T_2 加权像上表现为中等高信号，血肿信号不衰减仍为高信号，二者之间的化学位移伪影为黑色环状。肾周血肿局限于肾周筋膜内，因肾裂伤慢性渗血及渗液，肾周血肿常为混杂信号。当大量血液积聚时可呈透镜状，向外凸出，肾受压向前向上移位，血肿可向髂窝内和盆腔处扩散。

（三）肾盂损伤

全肾撕裂时，肾盂肾盏损伤引起尿液外渗到肾周间隙产生含尿囊肿，信号均匀，呈长 T_1、长 T_2 信号，并发出血时囊内也可呈多种多样的信号强度。若渗尿引起腹膜炎症，则肾周脂肪 T_1 加权像信号降低，脂肪抑制像信号强度增高。

（四）肾蒂损伤

输尿管在与肾盂交界处断裂，大量尿液积聚在肾门，呈长 T_1、长 T_2 信号，流空效应消失是动脉损伤的主要表现，MRA 和 MRU 对血管损伤和输尿管损伤的诊断有帮助。

七、移植肾

磁共振成像以其优良的软组织对比，快速成像的扫描技术，以及无肾毒性的造影剂的应用等诸多优点，为移植肾形态学及功能评估的一体化提供了可能。

移植肾的正常表现与正常人肾形态、信号相同。

MRI 异常表现包括：肾移植术后主要的异常表现有排异反应、急性肾小管坏死（ATN）、环孢素肾毒性（CN）、移植体血管并发症、吻合口狭窄或瘘、出血和淋巴异常增生（PTLD）等。

1. 排异反应　移植肾排异反应 MRI 改变的病理基础是肾皮质内肾小球及间质细胞浸润及水肿引起 T_1 延长，T_1WI 上皮质信号降低导致 CMD 模糊甚至消失。间质水肿、肾集合系统压力增高所形成的压迫及排异反应的直接破坏均可使肾内血管减少或消失。组织缺血可致肾窦脂肪减少或消失。通常在发生急性排异反应 72~96 小时后才出现 MRI 异常，且随发病时间的延长 MRI 表现越趋明显。有研究认为，CMD 消失、肾窦脂肪消失及 1 级肾血管可作为急性排异反应（AR）的可靠性诊断标准；CMD 模糊、肾窦脂肪减少及 2 级肾内血管，结合临床资料有肾功能改变者也可诊断急性排异反应。

（1）急性排异 MRI 影像分为三类：轻度，移植肾的大小正常，CMD 减弱但仍存在。中度，肾脏增大，前后径小于横轴径，CMD 消失。重度，肾脏显著增大呈球形，无 CMD 显示，肾实质内有低信号。肾窦脂肪信号显示不清，严重者可并发肾周感染。

（2）肾实质内的血管形成分类：3 级，血管显示直到皮质；2 级，血管显示在肾实质内未到达皮质；1 级，血管仅在肾窦内显示；0 级，在肾实质或肾窦均无血管显示。当 CMD 正常时，肾实质内血管性成为 1 级或 0 级，应怀疑移植肾排异。

2. 急性肾小管坏死　急性肾小管坏死（ATN）的 MRI 表现存在争议，其 CMD 有 2 种不同的表现，一种是 CMD 存在甚至更清晰，其原因可能是髓质水含量比皮质升高明显；另一种是 CMD 降低甚至不清晰，但其发生概率及降低幅度较急性排异反应低，其原因可能是髓质肿胀导致皮质血流灌注降低，进而引起皮质水含量升高。ATN 同样可引起肾内血管及肾窦脂肪减少。

3. 环孢素肾毒性　发生环孢素肾毒性时 CMD 一般均存在，即使不清晰也比急性排异反应明显。有研究提出如果移植肾 MRI 表现正常，而临床有肾衰竭表现则提示 CN。

4. 移植体血管并发症　移植体血管并发症包括吻合口狭窄、血栓形成或闭塞及动脉瘤破裂等，常是移植失败的重要因素。MRA 可直观准确地显示血管及移植体血运情况，与 DSA 相比，其准确率可达到 90%，而且 MRA 无创，无碘对比剂的不良反应。动态 Gd-DTPA 增强 3D MRA 所显示的血管及其分支的图像质量可与 DSA 媲美。对比增强 MRA（CEMRA）需根据患者的具体情况选择合适的对比剂剂量及团注流率。在患者一般情况较好时可用 30mL Gd-DTPA，流率为 3mL/s。最好应用智能化追踪技术，以便准确显示移植体的动脉相及静脉相。应用 Gd-DTPA 后的 3D MRA 能更好地显示动脉，尤其是末端分支。但静脉的信号强度也增强，可应用表面重建技术来区分动静脉。当有明显血管狭窄时，3D MRA 表现为信号丢失。若患者在检查时运动或团注对比剂后扫描时相选择不准确，3D CE MRA 可能对血管解剖显示欠佳，而 3D MRA 不会受此影响。3D CE MRA 与 3D MRA 结合可相互佐证，提高诊断的准确性。

5. 其他术后并发症　其他移植术后并发症包括含尿囊肿、淋巴囊肿、脓肿及血肿，均可在 SE T_1WI 及 T_2WI 上清楚显示，必要时可加 FLAIR 序列以判断其成分，增强扫描可帮助明确诊断。并发尿瘘时 MR 水成像可显示瘘口及瘘管。对于移植体的 MR 水成像方法与常规水成像方法有所不同，考虑到盆腔肠道及术后可能有渗液，故应准确选取水成像的范围，定位线尽可能和输尿管走行一致，以减少盆腔液体及肠道信号对输尿管显示的干扰。

6. 动态增强扫描（CE-dMRI）　对移植肾功能的评估动态 Gd-DTPA 增强 3D MRA 原始图像可作为移植体动态增强资料分析。存活的移植肾动态增强表现为开始皮质信号强度快速上升而后髓质信号强度上升。肾 AR 时皮质及髓质的时间-信号强度曲线峰值均降低，峰时延长。ATN 时皮质及髓质的时间-信号强度曲线峰值降低及峰时延长均较轻微或正常。CN 时曲线低，无峰值，皮质及内、外髓曲线以一定间距平行。故动态增强可鉴别 AR、ATN 和 CN。在梯度回波 CE-dMRI 影像上，Gd-DTPA 的肾灌注可分为 4 期，即皮质期、CMD 期、髓质期、肾盂期。移植肾功能不全的患者 CE-dMRI 及 MRI 图像上，内髓集合管、肾盏、肾盂的信号强度降低均不明显。正常移植肾内髓集合管、肾盏、肾盂区的信号改变呈双相表现，是肾小球滤过、水重吸收和 Gd-DTPA 浓度的综合反映。因此移植肾功能不全时所见单相表现，考虑与肾小球滤过减少、肾小管浓缩功能损伤有关。

（张前进）

第七节　放射性核素检查

一、核医学的基本原理

利用放射性核素进行诊断、治疗疾病和进行医学研究称为核医学（nuclear medicine）。其中放射性核素诊断的基本原理是放射性核素示踪（radionuclide trace）原理。

示踪原理要点：①放射性核素或其标记物与研究对象的非放射性核素物质具有相似的性质，前者可以代替后者参与体内代谢活动和体外反应。②放射性核素是可以探测的射线，且探测灵敏，可以在体外获得其分布图像。

放射性核素治疗原理：利用射线的电离辐射效应，将放射性核素引入体内病灶处，对病变进行内照射，从而破坏和抑制病变。

二、核医学在泌尿外科的应用

1. 范畴　核医学用于泌尿系统疾病的诊断历史较久，可显示肾脏血流、功能和形态的放射性核素显像和功能检查；测定与肾脏疾病有关的代谢产物，内分泌激素，血药浓度的体外放射分析或标记免疫分析；甲状旁腺和肾上腺核素显像；泌尿系统肿瘤核素显像及肿瘤骨转移疼痛的治疗；前列腺疾病的核素治疗等。

2. 优点　①多为非创伤检查，安全方便。②放射性核素探测灵敏度高。③与X线检查比较辐射量小。④结果反映机体功能改变。

3. 缺点　①与X线检查等比较，解剖分辨率较差。②部分检查缺乏特异性。③放射性核素对人体有一定的电离辐射效应，有一定防护要求。

三、常用核医学仪器

1. 单光子发射计算机断层仪（SPECT）　能采集放射性药物在体内发射的γ光子信息，在体外获得放射性药物的分布影像，可以进行断层及平面显像，常用于核素显像和定量分析。

2. 高能正电子显像设备　采集正电子放射性核素在体内产生的一对511keV的γ光子。由于正电子核素多为氧（O）、碳（C）、氮（N），用其标记化合物更能反映生物特性，是分子生物影像学的重要部分。

3. 应用发射正电子的核素进行显像　主要应用于肿瘤的诊断，前景广阔。

4. 肾图仪或多功能探测仪无解剖形态图像　以计数或曲线进行研究放射性药物的代谢过程。

5. γ-计数器及其他标记免疫分析仪　用于肿瘤标志物等体外分析。

四、常用放射性诊断药物

1. 肾小球滤过型　常用的为^{99m}Tc-DTPA（二乙三胺五乙酸），其静脉注射后迅速通过毛细血管分布于细胞外液，通过肾脏时肾小管上皮细胞无分泌及吸收，可以取代菊粉测定肾小球滤过率（GFR）和进行肾动态显像。

2. 肾小管分泌型　此类药物通过进入肾近曲小管细胞再分泌至管腔，清除率与肾脏的有效血浆流量成正比。常用的为^{131}I-OIH（邻碘马尿酸）、^{99m}Tc-MAG$_3$（巯基乙酰基三甘氨酸）、^{99m}Tc-EC（双硫乙胺酸），用于肾图、肾动态显像、有效肾血浆流量（ERPF）测定。

3. 肾皮质显像剂　此类药物在肾皮质停留时间较长。常用为^{99m}Tc-DMSA（二巯基丁二酸）、^{99m}Tc-GH（葡萄糖酸盐），注射后在肾皮质浓聚时间长，用于肾静态显像。

4. ^{18}F标记的2-脱氧葡萄糖（^{18}F-FDG）　其类似于葡萄糖，具有与葡萄糖相似的细胞转运功能，参与氧糖酵解的部分过程。临床应用于葡萄糖代谢显像，对肿瘤的诊断有很大的作用。

五、放射性肾图

1. 原理与方法　静脉注射 ^{131}I-OIH 后，随血液进入肾脏，由肾小管上皮吸收分泌至肾小管腔内，经肾盂、输尿管汇集于膀胱。体外用肾图仪记录这一过程，以时间-放射性计数曲线表示并做半定量分析。主要反映肾脏血液、功能、尿路通畅情况。

2. 正常肾图分析　如图 1-14 所示。

（1）示踪剂出现段（a）：静脉注射药物后急剧上升段，即注射示踪剂后 10 秒左右出现，其高度主要来自肾外血管的放射性（60%）、肾内血管放射性（10%）及肾实质（30%），故反映肾血流灌注的程度。

（2）聚集段（分泌段）（b）：a 段之后斜行上升段。其上升斜率及高度反映肾小管上皮细胞摄取 ^{131}I-OIH 的速度和数量，主要与肾脏有效血流量相关，也受肾小管分泌能力、尿量、尿路通畅程度影响。

（3）排泄段（c）：继 b 段之后的曲线下降段。代表放射性显像剂离开肾盂的速度，主要与尿流量及尿路通畅程度有关。在尿路通畅时也反映肾血流及肾功能。

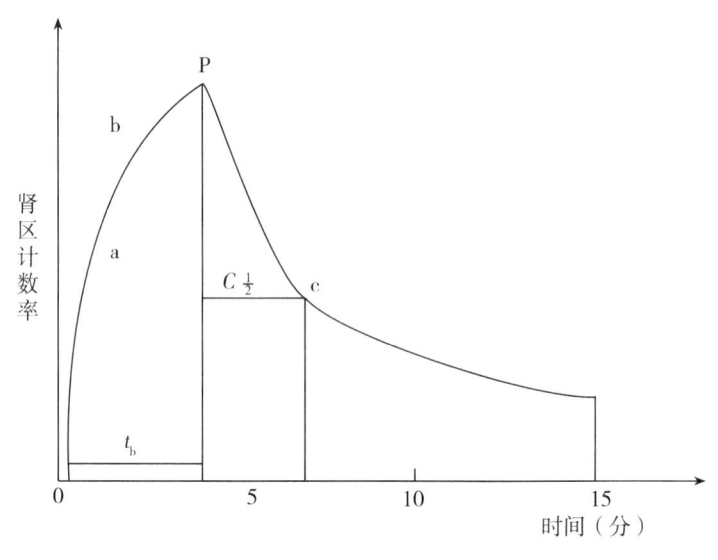

图 1-14　正常肾图

3. 异常肾图分型　如图 1-15 所示。

（1）持续（急剧）上升型：a 段基本正常，b 段持续上升，无下降的 c 段。单侧多见于急性上尿路梗阻；双侧见于急性肾功能衰竭和下尿路梗阻引起的上尿路引流不畅。

（2）高水平延长型：a 段基本正常，bc 段融合并呈水平延伸。多见于上尿路梗阻伴肾盂积水。

（3）抛物线型：a 段正常或稍低，b 段上升缓慢及 c 段下降缓慢，bc 段成抛物线。见于各种原因的肾功能受损。

（4）低水平延长型：a 段降低，bc 段融合并呈低水平延伸。常见于肾功能明显受损。

（5）低水平递降型：a 段降低明显，bc 呈递降趋势曲线。见于一侧肾脏无功能。

（6）阶梯下降型：ab 段正常，c 段呈不规则的阶梯下降。见于尿反流及精神紧张、尿路感染的尿路痉挛。

（7）双侧对比异常：一侧肾图形态或指标与对侧比较有明显的差异。提示异常侧肾功能或尿路通畅存在异常。

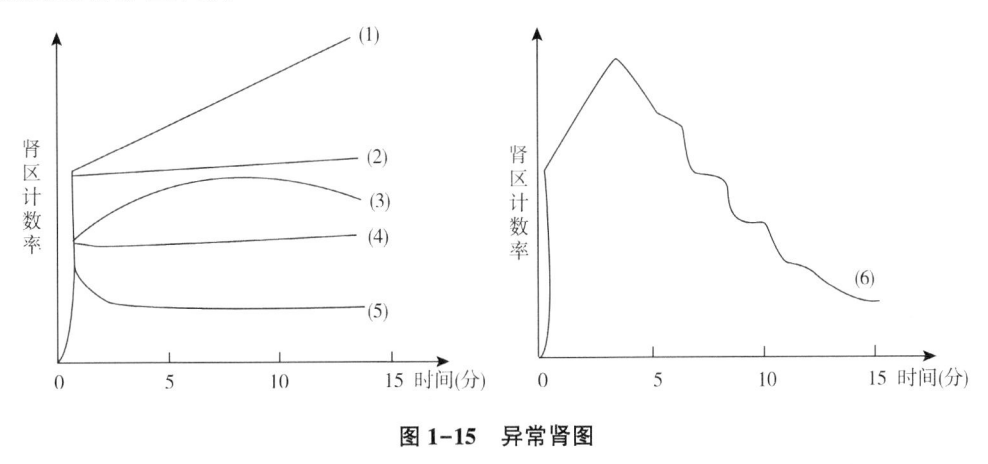

图 1-15　异常肾图

（1）持续上升型；（2）高水平延长型；（3）抛物线型；（4）低水平延长型；
（5）低水平递降型；（6）阶梯状下降型

4. 临床应用

（1）上尿路梗阻的诊断：急性上尿路梗阻多见（90%），为单侧持续上升型肾图曲线。由于梗阻时间、梗阻程度、肾功能受损程度的不同，也可以表现为高水平延长型、抛物线型、低水平递降型。

（2）急性肾衰竭：双侧持续上升型曲线。

（3）肾血管性高血压的筛选：一侧肾功能曲线异常，尤其小肾图（形态正常，但各段低于对侧 1/3）。

（4）肾功能的分析：尤其对一侧肾功能测定比生化方法好。

（5）移植肾功能的检测：可作为移植肾功能的动态随访，但需要注意膀胱放射性对移植肾的干扰。

六、肾有效血浆流量、肾小球滤过率测定

1. 方法　注射 ^{131}I-OIH 测定 FRPF，注射 ^{99m}Tc-DTPA 测定 GFR。

2. 正常值　各单位不同，约 GFR = 100mL/min，ERPF = 600mL/min。但 50 岁以上每 10 年约下降 10%。

3. 应用　各类泌尿疾病的肾功能观察，与临床常用的内生肌酐清除率测定比较：影响因素少、灵敏度高和重复性好。

七、核素肾动态显像

1. 原理及方法　静脉快速注射能通过肾血管或肾实质的药物，并快速摄取显像剂灌注肾动脉后，肾实质吸收且分泌至肾盏、肾盂，通过输尿管到达膀胱的过程，获得1~60秒的血流灌注相，1~30分钟的功能相图像。

2. 正常所见

（1）灌注相：在腹主动脉显影后2秒左右，可以观察到反映肾内小动脉及毛细血管血流灌注的肾影，肾血流灌注高峰时间（4~6秒），其两侧相差值小于2秒，生成血流灌注曲线两侧基本一致。

（2）功能相：注射后2~4分钟可以观察到肾影清晰，出现显影高峰后肾影逐步消退，肾盂影先于膀胱影逐步增强。正常输尿管显影不明显。

3. 临床应用及诊断

（1）肾动脉栓塞：无血流灌注，一侧不显影或局部放射性缺损。

（2）肾血管性高血压：肾灌注一侧减少，肾影显示不良，肾影清除延缓。

（3）移植肾的观察：急性肾小管坏死（ATN）血流灌注轻度减少，功能相示肾功能极差，肾脏可无放射性积聚，膀胱积聚放射性减少；而急性排异血流灌注和肾功能同时减少，且消退延缓。在发生尿漏时可见腹腔及盆腔有异常放射性分布。

（4）尿路梗阻的定位辅助诊断：梗阻部位以上可有肾盂、输尿管的放射性浓集。

八、肾功能检查介入试验

（一）利尿药物介入试验

1. 原理与方法　非梗阻性肾盂扩张病变时，因其肾盂扩张、容积增大，导致显像剂在肾盂内滞留。注射利尿药物后，增加了尿流量，可迅速将扩张的肾盂内的显像剂排出，使肾图或肾显影图像形态发生改变，可以鉴别梗阻的原因。

2. 临床应用　非梗阻性肾盂扩张与机械性上尿路梗阻的鉴别。前者包括膀胱输尿管反流、尿路感染、先天性尿道发育不全等，由于肾盂输尿管肌肉松弛或结构异常等因素所致的集合系统扩张。利尿药物注射后肾图曲线排泄段下降明显加速，肾显像肾盂内放射性清除明显。后者一般注射后无明显变化。

（二）卡托普利（Captopril）试验

1. 原理与方法　肾血管性高血压患者由于患侧肾动脉灌注压下降，肾素分泌增加，在血管紧张素转化酶（ACE）作用下形成血管紧张素Ⅱ，使肾小球血流灌注和滤过压增高，维持正常的 GFR 和 ERPF。而卡托普利是 ACE 的抑制剂，故注射后可以减少血管紧张素的形成，使 GFR 或 ERPF 下降，从而提高肾性高血压的检出率。

2. 临床应用　肾血管性高血压的诊断，可以结合肾图、肾动态显像等手段进行。

九、肾静态显像

1. 原理和方法　静脉注射能在肾实质停留较长时间的肾皮质显像剂，从而获得肾皮质内放射性分布情况。

2. 临床应用

（1）残余肾功能的判断：如肾不显影提示肾无功能，特异性高。

（2）肾实质感染：急性肾盂肾炎由于肾实质局部炎症可导致肾脏瘢痕损害，可发现肾皮质局部放射性缺损的"瘢痕征"。其阳性诊断率明显高于 B 超、CT、IVU 等其他影像学检查。

十、膀胱尿反流显像

1. 原理和方法　直接法是将放射性核素显像剂用导尿管直接注入膀胱，间接法则是在肾动态显像剂排入膀胱时同时进行，观察排尿前后膀胱、输尿管、肾盂的形态及放射性计数，就可以判断有无尿液反流至输尿管、肾盂及反流程度，还能计算膀胱尿残留量。

2. 特点　比 X 线检查灵敏，辐射剂量低，但清晰度差，易造成放射性污染。

3. 临床应用

（1）诊断尿液反流：出现输尿管及肾盂的显影或再显影可诊断。

（2）膀胱尿残留量测定。

十一、阴囊及睾丸血流显像

1. 原理与方法　静脉注射放射性核素显像剂观察阴囊及睾丸的动脉血流灌注及放射性分布，从而诊断睾丸及阴囊病变。

2. 应用

（1）急性附睾-睾丸炎症：由于炎症反应睾丸动脉及外阴动脉血供增加，睾丸或附睾处放射性增高。

（2）急性睾丸扭转：由于血供减少，可见睾丸处放射性减少为一空白区，其周围放射性增加。

（3）隐睾的辅助诊断：隐睾血供较丰富，腹股沟或下腹部肿块局部可出现异常放射性增高，提示隐睾存在。

十二、肾上腺皮质显像

1. 原理和方法　胆固醇是肾上腺皮质合成皮质激素的原料，^{131}I 标记的胆固醇可以被肾上腺皮质细胞吸收而使其显影，显影程度及形态能反映肾上腺皮质的功能。注射^{131}I-胆固醇后 3~7 天多次摄像，必要时可用地塞米松抑制后再摄像。

2. 特点　正常时两侧肾上腺位置右高左低，放射性计数右浓左淡，形态右圆左扁。如口服地塞米松后再次摄像，肾上腺皮质吸收减少为抑制试验阳性。

3. 临床应用

（1）皮质醇增多症及原发性醛固醇增多症：肾上腺皮质腺瘤多为病灶一侧放射性浓集且不受地塞米松抑制；肾上腺皮质增生可为对称或不对称放射性增高，地塞米松抑制后肾上腺皮质影变淡；肾上腺皮质癌病灶侧放射性摄取减少，需结合 B 超、CT 确定病灶。

（2）肾上腺异位的定位：在肾上腺部位以外发现局部异常摄取，排除肝脏代谢排泄的干扰后可以明确诊断，特异性高。

（3）肾上腺移植存活的判断：如果移植后的肾上腺能吸收^{131}I 标记的胆固醇，那么可明确为存活肾上腺组织。

十三、肾上腺髓质显像

1. 原理和方法　间位碘代苄胍（MIBG）与去甲肾上腺素（NE）有类似作用，和交感神经组织及神经嵴来源组织有良好的结合能力，但不与突触后肾上腺素能受体结合，无药理作用。故核素（多为^{131}I）标记的 MIBG 能使富含嗜铬细胞组织及神经内分泌源性肿瘤显示异常放射性摄取。

2. 检查前准备　①复方碘溶液保护甲状腺。②停用影响 MIBG 摄取的药物，包括苯丙胺、利血平、胍乙啶、钙拮抗剂等多种药物。③检查前必要时清洁肠道，排空膀胱。

3. 临床应用　正常情况下，肾上腺髓质组织吸收量较少，故一般不显影。异常情况为局部放射性浓聚。

（1）肾上腺嗜铬细胞瘤：特别是对异位嗜铬细胞瘤、恶性嗜铬细胞瘤的转移病灶、复发病灶诊断价值更大，表现为肾上腺部位或其他部位有异常浓集，特异性为 94%~99%，灵敏度为 79%~81%。假阴性原因为有无功能嗜铬细胞瘤；嗜铬细胞瘤坏死；肾上腺髓质肿瘤伴有皮质肿瘤；未正确停用影响 MIBG 摄取的药物。

（2）神经母细胞瘤：其源于原始神经外胚层细胞的高度恶性肿瘤，肿瘤细胞虽不能有效合成儿茶酚胺、去甲肾上腺素和肾上腺素，但能合成其前体多巴胺，因此与嗜铬细胞组织一样能吸收 MIBG。该检查对本病具有较高的灵敏度（57%~100%）和特异性（50%~100%）。

（3）副神经节瘤：与嗜铬细胞瘤诊断相似。

（4）其他神经内分泌性肿瘤：如类癌、甲状腺髓样癌等，但阳性率相对较低（<50%）。

（张前进）

第二章

泌尿外科疾病的主要症状

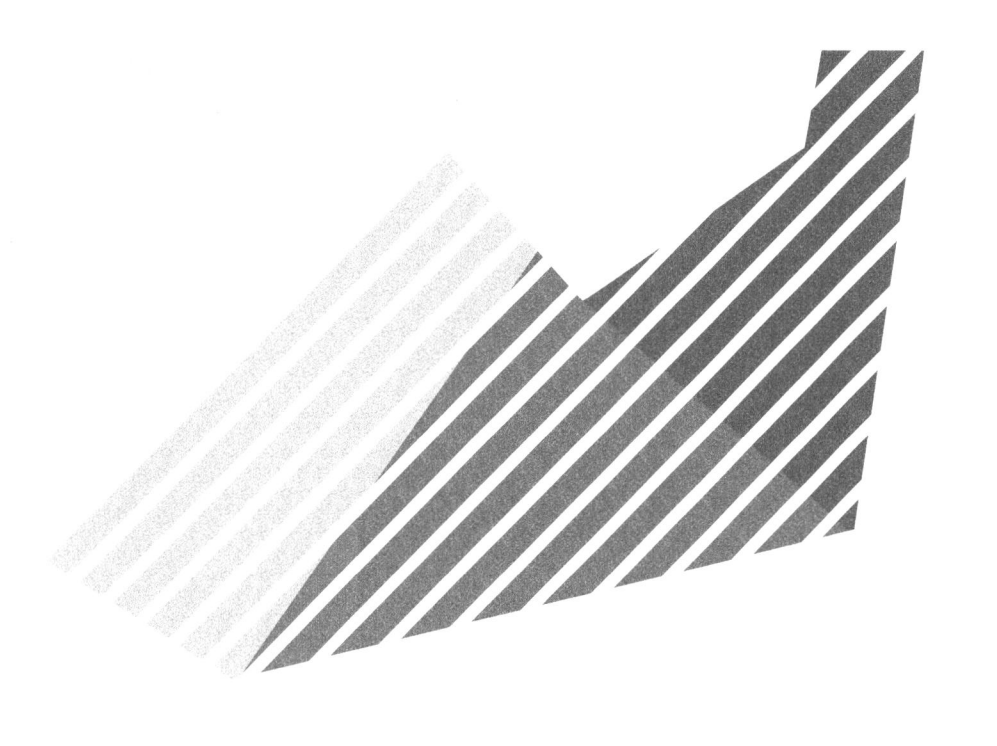

询问病史，形成主诉与现病史，准确记录主要症状的部位、范围、性质、程度和演变过程，并了解各症状间的相互联系和出现顺序，有助于对病变进行初步定性和定位。

第一节　疼痛

一、肾区疼痛

肾区疼痛一般局限于一侧肋脊角，呈持续性钝痛或阵发性绞痛，运动后疼痛可能加剧。钝痛多见于肾或肾周感染、积水或巨大占位病变等，因肾包膜扩张并受牵引所致。绞痛多见于结石引起上尿路急性梗阻，也见于血块、脱落组织等阻塞肾盂出口处或输尿管，引起输尿管平滑肌痉挛、肾盂内压力升高，表现为腰腹部突发性剧痛，呈阵发性。绞痛常放射至下腹部、脐部、腹股沟处、睾丸或大阴唇及大腿内侧。肾的剧烈胀痛多见于肾脓肿、肾梗死、肾周围炎等急性炎性疾病，常伴有全身症状，如寒战、高热等。肾恶性肿瘤早期不引起疼痛，晚期可因梗阻和侵犯受累脏器周围神经而造成持续性疼痛。

由于腹腔神经节和肾邻近腹腔脏器受刺激，肾区剧痛时可合并消化道症状，如反射性恶心、呕吐、腹胀等。此时，右侧肾绞痛应与急性胆囊炎、胆石症、急性阑尾炎等疾病鉴别。不过，腹腔内脏器疼痛很少呈绞痛样，且多伴有腹肌紧张，并常向肩部放射，这是由于膈肌和膈神经受刺激。T_{10}~T_{12}肋间神经受刺激时产生的疼痛易与肾区疼痛混淆。这类疼痛表现为肋脊角针刺样疼痛，有时向脐周放射，且可随体位变化而得到改善。

二、输尿管疼痛

输尿管因剧烈蠕动、管腔急性扩张及平滑肌痉挛均会引起疼痛，表现为突发性、多样性，如输尿管走行区的钝痛或绞痛。输尿管绞痛多为结石或血块堵塞输尿管后所致，向患侧腰部、下腹部、股内侧和外生殖器等部位放射。疼痛区域可提示输尿管梗阻的部位：输尿管上段梗阻时，疼痛可向外生殖器放射；输尿管中段梗阻时，伴有患侧下腹部疼痛，右侧应与急性阑尾炎鉴别；输尿管下段梗阻表现为膀胱刺激征和耻骨上不适感。

输尿管绞痛常伴发血尿，应仔细询问两者出现的时间顺序：绞痛先于血尿者，多见于上尿路结石；当血尿先于绞痛时，则可能由血块阻塞输尿管所致，应排除肾肿瘤等疾病。输尿管慢性、轻度梗阻一般不引起疼痛，有时可表现为钝痛。

三、膀胱区疼痛

细菌性或间质性膀胱炎患者表现为间歇性耻骨上区疼痛，膀胱充盈时更显著，同时伴有尿频、尿急或排尿困难，排尿后疼痛感可部分或完全缓解。膀胱颈口或后尿道结石引起急性梗阻时可出现耻骨上区、阴茎头及会阴部放射性剧烈疼痛。膀胱肿瘤晚期或原位癌患者也可出现膀胱区疼痛，提示肿瘤已侵犯盆腔内组织，多伴有严重的膀胱刺激征。

排尿痛是部分膀胱炎患者典型的症状，呈烧灼样或针刺样，多在排尿初出现，排尿末加重，放射至尿道远端，常伴有脓尿及膀胱刺激征，甚至出现尿闭感。长期抗感染治疗的膀胱炎患者，如果疼痛不缓解，反而逐渐加重，应考虑膀胱结核。

急性尿潴留引起膀胱过度膨胀时，可导致膀胱区胀痛不适，此时下腹部能扪及包块。慢性尿潴留患者尿潴留和膀胱膨胀呈缓慢进展，即使残余尿超过1 000mL，也很少有膀胱疼痛不适。

四、前列腺、精囊疼痛

前列腺、精囊痛多因炎症导致前列腺水肿和包膜扩张所致。疼痛主要集中于会阴部或耻骨上区，向后背部、腹股沟、下腹、阴囊、睾丸及阴茎头等处放射。急性炎症引起的疼痛较重且伴有寒战、发热，同时合并膀胱刺激症状，直肠指诊时前列腺、精囊部位有明显触痛。慢性炎症引起的疼痛程度较轻，部位多变，且病史长，全身症状少见。严重的前列腺肿胀可造成急性尿潴留。

前列腺、精囊肿瘤引起的疼痛因肿瘤部位、大小及浸润情况而异。前列腺癌除了可侵袭周围组织、骨盆、腰骶部和直肠等部位引起疼痛，还可引起一侧或两侧坐骨神经痛。癌性疼痛多剧烈且伴有消瘦等恶病质表现。

五、阴囊疼痛

阴囊区疼痛多因阴囊及其内容物病变所致。急性且剧烈疼痛多见于睾丸或睾丸附件扭转、急性睾丸附睾炎、创伤等；慢性疼痛多发生于精索静脉曲张、睾丸鞘膜积液、睾丸肿瘤等，呈胀痛及坠痛。精索静脉曲张引起患侧阴囊坠胀不适，久立或劳累后加重，平卧或上托阴囊可以缓解。由于睾丸的胚胎起源紧邻肾脏，阴囊内容物炎症或肿瘤时可引起患侧腰部坠胀感。

阴囊区疼痛可分为原位痛和牵涉痛。前者多见于睾丸附睾炎症、创伤和扭转等，疼痛范围局限，可沿精索向同侧腰部放射；后者可因输尿管、膀胱三角区、膀胱颈及前列腺等部位的疼痛放射所致，但阴囊内容物无触痛。肾、腹膜后或腹股沟的疼痛也可放射至睾丸。此外，对任何阴囊区疼痛患者还应排除嵌顿性或绞窄性腹股沟斜疝。

六、阴茎疼痛

疲软状态下感觉阴茎疼痛多见于尿道、膀胱及前列腺的炎症或结石，表现为排尿或排尿后尿道内刺痛或烧灼感。包皮嵌顿时，静脉回流障碍，阴茎胀痛明显。阴茎勃起时疼痛多见于阴茎海绵体硬结症、尿道下裂和（或）阴茎异常勃起。阴茎头或尿道病变引起的阴茎疼痛，应排除特异性感染，如性传播疾病，应仔细检查阴茎头是否有溃疡、疱疹、糜烂，尿道外口有无脓性分泌物等。

（廖俊淦）

第二节 排尿相关症状

排尿/储尿期症状多见于下尿路（膀胱和尿道）疾病，临床上应用下尿路症状（LUTS）来概括，并取代以前常用的膀胱梗阻性症状和膀胱刺激症状。LUTS 包括储尿期症状（如尿频、夜尿增多、尿急、急迫性尿失禁等）和排尿期症状（如排尿困难、尿不尽感、尿末滴沥等）。

一、尿痛

尿痛是指排尿时或排尿后耻骨上区或尿道内有烧灼样、针刺样痛感，与尿频、尿急合称为膀胱刺激征。病因多见于膀胱、尿道炎症或结石。病变刺激膀胱及尿道黏膜或深层组织，引起膀胱、尿道痉挛及神经性反射。排尿初痛多见于尿道炎，而膀胱炎为排尿中或排尿后痛。

二、尿频

尿频是指排尿次数明显增加。正常成人每日排尿 4~6 次，夜尿 0~1 次，每次尿量约 300mL。尿频者 24 小时排尿>8 次，夜尿>2 次，每次尿量<200mL，伴有排尿不尽感。生理情况下，排尿次数与饮水量、温度高低、出汗多少等有关。病理性尿频特点是排尿次数增加，夜尿增加，而每次尿量少。

尿频患者多因膀胱功能性容量降低所致。膀胱出口梗阻时，膀胱顺应性降低，残余尿增多。结核性膀胱患者，由于膀胱肌层广泛纤维化，发生膀胱挛缩，膀胱容量显著降低，引起严重尿频，有时每次排尿量仅 10mL。

膀胱本身病变，如炎症、结石、异物、肿瘤等，或膀胱周围病变，如子宫肌瘤、盆腔脓肿等，都可以导致膀胱容量降低，出现尿频。精神、心理等因素，如焦虑、恐惧等，也可引起尿频，其特点是白天尿频明显，夜间入睡后消失。尿频伴有尿量增加常见于糖尿病、尿崩症及肾浓缩功能障碍等疾病。

三、尿急

尿急是一种突发强烈的排尿欲望，很难被主观抑制而延迟排尿，常伴有急迫性尿失禁。尿急见于下尿路炎症（如急性膀胱炎）、膀胱过度活动症、高敏感低顺应性的神经源性膀胱等病理情况，也可以由焦虑等精神因素引起。

四、排尿困难

排尿困难是指膀胱内尿液排出受阻引起的一系列症状，表现为排尿等待或踌躇、费力、排尿间断或变细、尿线无力、尿线分叉或射程变短、排尿末滴沥状等。尿末滴沥是前列腺增生症的早期症状，排尿困难呈渐进性，可伴发急性尿潴留或肾功能受损。

排尿困难病因分为3类：①机械性梗阻见于尿道狭窄、尿道肿瘤、先天性尿道瓣膜等；②动力性梗阻见于糖尿病、脑脊髓病变、盆腔手术损伤盆神经或阴部神经等；③混合性梗阻多见于前列腺增生症、急性前列腺炎等。排尿困难男性多见于前列腺增生症和尿道狭窄，而女性常由膀胱颈硬化症或心理因素所致；儿童则可能与神经源性膀胱和后尿道瓣膜有关。

五、尿潴留

尿潴留表现为尿液滞留于膀胱内，不能排出，可致下腹部膨隆和（或）胀痛，分为急性与慢性两类。急性尿潴留多见于下尿路机械性梗阻，如尿道狭窄和前列腺增生症突然加重，或药物所致一过性尿潴留。慢性尿潴留是指膀胱内尿液长期不能完全排空，有残余尿存留，多见于神经源性膀胱或渐进性的机械性梗阻。慢性尿潴留患者多以充盈性尿失禁就诊。

六、尿失禁

尿失禁是指尿液不由自主流出体外。尿失禁分为以下4种类型：

1. **真性尿失禁** 也称持续性尿失禁，是指在任何时候和任何体位时均有尿液不受意识控制而自尿道口流出。因尿道外括约肌缺陷、严重损伤或尿道支配神经功能障碍，膀胱括约肌丧失了控制尿液的能力，表现为膀胱空虚、持续流尿且没有正常的排尿，多见于神经源性膀胱、女性尿道产伤及前列腺手术引起的尿道外括约肌损伤等。包括妇科手术或产伤引起的膀胱阴道瘘和输尿管阴道瘘，先天性异位输尿管开口于尿道远端、阴道前庭或阴道，异位开口的输尿管常与发育不良的重复肾相连而有少量持续的漏尿。

2. **压力性尿失禁** 是指平时能控制排尿，但在腹腔内压突然升高时，发生尿失禁的现象。多见于经产妇或绝经后妇女，也可见于男性前列腺手术后，表现为咳嗽、喷嚏、大笑或增加腹压的运动时有尿液突然自尿道口流出。病因包括：尿道肌肉本身缺陷；阴道前壁的支撑力减弱；肛提肌、尿道外支持组织和盆底肌肉功能障碍；功能性尿道缩短；膀胱尿道后角消失；尿道倾斜角增大等。

3. **充盈性尿失禁** 又称假性尿失禁，是由于膀胱内大量残余尿所致。患者不时地滴尿，无成线排尿，多见于慢性下尿路梗阻疾病。

4. **急迫性尿失禁** 是指因强烈尿意，出现快速的尿液流出。该尿失禁分为两类：①运动性急迫性尿失禁，系逼尿肌无抑制性收缩，使膀胱内压超过尿道阻力所致，见于膀胱以下尿路梗阻和神经系统疾病。②感觉急迫性尿失禁，是由膀胱炎性刺激引起的一个症状。精神紧张、焦虑也可引起急迫性尿失禁。急迫性尿失禁和压力性尿失禁常混合存在。

七、遗尿

遗尿是指除正常自主排尿外在睡眠时发生的无意识排尿。遗尿在3岁以内儿童中应视为正常现象，大部分可以自愈。6岁以上仍遗尿应视为异常。女性儿童的遗尿应排除输尿管异位。遗尿原因包括大脑皮质发育迟缓、睡眠过深、神经源性膀胱、感染或后尿道瓣膜等病理因素。

八、尿流中断

尿流中断是指在排尿过程中出现不自主的尿线中断。膀胱结石患者易出现尿流中断，改变体位时可以继续排尿，常伴有阴茎头放射性剧痛，或尿道滴血。前列腺增生症患者也会发生尿流中断。

（廖俊淦）

第三节 尿液相关症状

一、血尿

血尿是指尿中含有过多的红细胞。离心尿液每高倍视野（×400）中红细胞计数大于3个时称为镜下血尿；而每1 000mL尿中含有1mL以上血液时可呈肉眼血尿。血尿程度与潜在的后果无相关性，但是血尿程度越重，发现病变的概率就越大。

1. 肉眼血尿和镜下血尿　肉眼血尿几乎都存在泌尿系统病变，其中40%的肉眼血尿来源于膀胱；而镜下血尿依靠目前的检查手段能明确病因的机会并不高。内科血尿一般为肾小球性血尿，由肾前性疾病或肾小球疾病引起，应用相差显微镜可观察尿中有变形红细胞及管型，尿蛋白定性≥（++）。外科血尿为非肾小球性血尿，红细胞形态正常，无管型，尿蛋白定性≤（+）。

服用某些药物或食物时尿液可呈红色，如利福平、氨基比林、卟啉、胡萝卜等，通过尿液镜检无红细胞，可以与血尿区别。血尿还应与血红蛋白尿、肌红蛋白尿相区别，后者常见于溶血反应、大面积烧伤、肢体挤压伤等，尿液镜检无红细胞，但隐血试验阳性。

2. 血尿时段　依据排尿过程中血尿出现的时间可对病变进行初步定位，常采用"三杯试验"来帮助区别。初始血尿提示尿道或膀胱颈出血；终末血尿提示病变位于膀胱三角区、膀胱颈或后尿道；全程血尿提示出血来自膀胱或膀胱以上尿路。尿道损伤引起的尿道流血时，血液鲜红，尿中并不含有血液，不能误认为血尿，在血尿发作时，应进行膀胱镜检查，可以区分血尿来自膀胱或上尿路，如果发现输尿管口喷血，则上尿路来源血尿可以基本确定。

3. 血尿伴随症状　血尿伴肾绞痛应考虑上尿路梗阻，如结石或血块；血尿伴有单侧上腹部肿块多为肾肿瘤、肾积水、肾囊肿或肾下垂；血尿伴双侧上腹部肿块常为多囊肾；血尿伴膀胱刺激征多为下尿路炎症引起，其次为肾结核或晚期膀胱肿瘤等；血尿伴有下尿路梗阻症状见于 BPH 和膀胱结石等。无痛性肉眼血尿，呈全程间歇性或持续性，应高度警惕泌尿系恶性肿瘤的可能，最常见的是膀胱肿瘤。

环磷酰胺等抗癌药物全身应用时，可引起化学性出血性膀胱炎。膀胱内灌注抗癌药物，如卡介苗、丝裂霉素等也可导致化学性出血性膀胱炎，有时伴有高热。盆腔肿瘤，如宫颈癌、前列腺癌、膀胱癌等在放疗后，可发生放射性膀胱炎，表现为严重肉眼血尿和下尿路刺激症状。

4. 血块的形状　尿液中含血块说明血尿程度较严重。新鲜血尿伴有大小不等、形态不规则的血块时提示膀胱或前列腺部尿道出血。肾或输尿管出血为暗红色，血块如条状或蚯蚓状，可伴有腰部疼痛不适，无排尿不畅。

5. 血尿鉴别诊断　年龄和性别对分析血尿病因有帮助。年轻血尿患者多因泌尿系统结石、感染、畸形或外伤所致；老年患者的血尿则提示膀胱肿瘤或 BPH；女性血尿一般与尿路感染、妇科疾病或月经污染有关；男性患者一般较少发生血尿，一旦出现血尿，往往提示有潜在病变，应详细检查。

肾实质疾病，如各型肾炎、肾病，可以引起血尿，多为镜下血尿，同时伴有高血压、水肿、蛋白尿、管型尿等。肾血管畸形（如动脉瘤、动静脉瘘、血管瘤、肾梗死等）导致的血尿特点为反复发作的镜下或肉眼血尿，多见于青少年患者。如肠系膜上动脉和腹主动脉之间角度过小，压迫左肾静脉，引起肾淤血，可出现血尿，临床称为胡桃夹综合征。运动性血尿一般原因不明确，可能与肾静脉淤血，肾、膀胱黏膜血管损伤出血有关。

全身性疾病，如糖尿病、血友病、白血病等，可以发生血尿，有时为首发症状，应引起重视。后腹腔或盆腔的恶性肿瘤、炎症肿块等压迫、刺激、浸润泌尿系统时也可以出现镜下或肉眼血尿，此时多伴有患侧肾积水。

原因不明的血尿称为特发性血尿，约占血尿患者的 20%，可能的原因包括肾血管畸形、微结石或结晶、肾乳头坏死等。

二、脓尿

脓尿常为乳白色，浑浊，严重时有脓块，多见于尿路感染。正常人尿液中含有少量白细胞，如果尿沉渣镜检白细胞大于 5 个/高倍视野时，应视为异常。根据排尿过程中脓尿出现的时间及伴发症状可对病变进行初步定位。初始脓尿为尿道炎；脓尿伴膀胱刺激征而无发热多为膀胱炎；全程脓尿伴膀胱刺激征、腰痛和发热提示肾盂肾炎。

引起脓尿的泌尿系感染常分为非特异性感染和特异性感染两大类。非特异性感染的致病微生物以大肠埃希菌最常见，其次为变形杆菌、葡萄球菌、肠球菌，而厌氧菌、衣原体、真菌等较少见。特异性感染主要由结核分枝杆菌和淋病奈瑟菌引起。

三、乳糜尿

乳糜尿是指尿液中混有乳糜液而使尿液呈乳白色或米汤样，内含有大量脂肪、蛋白质、红细胞及纤维蛋白原。如其中红细胞较多，可呈红色，称为乳糜血尿。乳糜溶于乙醚，故乙醚可使乳糜尿变清，从而确诊乳糜尿。该试验称为乳糜试验，可鉴别乳糜尿与脓尿、结晶尿。乳糜尿的常见病因是丝虫病，其次为腹膜后肿瘤、结核或外伤等。

四、气尿

排尿时尿中出现气体，称为气尿，多见于尿路与肠道之间有瘘管相通时。这些瘘管除手术、外伤引起外，更多见于结核、炎性肠病、放射性肠炎、乙状结肠癌等。气尿也可见于膀胱、肾盂内产气细菌感染，糖尿病患者的发生率较高。尿中的产气菌分解高浓度的尿糖产生二氧化碳，排尿时便有气体出现。

五、尿量异常

正常成人每日尿量为 1 000~2 000mL，平均 1 500mL，尿比重波动在 1.003~1.030。通常情况下，尿量增加，尿比重则相应下降，以维持体液平衡。

1. 多尿　是指每日尿量>2 500mL，典型患者每日尿量>3 500mL。泌尿外科疾病中，多尿常见于急性肾后性肾功能不全的多尿期，系肾浓缩功能减退或溶质性利尿所致。

2. 少尿　临床上将每日尿量<400mL 定义为少尿。突发性少尿是急性肾衰竭的重要标志。肾前性、肾性和肾后性因素都可造成少尿，见于休克、脱水、尿路梗阻、尿毒症等。

3. 无尿　临床上将每日尿量<100mL 定义为无尿。持续性无尿见于器质性肾衰竭，表现为氮质血症或尿毒症，称为真性无尿症；结石或肿瘤引起输尿管完全性梗阻所致的无尿称为假性无尿症。急性血管内溶血也可以引起无尿。

（熊　磊）

第四节　尿道分泌物

尿道分泌物是指在无排尿动作时经尿道口自然流出黏液性、血性或脓性分泌物。正常尿道口应无分泌物，只是在性冲动时由尿道口流出白色清亮的黏液。

一、血性尿道分泌物

血性尿道分泌物包括尿道出血和血精。尿道出血多来自尿道外伤或尿道、精阜肿瘤，患者常在无意中发现内裤上有陈旧性血迹。血精是前列腺、精囊疾病的特征性表现，病因以炎症、肿瘤或结核为多见。

二、脓性尿道分泌物

脓性分泌物最多见于淋病奈瑟菌性尿道炎，表现为尿道流脓，并伴有急性尿道炎症状及尿道口红肿，挤压尿道近端后可见淡黄色脓液自尿道外口流出。淋病性尿道炎的诊断，可取少量脓液涂片行革兰染色，常在白细胞内查到革兰阴性双球菌。非特异性尿道炎的分泌物量较少，呈稀薄状或水样黄色。非特异性尿道炎的常见致病微生物为大肠埃希菌、链球菌、葡萄球菌、沙眼衣原体、解脲支原体等。

三、黏液性分泌物

黏液性尿道分泌物见于性兴奋及慢性前列腺炎。性兴奋时，前列腺充血，腺泡分泌增加及腺管扩张，当腹压增高或会阴部肌肉收缩时，前列腺液便从尿道口流出。慢性前列腺炎患者常在清晨从尿道口流出少量色清的黏液性分泌物，或分泌物将尿道外口黏合。患者如果在大小便后，发现有少量乳白色、黏稠分泌物流出尿道外口时，俗称"滴白"，显微镜下检查可见较多的白细胞和脓球。

（熊　磊）

第五节　肿块

由于泌尿系统器官解剖位置较隐蔽，人们对其又不甚注意，当这些器官出现肿块时，往往已存在一定时间。肿块多因肿瘤、畸形、感染、外伤、梗阻性疾病等所致。

一、腹部、腰部肿块

上腹部两侧或腰部发现肿块时，都应与正常肾相鉴别。体形瘦长的人，深呼吸时可触及正常肾下极，故肾下极肿块较上极更易扪及。当肾肿块可以触及时，应仔细触摸肿块的大小、质地、活动度、坚硬度，有无结节等。肾肿瘤多为实性，质地坚硬，表面光滑或呈分叶状。肿瘤早期时，有一定的活动度；晚期时肿瘤浸润周围组织而固定，此时多有局部剧痛症状。肾中下极巨大肿瘤可越过腹部正中线。脓肾或肾周感染之肿块可有明显的腰痛、叩击痛，患者常采取向患侧弯曲的体位以减轻疼痛。肾囊肿和肾积水形成的肿块表面光滑，多有囊性感。

多囊肾一般是双侧性的，两侧上腹可触及巨大肾，表面呈囊性结节样。小儿腹部肿块常见于肾母细胞瘤和巨大肾积水，质地明显不同。肾损伤引起的肾周围血肿及尿外渗时，在患侧腹部和腰部可触及痛性肿块，如出血未控制，肿块可进行性增大。肾下垂者，肾移动范围明显增大，坐位和侧卧位时均较易触及。

二、下腹部肿块

下腹部触及肿块时，首先应排除尿潴留。最可靠的方法是超声检查，其次是导尿术，如果导尿后肿块消失，并引流出大量尿液，表明肿块是膨胀的膀胱。

膀胱、盆腔内恶性肿瘤及隐睾恶变等患者都可以在下腹部耻骨上触及肿块。脐部常见肿块为结核性腹膜炎所致的粘连性包块，肠系膜淋巴结结核或肿瘤，横结肠包块及蛔虫团等；左下腹常见肿块为乙状结肠肿瘤、血吸虫病、左侧卵巢或输卵管包块；右下腹常见肿块为盲肠、阑尾的炎性病变、肿瘤及右侧卵巢或输卵管肿块；下腹部常见包块为膨胀的膀胱、膀胱肿瘤、妊娠子宫及子宫肿瘤等。盆腔肿块除腹部检查外，还应经直肠或阴道进行双合诊，以确定肿块大小、位置和活动度。

三、腹股沟区肿块

腹股沟触及肿块时，首先应考虑为疝，肿块多可回纳入腹腔，咳嗽时出现冲击感。如果疝内容物为大网膜时，触及为实性，应与淋巴结、精索囊肿或隐睾等相鉴别。

腹股沟肿大淋巴结多为炎性或阴茎癌转移。炎性淋巴结表现为压痛明显，活动度大，而癌性淋巴结多相互融合，质坚硬，活动度差，确诊需进行活检。如果阴囊空虚，在腹股沟处触及肿块时，首先应考虑隐睾。

四、阴囊内肿块

阴囊内容物包括睾丸、附睾和精索等。触诊发现阴囊内肿块时，首先应判断肿块所处的解剖位置。阴囊内肿块以斜疝最常见，其特征为无痛性肿块，可以还纳。睾丸鞘膜积液呈囊性，透光试验阳性。痛性肿块多为急性睾丸附睾炎，上托阴囊可使疼痛缓解；其次为睾丸扭转，多见于青少年，急性发病，睾丸上提，托起阴囊疼痛反而加剧，超声检查可明确诊断。

精索静脉曲张患者可在阴囊内、睾丸上极可触及曲张静脉丛形成的软性肿块，站立时明显，平卧时缩小或消失，应与疝或交通性鞘膜积液相区别，超声检查可确诊。睾丸肿瘤质地坚硬，体积增大。附睾、精索肿瘤极为罕见。附睾结核早期与慢性附睾炎难以区别，晚期则表现为特征性的"串珠样"改变。

五、阴茎肿块

幼儿包茎内包皮垢可形成小肿块，但一般与皮肤不粘连。阴茎头部肿块常见于阴茎癌、乳头状瘤或尖锐湿疣。阴茎背侧或冠状沟处皮下条索状肿块，无压痛，质软如橡皮样，应考虑为阴茎硬化性淋巴管炎。阴茎海绵体炎时，阴茎红肿，可触及条索状硬结，压痛明显；慢性时，表现为纤维化或硬结。海绵体肿块多见于阴茎硬结症，肿块位于阴茎远端背侧，条索状，勃起后疼痛，严重时阴茎弯曲变形。

六、前列腺肿块

前列腺部触及肿块应注意区别肿瘤还是非特异性炎性结节、结核或结石。早期前列腺癌可以在前列腺表面触及孤立的硬结节；晚期时，癌肿占据整个前列腺，向直肠腔凸出，质地坚硬，表面结节感，不光滑，与周围界限不清。

（张程圆）

第六节　全身症状

发热、寒战是泌尿生殖系统感染最常见的全身症状。对体重明显下降的老年人应进行详细检查，排除恶性疾病。

一、发热

发热是当机体在致热原作用下或各种原因引起体温调节中枢的功能障碍时，体温升高超出正常范围（36.2~37.2℃）。在对发热为主诉的患者进行问诊时，特别要重视发热热型、有无寒战、诊治经过及传染病接触史、手术史、服药史等。

1. 发热分类　常见的热型有稽留热、弛张热、间歇热、不规则热、癌性发热、波状热、消耗热。泌尿外科疾病常见热型为间歇热和不规则热，前者见于慢性泌尿男性生殖系统感染，后者主要见于肾癌。在疾病过程中，两种或两种以上热型交互存在，热型可由典型稽留热变为弛张热。由于抗菌药物的普遍应用，及时控制了感染；或由于解热药与肾上腺皮质激素的应用，也可使发热变为不典型。此外，热型还与个体反应有关，如老年人发热可不高或甚至无发热。

根据体温高低，发热可分为3种，即低热（37.3~38℃）、中热（38.1~39℃）、高热（39.1~41℃）。

2. 发热与泌尿外科疾病的关系　发热对泌尿系统有一定的影响。体温上升和高热持续时，体内的水分和钠盐潴留，同时肾小管的再吸收功能增强，导致尿量减少、比重增高，尿中氯化物含量降低。感染性发热时由于高热和病原体毒素的作用，可以使肾实质细胞发生变性，尿中出现蛋白质和管型。

严重泌尿系统感染可引起急性发热，见于急性肾盂肾炎、急性前列腺炎和急性附睾炎等。对于有尿路梗阻，特别是输尿管结石引起的上尿路梗阻的患者，症状的出现提示败血症，必须及时解除梗阻因素，引流尿液。发热伴膀胱刺激征和肾区叩压痛时，应考虑肾盂肾炎、肾周围炎或肾周脓肿等。

慢性尿路感染是女性患者常见的低热病因。部分患者可无明显的尿路刺激症状，甚至尿常规检查也可正常，而仅以低热为唯一临床表现。疑为尿路感染所致的低热时，应反复多次地进行尿常规检查和培养，中段尿每高倍视野有 5 个以上白细胞，细菌培养阳性，且菌落计数$>10^5$/mL 时，则诊断可以成立。

恶性肿瘤有时首发症状为低热。肾癌患者发热的发生率为 10%~20%。部分患者发热是其就诊的唯一症状，常为 39℃ 以下的低热，偶为稽留热。发热原因多认为与肿瘤产生的致热原有关。另有研究发现，原发性肿瘤可能分泌白细胞介素-6 从而导致肿瘤性发热。在切除肿瘤后，体温多能恢复正常。

3. 原因不明发热　病因可概括为 4 大类，即感染、肿瘤性疾病、结缔组织-血管性疾病、诊断不明，其中感染、肿瘤性疾病、结缔组织-血管性疾病等 3 大类占约 80% 以上患者的病因。在年龄方面可区分为 3 个不同的组别，6 岁以下的不明原因发热以感染性疾病为多见，特别是原发性上呼吸道、泌尿道感染或全身感染；6~14 岁年龄组则以结缔组织-血管性疾病和小肠炎症性疾病为最常见；14 岁以上的成人组，虽然感染性疾病仍占首位，但肿瘤性疾病的发病率明显地增长。

二、恶病质

恶病质也称恶病体质，是晚期恶性肿瘤患者极度消瘦、衰竭的一种表现，严重影响患者的治疗效果和生活质量。具体表现有厌食、贫血、进行性体重下降、极度消瘦，皮肤干燥松弛、肋骨外露、代谢失常等，俗称"皮包骨头"。据统计，约 50% 癌症晚期患者伴有恶病质，其中 10%~25% 的患者死于恶病质。

造成恶病质主要有 3 方面因素：①肿瘤的全身作用。由于肿瘤过度过快生长，尤其是全身多脏器转移后，增加基础代谢率或改变酶的利用，消耗了大量的热量和蛋白质，如果继发出血、发热和继发感染时，这种消耗会成倍增加。②肿瘤的局部作用。如胃肠道的梗阻，造成食欲明显下降，甚至完全不能进食，加重了消耗程度和速度。③治疗对局部和全身的影响。

（张程圆）

第三章

肾脏疾病

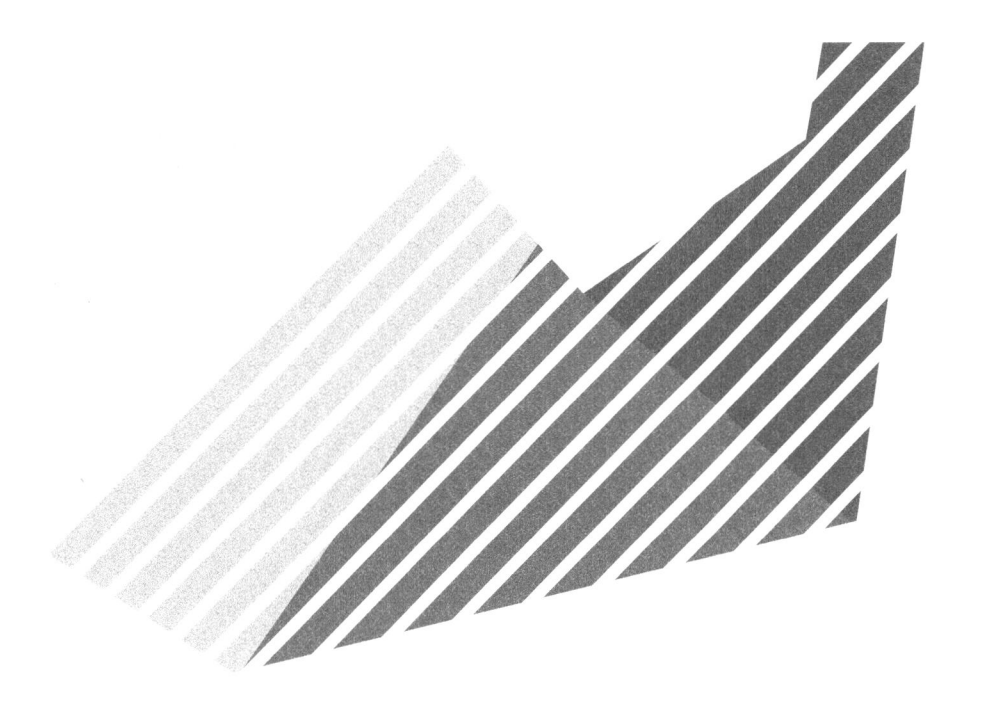

第一节 肾脓肿

一、病因及发病机制

肾脓肿或痈是化脓性物质积聚局限于肾实质形成的。抗生素时代来临之前，80%的肾脓肿是由葡萄球菌血行播散引起。虽然临床数据证明了葡萄球菌血播散后容易在正常肾形成脓肿，但从广泛使用抗生素以来，革兰阳性菌形成的脓肿逐渐减少。

自1970年后，大部分成人肾脓肿由革兰阴性菌引起。革兰阴性菌血行播散至肾可以引起肾脓肿，但这似乎不是革兰阴性菌肾脓肿形成的主要途径。在动物体内引起血行性革兰阴性菌肾盂肾炎实际上是不可能的，除非肾有损伤或者完全梗阻。部分梗阻的肾和正常的肾都可以阻止血液中革兰阴性菌的入侵。这样，因前驱感染或结石形成的肾小管阻塞从而导致的上行性感染似乎是革兰阴性菌脓肿形成的主要途径。成人患者中2/3的革兰阴性菌脓肿与肾结石或肾损伤有关。虽然肾盂肾炎与膀胱输尿管反流的关系已经被证实，但肾脓肿与膀胱输尿管反流的关系的报道还是较少。但是，有研究提示反流与肾脓肿有着密切的联系，且在尿路灭菌后反流仍长期存在。

二、临床表现

患者可以表现为发热、寒战、腹痛或腰痛，有时可有体重减轻，也可以出现膀胱炎的症状。偶尔这些症状表现不明显，直到手术探查时才能明确诊断，有些严重病例甚至需要尸检。全面的病史采集可以发现泌尿道感染症状前1~8周，可有革兰阳性菌感染的可能，感染的起源可以是身体的任何部位。多发性皮肤痈和静脉药物滥用可以将革兰阳性菌带入血液。其他常见的部位有口腔、肺和膀胱。与阻塞、结石、妊娠、神经源性膀胱和糖尿病有关的复杂性尿路感染的患者容易形成肾脓肿。

三、辅助检查

1. 实验室检查　患者血白细胞计数显著升高，血培养通常为阳性。脓尿和细菌尿不是很明显，除非脓肿与集合系统有交通。因为革兰阳性菌大部分是血源性的，所以这些病例的尿培养一般是无细菌生长，或生长出的细菌与脓肿中分离出来的不同。当脓肿含有革兰阴性菌时，尿培养通常培养出与脓肿中分离出来相同的细菌。

2. 影像学检查　尿路成像的结果取决于感染的性质和持续的时间。区分早期肾脓肿和急性肾盂肾炎是比较困难的，因为早期肾脓肿大部分较小。从急性细菌性肾炎发展至肾脓肿，或肾已经被外部感染所波及的患者，影像学检查可以显示患肾增大伴肾轮廓变形。肾在吸气和呼气相固定不变，且同侧的腰大肌影明显消失。常可见脊柱向患侧侧弯。如果肾病变继续发展，肾图显示延迟甚至缺失。当脓肿较局限时，检查所见可以与急性局灶性细菌性肾炎相似。

慢性脓肿通常表现为肾占位，肾盏边界不清或变形甚至截断。肾断层造影术经常可以看到低密度的病变区。有时尽管存在肾脓肿，排泄性尿路造影可以正常，特别是当脓肿在肾前后部而没有损伤到实质或集合系统时。

超声和CT对于区分脓肿和其他肾炎症性疾病很有帮助。超声是检查肾脓肿最快速也最廉价的方法。在声波图上可以看见无回声或低回声的占位性病变伴声影增强。脓肿急性期边界不清，但组织中有一些回声并且周围的肾实质水肿。随后，可见边界清楚的肿块。但内部形态多样，包括实性透亮的光团和大量低回声区域。回声的高低取决于脓肿内细胞碎屑的量。气体会引起强回声影。肿块中心或血管过多或无血管，在皮质边缘血管增多，但无血管的移位及新生血管。

CT应该是肾脓肿首选的诊断性检查，因为它可以提供极好的组织图像。脓肿在CT对比剂增强前后都特征性地表现为边界清楚的病变区。这种表现一定程度上取决于脓肿形成的时间和严重程度。脓肿早期，CT显示肾增大和局部圆形信号减低区。感染出现后数天脓肿周围形成厚纤维壁。可以看见由坏死碎片引起的无圆形回声光团或低密度光团。慢性脓肿CT表现为邻近组织封闭、Gerota筋膜增厚、圆形或椭圆形的低信号光团和信号稍微增高的周围炎症壁，当使用对比剂增强扫描时形成指环征。指环征是由脓肿壁的血管增强后形成的。

四、诊断

根据病史、临床表现，结合辅助检查结果进行综合判断。

五、治疗

虽然经典的肾脓肿治疗方法是经皮肾穿刺或手术切开引流，但如果在病程的早期就开始静脉使用抗生素以及密切观察直径<3cm的脓肿，有可能可以避免外科的处理。必要时在CT或超声的引导下穿刺针吸以区分脓肿与多血管的肿瘤。针吸后可以进行培养，并根据培养结果使用恰当的抗生素。

经验性使用抗生素的选择取决于感染来源的推测。当怀疑是血源性播散，病原菌最常见是对青霉素耐药的葡萄球菌，因此选择含耐青霉素酶的青霉素类抗生素。如果患者有青霉素过敏史，推荐使用头孢菌素或万古霉素。由于尿路畸形引起的肾皮质脓肿与大部分典型的革兰阴性菌有关，应该经验性地使用头孢菌素、抗假单孢菌青霉素或氨基糖苷类药物，直到明确细菌后行特异性治疗。患者应该连续进行超声或CT检查，直到脓肿消退。临床过程与此相反的病例应该怀疑是否误诊或感染不能控制并发展到肾周脓肿，抑或治疗中使用的抗生素病原菌耐药。

在免疫缺陷宿主中直径 3~5cm 及更小的脓肿或对抗生素治疗无反应的脓肿,应该进行经皮穿刺引流。但是,对于大部分直径>5cm 的脓肿,手术切开引流仍是目前首选治疗手段。

(董传江)

第二节 肾周围脓肿

一、病因及发病机制

肾周围脓肿一般是由急性肾皮质脓肿溃破入肾周围间隙或从其他部位的感染经血行性播散形成。肾盂积脓的患者,特别是伴有肾结石的患者较易并发肾周围脓肿。肾周围脓肿的患者 1/3 是糖尿病患者。1/3 的肾周围脓肿病例是血源性播散引起的,通常来源于皮肤的感染,肾周血肿由于血源性途径或肾感染的直接扩散而继发感染。当肾周围感染通过 Gerota 筋膜破入肾旁间隙时,形成肾旁脓肿。肾旁脓肿也可以由肠道、胰腺或胸膜腔的感染性疾病引起。相反,肾周围或腰大肌脓肿可以是肠穿孔、克罗恩病或胸腰椎骨髓炎播散引起。

二、临床表现

临床表现症状的出现往往较隐匿,大部分肾周围脓肿患者超过 5 天才出现症状,而肾盂肾炎患者只有 10%。临床表现与肾盂肾炎患者相似,但超过 1/3 的患者无发热。1/2 的病例可在腹部或腰部触及肿块。如果患者同侧髋关节屈曲外旋和跛行,应该怀疑腰大肌脓肿。超过 75%病例的实验室检查特征包括白细胞计数增多、血肌酐升高和脓尿。Edelstein 等研究发现,只有 37%病例尿培养能确定肾周围脓肿的病原菌。血培养,特别是针对多种病原菌的培养,通常能确定肾周围脓肿的病原菌,但只有 42%的病例能确定所有致病菌。因此,根据尿培养和血培养的结果进行治疗是不够的。肾盂肾炎一般在恰当的抗生素治疗 4~5 天后有好转,肾周围脓肿则不然。因此,如果患者并发有尿路感染和腹部或腰部肿块,或抗生素治疗 4 天后仍持续发热,就应该怀疑肾周围脓肿。

三、诊断及鉴别诊断

1. IVP 影像学检查排泄性尿路造影在 80%病例中可见异常,但无特异性。肾周围脓肿典型的影像学特征表现为腰大肌影消失、肾周围包块,并通常伴有肾轮廓模糊及膈升高或固定。脓肿较大时,影像学上可见低密度软组织影沿肾筋膜向骨盆延伸。继发于产气菌感染的肾周围脓肿,可见肾周围气泡聚集的气体影。

2. CT 对于证实原发的脓肿有特殊的价值。在一些病例,脓肿局限在肾周围间隙,但也可扩散到腰间隙或腰大肌。CT 能够清楚地显示感染扩散到周围组织的路径的解剖细节,这些信息对于设计手术引流方式有帮助。超声表现为多种多样的声像图,有的表现为整个肾几乎被无回声的团块所替代。

有的表现为与Gerota筋膜内正常脂肪的强回声混匀强回声积聚。有时腹膜或膈下感染可以扩散到Gerota筋膜外的肾旁脂肪,其隐匿发作的临床症状,如发热、腰部包块和压痛与肾周围脓肿的临床症状很难区分,但其无尿路感染表现。超声和CT通常能显示脓肿位于Gerota筋膜外。虽然抗生素治疗能有效地控制败血症和防止感染的扩散,但肾周围脓肿的主要治疗是引流,仅用抗生素治疗的成功病例报道很少。Thorley等对52名肾周围脓肿患者详尽的分析支持这一观点。在这项研究中,1/2患者入院时接受内科治疗,另外1/2患者则在入院时接受外科治疗。那些入院时接受内科治疗的患者通常病情较重,体温较高,有更多的潜在性疾病和症状比较模糊,更重要的是,没有一名患者的入院诊断是肾周围脓肿,而73%入院时接受外科治疗的患者入院时已经确诊。虽然71%患者最后还是接受了外科手术,但入院时接受内科治疗的患者诊断滞后,推迟了确切的治疗最终导致较高的死亡率。

四、治疗

虽然对于无功能肾或感染严重的肾,手术切开引流肾造瘘是肾周围脓肿经典治疗方法,但肾超声和CT使经皮穿刺引流小的肾周围积脓成为可能。然而,Haaga和Weinstein认为对于脓腔较大并充满浓稠脓液的脓肿经皮穿刺引流是禁忌。

革兰染色可以辨别病原菌的类型,并指导抗生素治疗。应该立即使用一种氨基糖苷类药物加上一种抗葡萄球菌药物,如甲氧西林或苯唑西林。如果患者青霉素过敏,可以用头孢菌素或万古霉素。

肾周围脓肿引流后,一些潜在的问题必须处理。有些疾病,如肾皮质脓肿或肠道瘘需要引起注意。如果患者情况良好,肾盂积脓行肾切除术可以和肾周围脓肿的引流同时进行。在其他病例,最好首先引流肾周围脓肿,当患者情况改善后再纠正潜在问题或进行肾切除术。

肾周围脓肿与急性肾盂肾炎治疗的最大障碍在于诊断的滞后。Thorley等指出,最常见的误诊是急性肾盂肾炎。在他们的观察中,发现区分肾周围脓肿与急性肾盂肾炎的两个要素。

1. 大部分单纯性肾盂肾炎患者入院之前症状持续少于5天,而大部分肾周围脓肿患者则超过5天。

2. 一旦使用恰当的抗生素,急性肾盂肾炎的患者持续发热不会超过4天,而所有肾周围脓肿患者都至少5天,平均7天。Fowler和Perkins等记录了同样的结果。

接受血液透析的多囊肾患者特别容易从急性尿路感染发展为肾周围脓肿。在美国明尼阿波利斯市进行肾病研究项目中,445名进行长期血液透析的患者中,5.40%患有多囊肾,33.3%出现过症状性尿路感染。8名(62.5%)患者发展成为肾周围脓肿,其中3名死亡。根据这项调查,所有尿路感染甚至发展成为肾周围脓肿的患者都在早期快速地给予了恰当的抗生素治疗，当停用药物时这组患者都无发热也无症状。但随后，经过不同时间以后，其中的 8 名患者出现由肾周围脓肿引起的症状。

（董传江）

第三节　肾盂积脓

一、病因及发病机制

肾盂积水感染就是肾盂积水的肾发生细菌感染。肾盂积脓指的是与肾实质化脓性破坏有关的肾盂积水感染，且出现全部或几乎全部肾功能丧失。临床上很难明确肾盂积水感染到什么时候中止，而肾盂积脓从什么时候开始。肾盂积脓的快速诊断和治疗对于避免肾功能的永久性丧失和败血症是非常关键的。

二、临床表现

病情通常比较严重，出现高热、寒战，腰痛和腹部压痛。有的患者偶尔也可以仅表现为体温升高和定位不清的胃肠道不适。患者常有尿路结石、感染或手术史。如果输尿管完全梗阻，可不出现细菌尿。

三、诊断及鉴别诊断

影像学检查肾盂积水感染的超声诊断取决于扩张的肾盂肾盏系统相关部分的内部回声。CT 检查无特异性，但可见肾盏增厚，肾周围脂肪紊乱和肾影呈条纹状。尿路成像可见尿路梗阻，其表现取决于梗阻的程度和持续时间。一般梗阻是长时间的，排泄性尿路造影显示肾盂积水的肾功能很差或无功能。超声显示肾盂积水和在扩张集合系统内的液性分离带。如果肾盂积水的肾实质内可见局部回声降低区，则提示肾盂积脓的诊断。

四、治疗

一旦诊断为肾盂积脓，就应该开始使用合适的抗生素治疗并对感染的肾盂进行引流。插入输尿管导管可以引流，如果梗阻不允许导管通过，则应该经皮肾造瘘插管进行引流。当患者在血流动力学稳定时，通常需要进行其他操作以明确和治疗发生梗阻的原因。

（董传江）

第四节 肾软斑病

一、病因及发病机制

软化斑是由意为"柔软的斑块"的希腊文中引用过来，它是一种少见的炎症性疾病，起初的描述是侵犯膀胱，但后来发现其亦侵犯生殖泌尿道、胃肠道、皮肤、肺、骨骼和肠系膜淋巴结等。它是首先由 Michaelis 和 Gutmann 报道的一种炎症性疾病。Von Hansemann 描述了该病的特点，表现为柔软的黄褐色斑块伴有肉芽肿性损害，其内有包含特殊嗜碱性染色的包涵体或 Michaelis-Gutmann 小体的组织细胞。虽然其确切的发病机制还不清楚，但软化斑可能是由巨噬细胞的功能异常引起的，这种功能异常是对细菌感染——通常是大肠埃希菌感染的一种反应。

发病机制不清，目前有几种学说。在一项94名患者的尿培养、病变组织培养和血培养研究中，89.4%的患者有大肠埃希菌感染。另外，这项研究中40%患者有免疫缺陷综合征、自身免疫性疾病、癌或另一种系统性疾病。这种大肠埃希菌感染和缺乏免疫的身体状态与软化斑的联系已经被充分了解。

假说认为，细菌或细菌碎片形成的病灶为磷酸钙结晶分层形成 Michaelis-Gutmann 小体提供了场所。大多数调查该病的机制的研究均支持因吞噬体内消化细菌的功能缺陷引起的不常见的免疫反应导致了软化斑。

二、病理

病理诊断依靠活组织检查。病变的特征是大巨噬细胞内含有小的嗜碱性、胞质外或胞质内包涵体。电镜可以发现在泡沫状软化斑组织细胞的吞噬溶酶体内有完整的大肠埃希菌或细菌碎片。有研究认为，虽然 Michaelis-Gutmann 小体是疾病的病理特征性标志物，但在软化斑早期可不出现，并非诊断所必需。

研究发现，肾和膀胱软化斑内的巨噬细胞含有大量的免疫反应性 α_1-抗胰蛋白酶。α_1-抗胰蛋白酶数量在病理过程中的形态学形成阶段都没发生变化。其他病理过程的巨噬细胞与软化斑的很相似，但除了在结核和黄色肉芽肿性肾盂肾炎的某些巨噬细胞外都不含有 α_1-抗胰蛋白酶。因此，α_1-抗胰蛋白酶的免疫组化染色对早期诊断及准确的鉴别诊断软化斑是一个很有帮助的检验方法。

三、临床表现

大部分患者年龄>50岁。尿路软化斑的男女比例是 1∶4，但病变在其他身体组织不存在这种差异。患者通常体质较弱，处于免疫抑制状态，且患有其他慢性疾病。膀胱软化斑的症状包括膀胱刺激征和血尿。膀胱镜下发现黏膜斑块或结节。随着病变继续发展可以变成真菌样生长固定无蒂的肿块，在排泄性尿路造影中引起膀胱、输尿管或肾盂的充盈缺损。远侧输尿管狭窄并导致肾梗阻或无功能肾。肾实质疾病的患者一般都有一个或多个影像学肿块和大肠埃希菌的慢性感染。肾实质软化斑可以并发于肾静脉血栓形成和下腔静脉血栓形成。当软化斑侵犯睾丸时，出现附睾睾丸炎。前列腺软化斑较少见，但出现后可与癌在临床上相混淆。该病死亡率超过50%，发病率较高。

四、影像学检查

多灶性软化斑在排泄性尿路造影典型的表现是肾增大伴多处充盈缺损。还可见肾钙化、结石和肾盂积水。用超声、CT或动脉造影可以较好地显示多灶性软化斑。超声可以显示肾增大以及中心回声复合体的扭曲变形。病灶肿块通常融合，导致肾实质的回声密度总体增强。CT显示，软化斑病灶比周围增强的实质密度低。动脉造影一般显示血管减少的肿块而没有外周新生血管的形成。

单病灶软化斑在排泄性尿路造影显示一个无钙化的团块，与其他炎症或肿瘤的病变难以分辨。超声和CT显示一实性或囊性的组织，其性质取决于中间坏死的程度。动脉造影可以显示新生血管形成。肾以外发生的软化斑病变，无论是单灶还是多灶，应用CT可以很好地显示。

五、鉴别诊断

鉴别诊断包括肾囊性病、肿瘤和肾炎症性疾病。当发现一个或多个肾肿块时就应该考虑到软化斑，特别是对于大肠埃希菌引起反复尿路感染、免疫反应综合征改变或有软化斑的膀胱镜证据或在集合系统有充盈缺损的女性患者。尽管有恰当的抗生素治疗但还是出现持续尿路感染的肾移植患者，当有上述影像学改变时也应该考虑软化斑。详尽的超声和CT检查一般可以排除囊性疾病。转移瘤或淋巴瘤侵犯肾通常发生在疾病的晚期，因此容易鉴别。在von Hippel-Lindau疾病的背景下，多灶性肾细胞癌是最常见的疾病，并伴随其他临床表现。黄色肉芽肿性肾盂肾炎一般有尿路感染的症状和体征，患肾增大且常见肾结石和梗阻。多发性肾脓肿经常与因心脏疾病引起的血源性播散有关。

六、治疗

软化斑的治疗应该针对控制尿路感染，以稳定疾病进程。虽然多种长期抗生素包括抗结核药已被使用，但磺胺类药物、利福平、多西环素和TMP被认为是特效的，因为它们具有细胞内杀菌效应。氟喹诺酮直接被巨噬细胞吸收，且已证明能有效地治疗软化斑。其他研究者用维生素和拟胆碱药，如氯贝胆碱与抗生素联合治疗，报道取得了良好的效果。两种药物被认为可以增加细胞内环鸟苷-磷酸的水平，可以纠正体内巨噬细胞的功能缺陷。然而，如果使用抗生素治疗疾病仍继续发展，就需要进行外科治疗。肾切除术通常用于症状性单侧肾病变的治疗。

预后似乎与疾病的范围程度有关。当实质性肾软化斑是双侧受累或发生在移植肾内，患者通常在6个月内死亡。单侧受累的患者通常在肾切除术后有较长的生存期。

（刘一帆）

第五节 肾结核

肾结核多在成年人中发生，我国综合统计，75%的病例发生在20~40岁，但幼年和老年人群亦可发生，男性的发病数略高于女性。肾结核的临床表现与病变侵犯的部位及组织损害的程度有所不同。病变初期局限于肾的某一部分则临床症状甚少，仅在检验尿液时有异常发现。在尿中可找到结核杆菌。

一、临床表现

1. 膀胱刺激征　膀胱刺激症状是肾结核的最重要、最主要也是最早出现的症状。当结核杆菌对膀胱黏膜造成结核性炎症时，患者开始先有尿频，排尿次数在白天和晚上都逐渐增加，可以由每天数次增加到数十次，严重者每小时要排尿数次，直至出现类似尿失禁现象。75%~80%都有尿频症状。在尿频的同时，可出现尿急、尿痛、排尿急迫感，必须立即排出，难以忍耐。排尿终末时在尿道或耻骨上膀胱区有灼痛。膀胱病变日趋严重，这些病状也越显著。但是肾自截发生时，干酪样坏死物停止进入膀胱内，膀胱刺激症状可缓解。

2. 血尿　血尿是肾结核的第二个重要症状，发生率为70%~80%。一般与尿频、尿急、尿痛等症状同时出现。血尿的来源大多来自膀胱病变，但也可来自肾本身。血尿的程度不等，多为轻度的肉眼血尿或为显微镜血尿，但有3%的病例为明显的肉眼血尿并且是唯一的首发症状。

血尿的出现多数为终末血尿，乃是膀胱的结核性炎症和溃疡在排尿时膀胱收缩引起出血。若血尿来自肾，则可为全程血尿。

3. 脓尿　由于肾和膀胱的结核性炎症，造成组织破坏，尿液中可出现大量脓细胞，同时在尿液内亦可混有干酪样物质，使尿液浑浊不清，严重者呈米汤样脓尿。脓尿的发生率为20%。

4. 腰痛　肾结核病变严重者可引起结核性脓肾，肾体积增大，在腰部存在肿块，从而出现腰痛。若有对侧肾盂积水，则在对侧可出现腰部症状。少数患者在血块、脓块通过输尿管时可引起肾绞痛。

5. 全身症状　由于肾结核是全身结核病中一个组成部分，因此可以出现一般结核病变的各种症状。如食欲减退、消瘦、乏力、盗汗、低热等，可在肾结核较严重时出现，或因其他器官结核而引起。

6. 其他症状　由于肾结核继发于其他器官的结核或者并发其他器官结核，因此可以出现一些其他器官结核的症状，如骨结核的冷脓肿，淋巴结核的窦道，肠结核的腹泻、腹痛，尤其是伴发男生殖道结核时附睾有结节存在。

二、辅助检查

1. 体格检查　长期慢性的尿频、尿急、尿痛及血尿，或是一般抗感染治疗经久不愈的膀胱炎，均应考虑肾结核病变的存在。尤其是男性青壮年出现尿路感染，尿液培养又无一般细菌生长，则更应进行泌尿系结核检查。

在体格检查时应注意全身的结核病灶，尤其是男性生殖道检查前列腺、输精管、附睾有无结节。在泌尿系方面应检查肾区有无肿块，肋脊角有无叩痛。

2. 尿液常规检查　尿液经常呈酸性反应，含少量蛋白，大多数患者显微镜下可见到有少量或中等量的红细胞和白细胞。但是在发生混合性尿路感染时则尿液可呈碱性反应，镜下可见大量的白细胞或脓细胞。

3. 尿普通细菌培养　肾结核是泌尿系统的特异性感染。尿普通细菌培养应为阴性。但有相当部分的肾结核患者存在泌尿系的混合性感染，尿液普通细菌培养可阳性，据报道肾结核伴有混合性尿路感染者可达 1/3~1/2。

4. 尿液结核杆菌检查

（1）24 小时尿液抗酸杆菌检查：结核杆菌是抗酸杆菌中的一种。24 小时尿液浓缩做直接涂片抗酸染色后做抗酸杆菌检查，方法简单，结果迅速，阳性率为 50%~70%，但包皮垢杆菌、草分枝杆菌也是经常在尿液中存在的抗酸杆菌，因此尿液中的抗酸杆菌并不等于结核杆菌。但是反复多次的这种检查，均能找到同样的抗酸杆菌，并且结合临床病史与特征的参考，对肾结核的诊断有一定的参考意义。

（2）尿结核菌培养：尿结核菌培养对肾结核的诊断有决定作用。尿液培养结核菌阳性，即可肯定肾结核的诊断。但培养时间较长，其阳性率可高达 90%。

（3）尿结核菌动物接种：尿结核菌动物接种的结果诊断肾结核的价值极高，可作为肾结核诊断的依据，其阳性率高达 90%以上。

（4）尿 TB-DNA-PCR：特异性、敏感性高，可检出 1~10 个细菌，但假阳性率高，阴性意义较大。

5. 尿液结核 IgG 抗体测定　国内报道以聚合 OT 为抗原，采用酶联免疫吸附试验测定尿液中结核 IgG 抗体，肾结核患者尿液中具有结核 IgG 抗体，阳性率可达 89.1%，但阳性只提示既往有结核感染，特异性差。

6. 结核菌素试验（OT 试验）　结核菌素试验是检查人体有无受到结核杆菌感染的一种检查方法，最常应用于肺结核病，但对全身其他器官的结核病变亦同样有参考价值。结核菌素的纯蛋白衍生物（PPD）由旧结核菌素滤液中提取结核蛋白精制而成，为纯化结核菌素，不产生非特异性反应。皮内注射 0.1mL（5U），前臂局部红肿硬结平均直径≥5mm 为阳性反应。结核菌素试验阳性反应仅表示曾有结核感染，并不一定现在患病。若呈强阳性（红肿硬结>20mm 或有局部水疱或坏死），常表现为活动性结核病。结核菌素试验阴性者尚应考虑以下情况：应用糖皮质激素、免疫抑制药等，严重营养不良和严重结核病，淋巴细胞免疫系统疾病等。

7. 红细胞沉降率检查　肾结核是长期慢性的病变，是一种消耗性疾病，因此红细胞沉降率可增快。但红细胞沉降率检查对肾结核疾病并无特异性，然而对膀胱炎患者伴红细胞沉降率增快常能提示有肾结核之可能，故可作为参考检查。

8. 肾功能检查

（1）尿素氮、肌酐、尿酸测定：一侧肾结核肾功能检查并无影响，若一侧严重肾结核，并累及对侧肾或引起肾积水而造成功能影响者则上述肾功能检查可显示增高。肾功能检查虽然不是对肾结核的直接诊断指标，但对肾结核患者做出处理有非常重要的参考价值，故必须常规进行。

（2）放射性核素肾图检查：肾结核导致对侧肾积水时，则肾图可显示积水、梗阻曲线。此项检查虽无特异性诊断价值，但方法简单，对患者并无痛苦，故在临床亦列为常规检查方法。

9. 膀胱镜检查　膀胱镜检查是肾结核的重要诊断手段，可以直接看到膀胱内的典型结核变化而确立诊断。

10. X 线检查　X 线检查是肾结核的主要诊断方法。X 线表现出典型的结核图像即可确立肾结核的诊断。常规进行的 X 线检查有以下几种：

（1）尿路平片：平片可见肾外形增大或呈分叶状。4.5%~31% 可显示肾结核的片状、云絮状或斑块状钙化灶。其分布不规则、不定型，常限于一侧肾。若钙化遍及结核肾的全部，甚至输尿管时，即形成所谓的"自截肾"。

（2）静脉肾盂造影：静脉肾盂造影又称排泄性或下行性尿路造影。为应用造影剂经静脉注入后，由肾分泌排泄，当造影剂充盈肾盏、肾盂时摄取 X 线片。常用的造影剂为泛影葡胺、泛影酸钠、碘吡等。已发展成应用非离子型造影剂，可以大大降低碘剂的毒性和减少碘剂的不良反应。由于造影剂是从肾分泌后显示尿路系统，因此这种造影方法除可以明确肾病变外，还可以了解肾功能。

（3）大剂量静脉肾盂造影：如患者的总肾功能较差，一般的静脉肾盂造影不能很好显示肾情况，则可加大造影剂的用量进行大剂量静脉肾盂造影。该方法可使原来显示不清的病变部位显影清晰。

（4）逆行肾盂造影：通过膀胱镜检查插入输尿管导管到肾盂后，从导管内逆行注入造影剂至肾盂中摄 X 线片，称为逆行肾盂造影。一般用 12.5% 碘造影剂；若对碘有过敏则可用 12.5%~25% 的溴化钠。由于注入的造影剂可根据需要调整注入的浓度和数量，使肾内病灶显示更为清楚，故可提高诊断率，对静脉肾盂造影不能进行或显影不满意时适于进行，但不能像静脉肾盂造影那样可了解肾功能的变化。

（5）肾盂穿刺顺行造影：对不能进行静脉或逆行肾盂造影，难以明确的病变，又不能肯定病变性质者，则可进行直接肾盂穿刺后注入造影剂，同样可显示肾结核或其他病变的典型 X 线表现，起到决定诊断的作用。在肾盂穿刺后还可将穿刺后的肾内容物进行各项化验检查和结核菌检查。目前由于超声检查技术的提高，可以对肾盂穿刺予以引导，使其更为安全准确。

三、诊断

肾结核的病变过程非常缓慢，临床表现以膀胱刺激症状为主。因此对肾结核的诊断，是以膀胱炎的症状（尿频、尿急、尿痛）为线索。除有引起膀胱炎的明显原因外，都应考虑肾结核的可能，诊断必须做进一步的系统性检查。

四、鉴别诊断

1. 慢性肾盂肾炎　表现为尿频、尿急、尿痛等膀胱刺激炎症，伴血尿和腰痛。但症状多呈间歇性反复发作，无持续性低热。尿的普通细菌培养可发现致病菌。红细胞沉降率一般正常，OT 试验阴性。尿中无抗酸杆菌。

2. 急性膀胱炎　表现为明显的尿频、尿急、尿痛等膀胱刺激症状。但常伴有下腹部及会阴部坠胀不适感，且无发热等全身症状。经抗生素治疗 6 天，症状通常可以消失。

3. 急性肾盂肾炎　表现为明显的尿频、尿急、尿痛等膀胱刺激症状，伴有发热、腰痛，但无消瘦、贫血等慢性消耗症状。尿的普通细菌培养可发现致病菌。OT 试验阴性。尿中无抗酸杆菌。

4. 肾结石伴积水　肾结石继发感染时可表现为尿频、尿急、尿痛；伴有发热、腰痛。但无持续性低热，有时可发生剧烈的肾绞痛。KUB 平片可发现不透光影。红细胞沉降率一般正常，OT 试验阴性。尿中无抗酸杆菌。

5. 肾肿瘤　可表现为腰痛、血尿及腰腹部肿块，但尿频、尿急、尿痛等膀胱刺激症状不明显。尿中无白细胞。B 超检查、X 线检查及 CT 检查可发现肾有占位性病变。

6. 急性前列腺炎　表现为明显的尿频、尿急、尿痛，伴有发热。但常发病急促，有排尿困难或排尿淋漓，且直肠指检时前列腺有明显压痛。尿和前列腺液中有大量白细胞，用抗生素治疗后症状常迅速减轻。

7. 肾积脓　慢性病程型肾积脓也表现为反复腰痛，常伴盗汗、贫血和消瘦。尿液中有大量脓细胞，且普通细菌培养呈阳性，尿中无抗酸杆菌。CT 肾扫描则可显示肾实质中有边缘模糊的混合密度肿块。

五、治疗

肾结核继发于全身性结核病，因此在治疗上必须重视全身治疗并结合局部病变情况全面考虑，才能收到比较满意的效果。

1. 全身治疗　包括适当的休息和医疗体育活动以及充分的营养和必要的药物治疗（包括肾结核以外的全身其他结核病灶的治疗措施）。

2. 药物治疗的适应证

（1）临床前期肾结核。

（2）局限在一组大肾盏以内的单侧或双侧肾结核。

（3）孤立肾肾结核。

（4）伴有身体其他部位的活动性结核暂时不宜肾结核手术者。

（5）双侧重度肾结核而不宜手术者。

（6）肾结核兼有其他部位的严重疾病暂时不宜手术者。

（7）配合手术治疗，作为手术前用药。

（8）肾结核手术后的常规用药。

3. 常用的抗结核药物　由于各种抗结核药物有其药理特点，药物应用的要求和注意点也各有不同。常用的抗结核药物如下：

（1）链霉素：对结核杆菌有杀菌作用，如同时服用碳酸氢钠碱化尿液可增强其疗效。经链霉素治疗可使结核病灶纤维化。若病变位于泌尿排泄系统，如输尿管等处，则易造成局部纤维化收缩，形成梗阻，应予注意。注射链霉素后可出现口周麻木，如不严重可继续应用，常在使用中逐渐消失。主要的不良反应是对第Ⅷ对脑神经前庭支的影响，表现为眩晕、耳鸣、耳聋，严重者应及时停药。少数病例可出现过敏性休克。肾功能严重受损者不宜使用。

（2）异烟肼（INH）：对结核杆菌有抑制和杀灭作用。服用异烟肼后迅速吸收渗入组织，对纤维化及干酪化病变亦易渗入透过，对结核病灶有促进血管再生，能促使抗结核药物更易进入病灶的作用。其主要不良反应为精神兴奋和多发性末梢神经炎，认为与维生素 B_6 排出增加或干扰吡哆醇代谢有关，因此服异烟肼时应加服维生素 B_6，可防止不良反应的发生。服药时血清转氨酶可升高，造成肝损害。

（3）对氨基水杨酸钠（PAS）：对结核杆菌有抑菌作用。此药单独应用效果较差，但能加强链霉素及异烟肼的抗结核杆菌作用，并能使抗药性延迟发生。因此在临床上采用两种或三种抗结核药物联合应用有利于发挥其治疗作用。主要不良反应有恶心、呕吐、腹泻等胃肠道反应。本品不宜与利福平合用。

（4）利福平（RFP）：为半合成的口服广谱抗生素，对细胞内外旺盛生长的结核杆菌有强力杀灭作用，比链霉素、对氨基水杨酸钠、乙胺丁醇的作用更强，对耐药的结核杆菌亦有效。与其他抗结核药物无交叉抗药性,同异烟肼或乙胺丁醇合用可相互增强作用。不良反应很少,偶有消化道反应及皮疹。研究发现少数病例有肝损害,血清转氨酶升高、黄疸等。

(5) 乙胺丁醇(EMB):对各型结核杆菌均有抑菌作用。肾功能正常者无蓄积作用。该药吸收及组织渗透性较好,对干酪纤维病灶也能透入。其毒性作用主要是球后视神经炎,出现视物模糊,不能辨别颜色(尤其对绿色)或有视野缩小等,严重者可致失明。视神经炎是可逆性的,停药后多能恢复。毒性反应的发生率与剂量有关。在治疗过程中应定期检查视力与辨色力。

(6) 卡那霉素:系广谱抗生素,对结核杆菌主要是抑菌作用。口服不为胃肠道所吸收,一般肌内注射。对链霉素、异烟肼和对氨基水杨酸钠耐药的结核杆菌应用卡那霉素仍有抑制作用。单独使用易产生耐药性。与链霉素之间有单向交叉耐药性,即耐链霉素的菌株可以对卡那霉素敏感,而耐卡那霉素的菌株对链霉素却不敏感。因此,只能在不可用链霉素或结核杆菌已耐药时方可考虑应用。其毒性反应主要是对第Ⅷ对脑神经的损害,可致永久性耳聋,也可使细胞神经纤维退行性变。对肾有轻度损害,尿中可出现管型蛋白等。

(7) 环丝氨酸:抗菌谱较广,对结核杆菌有制菌作用。对异烟肼、链霉素、对氨基水杨酸钠耐药的结核杆菌用环丝氨酸有效。其作用相当于对氨基水杨酸钠,较链霉素为差。不良反应较严重,主要影响中枢神经系统,如头晕、抑郁、惊厥、癫痫样发作等。

(8) 吡嗪酰胺(PZA):20世纪70年代后发现口服吸收后产生吡嗪酸,对人型结核菌有效,可杀死深藏在细胞内的顽固细菌。耐药性表现很快,一般在用药后1~3个月即可发生。与利福平、异烟肼合用可缩短疗程。不良反应为对肝有毒性,严重时可引起急性黄色肝萎缩。

除上述药物外,还有紫霉素、乙硫异烟胺、氨硫脲、卷曲霉素。结核菌放线菌素等抗结核药物,在必要时可考虑选用。

4. 抗结核药的使用方法　在临床应用抗结核药的早期,一般都采用单药治疗,现在则主张两种或两种以上抗结核药联合应用。单药治疗的最大缺点是容易产生耐药,也容易出现毒性反应。若联合应用两种药物,耐药的出现时间可延长1倍,并用三种药物可延长3~4倍。

(1) 抗结核药的选择与联合应用:现在对各种抗结核药的深入研究疗效观察,认为异烟肼、利福平、吡嗪酰胺及链霉素是抗结核的第一线药物。异烟肼杀结核杆菌力强,对细胞内外繁殖的结核杆菌均有杀灭作用,并能透进酸性病灶及巨噬细胞内。利福平能在短期内杀灭分裂中的结核杆菌,并能进入肾空洞及巨噬细胞内。吡嗪酰胺在酸性环境中有更强的杀菌作用,能透入巨噬细胞内。巨噬细胞内的pH低,这正是吡嗪酰胺发挥杀灭细菌作用的场所。链霉素对分裂旺盛的结核杆菌有很好的杀灭作用,它能透进结核脓腔。关于抗结核药的具体应用,现在均采用两种或三种抗结核药物的联合应用。目前一般采用异烟肼和利福平两者联合，或利福平与乙胺丁醇联用。而链霉素、利福平、吡嗪酰胺，或异烟肼、链霉素、利福平，或异烟肼、链霉素、乙胺丁醇，或异烟肼、利福平、乙胺丁醇等三者联合应用亦常为临床所选用（表3-1）。

表3-1 主要抗结核药每日和间歇用药剂量表

药物	每日用量 成人（g）	每日用量 儿童（mg/kg）	成人间歇用药量（g）	间歇用量每周次数
Sm	0.75~1	20~30	0.75~1	1~2
RFP	0.45	10~20	0.6~0.9	1~2
INH	0.3~0.4	6~25	0.6~0.9	1~2
PZA	1.5~2.0	30~40	2.0~3.0	1
EBM	0.75~1.0	15~20	1.5~2.0	1

注：Sm，链霉素；RFP，利福平；INH，异烟肼；PZA，吡嗪酰胺；EBM，乙胺丁醇。

（2）抗结核药应用的疗程：随着有效抗结核药的不断出现，临床上抗结核药的治疗方法也有了明显改变。在治疗时必须坚持早期、联合、足量、足期和规律用药五项原则，才能取得最好的治疗效果。采用的治疗方案有以下几种：

长程疗法：关于抗结核药应用的时间，国内外大都采用长程疗法，持续服用18~24个月，最少要在1年以上。公认此法的疗效可靠，复发机会少。

短程疗法：短疗程的基本目的是尽快杀灭结核病灶中的结核杆菌，使病变组织修复取得持久的临床治愈。短程疗法要取得成功，至少需要应用两个杀菌的药物，如异烟肼、利福平，再加上一种半杀菌药物，如吡嗪酰胺、链霉素等。概括短程疗法有以下优点。①治疗时间较长程疗法缩短1/2或更多时间。②减少用药总量。③减少慢性药物中毒机会。④节约费用。⑤易取得患者合作，可规则服药。

由于结核杆菌生长繁殖有一定的规律性，同时结核杆菌在接触抗结核药后其生长受到抑制，如接触链霉素、吡嗪酰胺、利福平等，以后可使生长期分别延缓为8~10天、5~10天、2~3天，因此抗结核药的应用可根据这些特点间歇用药，将给药时间间歇在1天以上，也可取得与连续长程疗法相同的效果。在国内一般在最初3个月内按长程疗法用药，以后再改用间歇用药治疗，但药物的用量与长程疗法相同，因此不良反应较少，疗效也较好。

（3）抗结核药的停药标准：在抗结核药治疗过程中，必须密切注意病情的变化，定期进行各种有关检查，病变已经痊愈，则可考虑停止用药。认为可以停药的标准如下。①全身情况明显改善，红细胞沉降率正常，体温正常。②排尿症状完全消失。③反复多次尿液常规检查正常。④24小时尿浓缩查找抗酸杆菌，长期多次检查皆阴性。⑤尿结核菌培养、尿结核菌动物接种查找结核杆菌皆为阴性。⑥X线泌尿系造影检查病灶稳定或已愈合。⑦全身检查无其他结核病灶。

在停止用药后，患者仍需强调继续长期随访观察，定期做尿液检查及泌尿系统造影检查至少 3~5 年。

5. 手术治疗　虽然抗结核药治疗可以使大部分肾结核患者得以控制治愈，但是仍有一部分患者药物治疗不能奏效。凡药物治疗 6~9 个月无效，肾结核破坏严重者，应在药物治疗的配合下行手术治疗。手术包括全肾切除、部分肾切除、肾病灶清除等几种方式，需视病变的范围、破坏程度和药物治疗的效应而选定。

（1）全肾切除术适应证：①单侧肾结核病灶破坏范围较大，在 50% 以上。②全肾结核性破坏，肾功能已丧失。③结核性肾积脓。④双侧肾结核，一侧破坏严重，而另一侧为极轻度结核，需将严重侧切除，轻度病变侧采用药物治疗。⑤自截钙化灰泥肾。

（2）肾切除术前术后的抗结核药应用：由于肾结核是全身结核病的一部分，是继发性的结核，更是泌尿系统结核中的一部分，当肾切除术期间，可因手术的损伤使机体的抵抗力降低，致使肾结核以外的结核病灶活动或播散，因此在肾切除术前、术后必须应用抗结核药予以控制。

（3）部分肾切除术适应证：①为局限在肾极的 1~2 个肾小盏的破坏性病变，经长期的抗结核药物治疗而未能奏效。②1~2 个肾小盏结核漏斗部有狭窄引流不畅者。③双侧肾结核破坏均较轻而长期药物治疗无效。如果唯一的有功能肾需做部分肾切除手术时，则至少应保留 2/3 的肾组织，以免术后引起肾功能不全。

（4）部分肾切除术前术后的抗结核药应用：由于抗结核药治疗往往收到良好效果，因此部分肾切除术较少进行，对于适合此项手术的患者应在较长时间的抗结核药准备后才能施行。一般术前准备用药需 3~6 个月。术前尚需再次造影检查，确立病变情况后再决定手术。手术后因余留有部分肾和泌尿系统器官的结核，故仍需继续使用抗结核药至少 1 年，以巩固疗效。

（5）肾病灶清除术的适应证：为肾的实质中存在密闭的肾盏所形成的结核性空洞，常充满干酪样物质。抗结核药不能进入空洞，而空洞中仍有活动结核杆菌存在，因此须切开空洞，清除干酪样结核组织，腔内再用抗结核药。随着影像学技术的进步，常可不需要进行手术治疗，可在 B 超引导下行脓肿穿刺术，腔内再用抗结核药。

手术前后亦需较长时期的抗结核药应用，以防结核播散和术后巩固治疗。

六、肾结核并发症

（一）膀胱挛缩

1. 膀胱挛缩产生的原因与病理变化　从肾结核而来的结核杆菌经常反复侵袭膀胱，造成严重的结核性膀胱炎，在膀胱的黏膜，膀胱肌层产生充血水肿、结核结节、结核溃疡、结核性肉芽，有大量淋巴细胞浸润和纤维组织形成，最后造成膀胱挛缩。在膀胱挛缩后，膀胱壁失去正常弹性，容量显著缩小。一般认为挛缩膀胱的容量在 50mL 以下。严重者膀胱可缩到数毫升容量。由于膀胱经常反复受到结核杆菌的感染，因此膀胱内的病理变化是急性与慢性，炎症与纤维化反复交杂的并存过程。

2. 膀胱挛缩的症状　膀胱挛缩引起膀胱的容量显著缩小，患者出现尿频现象。由于挛缩的过程是逐渐发生，因此尿频亦逐渐增加。排尿次数可以从每天十余次到数十次，甚至数分钟即排尿 1 次，使患者感到极度痛苦。由于挛缩膀胱经常夹杂急性结核性炎症，甚至并发混合性非特异性细菌感染，所以对于尿频明显的患者，应该待非特异性感染和急性结核性炎症在抗感染和抗结核药物控制后，才是真实的膀胱容量和排尿症状。另外膀胱挛缩常可由输尿管口周周的结核变化影响壁间段输尿管，使输尿管口的括约作用破坏，出现"闭合不全"现象，造成排尿时的输尿管逆流而致输尿管扩张、肾盂积水。在这时期的患者排尿，可以出现膀胱内尿液排空后输尿管肾盂内尿液立刻又充盈膀胱而再次排尿，故有一次尿液分次排出或断续排尿现象，亦应考虑是膀胱挛缩的症状，必须进一步明确检查。膀胱挛缩可产生输尿管口和（或）壁间段输尿管梗阻而引起同侧输尿管和肾盂积水。

3. 膀胱挛缩的诊断　在上述的症状以外，必须依靠 X 线检查。进行膀胱造影可以显示膀胱的外貌显著缩小。特别是延迟性膀胱造影还可观察到输尿管口的反流和对侧输尿管和肾盂的扩张积水。在检查时应注意膀胱有无急性炎症存在。膀胱有急性炎症存在时，一方面不适宜做膀胱造影，另一方面可以受到造影剂的刺激使膀胱收缩，造成膀胱挛缩的假象，故应予重视，以免误诊。

（二）对侧肾积水

对侧肾积水是肾结核的晚期并发症，由膀胱结核所引起。其产生原因与病理：膀胱结核造成的以下各种病理改变，影响对侧肾尿液的引流，致使对侧输尿管和肾盂扩张积水。

1. 对侧输尿管口狭窄　结核性的膀胱炎从病侧输尿管口周围向整个膀胱蔓延而侵犯到对侧输尿管口，如果病变的程度由炎症、溃疡而至纤维化，则可使对侧输尿管口发生狭窄，影响尿液排出，使对侧输尿管和肾盂发生扩张积水。

2. 对侧输尿管口闭锁不全　正常输尿管在通过膀胱的壁间段输尿管到开口虽然没有正式的括约肌存在，但具有与括约肌相同的括约作用。若一侧尿路结核蔓延到膀胱并且影响到对侧输尿管口，则造成括约作用的损害，形成对侧输尿管口的闭锁不全，因此当膀胱收缩排尿时，膀胱内的压力、尿液可从对侧闭锁不全的输尿管口中反流至输尿管和肾盂，导致对侧肾、输尿管扩张积水。

3. 对侧输尿管下段狭窄　一侧尿路患结核后，结核菌由下尿路回流向上，感染另一侧尿路的下段输尿管或膀胱及对侧输尿管口附近的结核病变经黏膜表面直接蔓延或黏膜下层的浸润，使输尿管口以上的一段输尿管产生结核病变，尔后因瘢痕形成发生狭窄，引起对侧肾和输尿管扩张积水。

4. 膀胱挛缩　严重的结核性膀胱炎最后造成膀胱挛缩，尿液在挛缩的膀胱中充盈，使膀胱内压升高。膀胱内的长期高压状态可阻碍对侧肾盂和输尿管内尿液的排出。或在挛缩膀胱排尿时尿液向对侧输尿管反流，引起对侧输尿管和肾盂扩张积水。

5. 对侧肾积水的症状　对侧肾积水是肾结核的晚期并发症，因此患者会陈述一般肾结核的临床症状。而对侧肾积水的症状须视肾积水的程度而定，较轻的积水可无症状、体征，积水明显而严重时可出现腹部饱满胀痛，或腰部胀痛，以及腹部或腰部有肿块存在。

6. 对侧肾积水的诊断

（1）病史分析：肾结核而有对侧肾积水的患者，基本上结核侧的肾破坏严重，功能损失殆尽，患者的生命维持依赖于对侧肾。若对侧肾积水程度较轻，则临床症状并不明显；如对侧肾积水严重，则可出现肾功能减退、尿毒症的症状。往往对侧肾积水的发生是在抗结核药物应用相当一段时间后出现。膀胱和输尿管结核病灶在得到抗结核药物的控制，在结核病灶愈合纤维化的过程中逐步出现输尿管下端或输尿管口的狭窄而继发肾、输尿管积水，若狭窄逐渐加重，则积水程度亦逐步发展。因此，总肾功能减退的肾结核患者提示有对侧肾积水可能，应予进一步检查。

（2）酚磺酞（PSP）试验：常规酚磺酞试验，测定其在4个尿标本（15、30、60、120分钟）的酚磺酞浓度。当患侧肾积水为轻度时，酚磺酞排出延迟，在前2个标本排出很少，后2个标本排出较高。若患侧肾积水严重则酚磺酞不易排出，因此4个标本都很少有酚磺酞排出。

（3）放射性核素肾图：可见对侧肾积水的肾图曲线呈排泄延缓曲线或无功能低平曲线。

（4）超声检查：超声检查方法简单，患者无痛苦，可探查对侧肾的大小、积水的程度和肾实质的厚薄，可提供参考性的资料。

（5）X线检查：X线检查颇为重要，对诊断对侧肾积水有决定性的作用，常用的方法有下列几种。

延迟静脉肾盂造影：一般的静脉肾盂造影方法对肾盂扩张积水、肾功能减退的患者不能满意地显示肾盂的形态。如疑有对侧肾积水，应将静脉肾盂造影的摄片时间按照酚磺酞排泄时间延长至45分钟、90分钟甚至120分钟，使肾盂内的造影剂积聚更多的数量时摄取X线片，可以使肾盂肾盏及输尿管的形态显示清晰。若肾功能尚佳，则在注入造影剂时采用大剂量静脉肾盂造影方法，图像的显示更为清楚。

延迟膀胱造影：膀胱造影可以显示膀胱的形态。若输尿管有关闭不全，造影剂可从膀胱中反流至输尿管甚至到肾盂，而显示输尿管与肾盂的形态。若在膀胱造影时使注入膀胱的造影剂在膀胱中延迟一个短时间，使造影剂反流到肾的量更多后摄片，则可使肾盂输尿管的积水形态显示更为清楚。为预防造影剂反流造成逆行感染，需要在造影剂中加入适量的抗生素。

肾穿刺造影（顺行肾盂造影）：如肾功能不佳，静脉肾盂造影不能显示，而膀胱病变严重，逆行肾盂造影不能成功，膀胱造影又无反流，则肾穿刺造影是唯一了解肾盂情况的可靠方法。在超声指引下于第 12 肋骨下骶棘肌外侧缘做肾盂穿刺，穿刺成功后可吸取尿液标本进行各种必要的检查，并从穿刺针注入适量的造影剂后摄取 X 线片，明确肾病变的性质。

（三）结核性膀胱自发破裂

膀胱自发破裂较少见，但在破裂的病例中以结核为最多。

1. 结核性膀胱自发破裂的病因与病理　膀胱结核发生自发破裂的原因主要是膀胱内的结核病变广泛严重，结核性炎症溃疡深入肌层累及膀胱壁的全层，此时如有下尿路梗阻、膀胱收缩或腹内压突然增高等因素，即可引起自发破裂。破裂的部位多在顶部或后壁，几乎均为腹膜内型。

2. 结核性膀胱自发破裂的症状　膀胱自发破裂常常是一个急性发病过程。患者在无外伤的情况下突然发生下腹疼痛，发作后无排尿或排出少量血尿，腹部有腹膜刺激征。但由于是结核性膀胱的患者，因此发生破裂以前，存在结核病的历史，泌尿系统结核的症状，以及泌尿系统结核的诊断依据。

3. 结核性膀胱自发破裂的诊断　泌尿系统结核患者而突发急腹症症状，且以下腹部为明显。由于膀胱破裂后，尿液不断流入腹腔，故常有腹腔积液症。诊断性腹腔穿刺能抽出较多黄色液体。导尿检查常无尿液流出，或仅有少量血性尿液。若在导管中行膀胱灌注试验，则注入的液体量与抽回的液体量相比可有显著差别，或明显减少（液体进入腹腔），或明显增多（腹腔内尿液被抽出）。若导尿管从破裂口进入腹腔则可有多量尿液导出。在必要时可行 X 线膀胱造影明确诊断。

（刘一帆）

第六节　肾包虫病

一、病因及发病机制

包虫病是由绦虫的幼虫造成破坏引起。该绦虫的成虫寄生在犬的小肠里，犬是其终宿主。成虫长 3~9mm。虫卵随着犬的粪便排出污染草地和农田，羊、猪或人吞食虫卵后，成为该虫的中间宿主。幼虫孵出后，穿透十二指肠壁的小静脉，随血液流至肝。那些从肝里逃脱的幼虫接着被肺滤过。有3%的病原体能逃脱肝和肺的拦截然后进入循环系统并感染肾。幼虫发生囊泡化，合成的棘球蚴囊逐渐以大约 1 厘米/年的速度生长。这样，囊泡可能要 5~10 年才能发展到致病的体积。

肾包虫病的囊泡通常为单发，定位在皮质。棘球蚴囊壁有三层：外周从宿主组织中获取的成纤维细胞变成外膜并可发生钙化，中间为玻璃样化的薄片层，内层由带核的单层上皮细胞组成，称为生发层。生发层生成生发囊并不断增加，形成空泡后依靠蒂持续黏附于胚层上。在生发囊里长出大量从生发层发育成的原头蚴（原头节）。棘球蚴囊里也充满了液体。当生发囊与生发层分开后，增大并在液体中自由地移动，称之为子囊。棘球蚴砂就是由游离的原头蚴和子囊构成。

二、临床表现

包虫病的症状由包块缓慢增大引起的。大部分患者无症状或发现腰部包块、钝痛、血尿。因为囊发生在局部，所以很少影响到肾功能。少数情况下，囊泡破入集合系统，患者出现严重的肾绞痛，葡萄皮状的碎片随尿液排出（棘球囊尿）。囊泡也可以破入邻近的器官或腹膜腔。囊泡内液体有很强的抗原性。

三、诊断及鉴别诊断

实验室诊断如囊泡破裂，尿液中出现子囊或囊泡的碎皮就可以确诊。不到1/2的患者嗜酸性粒细胞计数增高。双向扩散法检测部分提纯棘球蚴囊 arc-5 抗原的实验结果最为可靠。补体结合试验、红细胞凝集试验（HA）和皮内过敏试验可靠性较差，但联合应用可使阳性率达到90%。

影像学检查排泄性尿路造影可显示一厚壁囊性团块，有时有钙化。如果囊泡破入集合系统，在肾盂中可以显示子囊的轮廓，呈现不规则肿块或葡萄样充盈缺损。有时造影剂可直接漏入囊泡。

超声和CT能有效地对囊泡进行定性。超声通常显示多囊或多房的团块。体位改变时，可发现棘球蚴砂的明亮回声坠落，也见于棘球蚴囊的实时观察中。

CT 特异表现为有清晰的厚膜及散在圆形子囊的囊性肿块，其次为壁厚多房的囊性团块。包含子囊的母囊，可鉴别单个肾囊肿、肾脓肿、感染性囊肿和肿瘤坏死等病变。CT和超声对肝评估有效，很少用到动脉造影。不应进行诊断性穿刺，因为可发生囊泡破裂和高抗原性囊泡内容物溢出以及发生致命性过敏反应。但是，Baijal 等报道了肾棘球蚴病的经皮治疗方法，可作为选择性诊断和微创治疗的方法。

四、治疗

外科手术仍然是肾包虫病的主要治疗方法。囊泡应该完整地摘除，避免破裂以减少种植和再发的机会。如囊泡壁已钙化，虽然子囊还可能存活，里面的幼虫很可能已死亡，种植的危险也就降低。如果囊泡破裂或不能摘除，就需要进行造袋术，囊泡的内容物开始应该先抽吸干净，并注入杀孢子的液体，如30%氯化钠、0.5%硝酸银、2%甲醛溶液或1%碘酊，浸泡大约5分钟，以杀死胚胎囊部分。

（刘一帆）

第七节 肾结石

一、临床表现

本病男性比女性多见，在中国男性发病率比女性多3~9倍。多发生在中壮年。根据最近几年的统计，发生在21~50岁最多，占83.2%，左右侧发病相似，双侧结石占10%。

肾结石可能长期存在而无症状，特别是较大的鹿角状结石。较小的结石活动范围大，小结石进入肾盂输尿管连接部或输尿管时，则引起输尿管剧烈的蠕动，以促使结石排出，于是出现绞痛和血尿。

肾结石引起的疼痛可分为钝痛和绞痛。40%~50%的患者，都有间歇发作的疼痛史。疼痛常位于脊肋角、腰部和腹部，多数呈阵发性，亦可为持续性疼痛。疼痛时，可能仅表现为腰部酸胀或不适，活动或劳动可促使疼痛发作或加重。肾结石绞痛呈严重刀割样痛，常突然发作，疼痛常放射至下腹部、腹股沟、股内侧，女性则放射至阴唇部位。肾绞痛发作时，患者呈急性病容，蜷曲在床，双手紧压腹部或腰部，甚至在床上翻滚，呻吟不已。发作常持续数小时，但亦可数分钟即行缓解。肾绞痛严重时，患者面色苍白，全身出冷汗，脉细而速，甚至血压下降，呈虚脱状态，同时多伴恶心呕吐，腹胀便秘。绞痛发作时，尿量减少，绞痛缓解后，可有多尿现象。肾绞痛经对症治疗后缓解，也可自行停止。但缓解后数日仍可感到虚弱无力，腰部酸胀隐痛。患者既往常有同样发作史。

血尿是肾结石另一主要症状，疼痛时，往往伴发肉眼血尿或镜下血尿，以后者居多。大量肉眼血尿并不多见。体力活动后血尿可加重。肾结石患者偶可因无痛血尿而就医。近年常规体检，经尿常规及B超发现无症状肾结石者明显增多。

肾结石患者尿中可排出砂石，特别在疼痛和血尿发作时，尿内混有砂粒或小结石。结石通过尿道时，发生阻塞或刺痛。对有疼痛和镜下血尿疑为肾结石者，如X线片未见钙化影像，应嘱患者密切观察有无砂石随尿排出。留尿在透明瓶内，可收集到结石，应予以分析，以作防治参考。

肾结石的常见并发症是梗阻和感染，不少病例因尿路感染症状就医。梗阻则可引起肾积水，出现上腹部或腰部肿块。孤立肾或双肾结石因梗阻而引起无尿，即所谓结石性无尿。

二、诊断

肾结石的诊断一般不难，通过病史、体格检查和必要的X线照片、化验检查，多数病例可以确诊。但不能满足于诊断肾结石，同时应了解结石大小、数目、形态、部位、有无梗阻或感染、肾功能情况、结石成分及潜在病因。如不进行结石分析或放弃结石病因检查，往往会使本来可以预防的结石复发，造成更为不利的后果。

1. 病史 仔细询问病史常可获得很有价值的资料，例如疼痛的性质、位置和放射的部位，腹痛后尿化验有无红细胞等。患者可能有各种代谢性疾病的病史，例如痛风、胱氨酸尿、长骨囊性病变或病理骨折，慢性泌尿系感染及肾钙质沉着等患者需做深入的代谢检查。而无以上病情的只做简易的检查：包括了解饮食异常史，使用可以引起尿石的药物、体液流失史及慢性泌尿系感染史。简易的化验室检查包括：尿石的分析、血化学（Ca，P，Ua）、尿常规分析及尿培养和泌尿系平片、静脉泌尿系造影。所谓深入的代谢检查包括甲旁亢、尿酸、胱氨酸、感染石等代谢异常的检查。但有诊断价值的病史并不多见，有人估计35%~40%肾结石的病史不够清楚，症状也不明显。有患肾结石病家族史的患者值得注意，其发病率较正常人多4倍。

2. 体格检查 一般状况良好，脉搏血压正常或稍高，无尿路感染者一般无发热。肾绞痛发作静止期，仅有患侧脊肋角叩击痛。绞痛发作时，患者躯体屈曲，腹肌紧张，脊肋角可有压痛及局部肌紧张，并发肾积水者于腹肌放松时可触及肿大而有压痛的肾脏。多数没有梗阻的肾结石病例，可无明显体征。

3. 泌尿系影像学检查 泌尿系X线检查可以了解肾脏外形、结石大小、数目、形态、部位、肾盂形状、大小、估计肾结石成分、肾功能及骨骼改变等。

(1) 泌尿系平片和断层平片：平片必须包括全泌尿系统。90%以上的肾结石在X线片上显影，显影的深浅和结石的化学成分、大小和厚度有关。不同成分的肾结石按其显影的满意程度依次排列为草酸钙、磷酸钙和磷酸镁铵、胱氨酸、含钙尿酸盐。纯尿酸结石不显影。结石在平片上显影程度受到很多因素的影响，如结石小、肠气多、患者肥胖，显影常不满意，当然与投照技术也有关系。在判断结石时应注意与腹腔内其他钙化灶相鉴别。腹腔内肠系膜钙化的淋巴结通常为多发、散在，很少局限在肾脏部位，钙化影不均匀，呈斑点状，在不同时间钙化影的位置变化很大，侧位X线片可见钙化斑在腰椎前方。断层X线片能在不同层次照出更清晰的平片，对较小的结石亦能显示。海绵肾常表现为肾钙质沉着。

(2) 静脉尿路造影：静脉尿路造影可了解肾盏、肾盂形态及肾功能状态，有助于判定肾内（外）肾盂类型、肾盂输尿管连接部狭窄、多囊肾、蹄铁形肾、海绵肾及肾积水等。阴性结石在显影的肾盂内表现为透明区，类似占位性病变。在肾功能较差，显影欠佳时，可拍延缓片，即在注入造影剂后20、40、60、120分钟拍片，甚至24小时拍片。亦可应用大剂量造影剂造影。

(3) 膀胱镜检查和逆行肾盂造影：膀胱镜检查有一定痛苦，并有引起感染的可能，所以不作为常规检查。它适用于静脉尿路造影后仍诊断不明的病例。对碘有过敏反应的患者可改用优微显50mL。肾盂注气造影适用于肾盂阴性结石，注气时应采用头高位，否则气体不能升入肾盂。

(4) B超：B超检查有助于对囊性、占位性、积水、结石等病变的诊断，特别是对无症状面较大的鹿角状结石及 X 线不显影的尿酸结石意义更大。B 超应与其他检查方法配合应用。

（5）肾动脉造影：仅个别患者需要做肾动脉造影检查。例如先天性蹄铁形肾或融合肾并发结石拟行手术取石时，肾动脉造影可显示畸形动脉，有助于拟订手术方案。

（6）放射性核素扫描及肾图：放射性核素扫描不仅可显示结石，而且也能表明梗阻和肾功能损害的程度；肾图可提示梗阻。肾动态检查可显示双肾结石时双侧分肾功能。一般认为分肾功能结果，如一侧肾功能只有10%而对侧正常时可考虑患肾切除，但如患肾仍保持20%功能时应行手术取石并保留该肾脏。

（7）CT：对于 X 线不显影的尿酸结石，CT 可以确诊。

（8）核磁水成像：可了解梗阻时肾积水的影像。

4. 实验室检查　对肾结石病因的诊断极为重要，对一次发作的含钙肾结石，尤其是一侧输尿管单个结石时，常只需做简易检查。而对双肾多发结石，复发结石以及尿酸、胱氨酸和感染石常需要做深入检查。常需要介绍患者到设备完善的医院做深入检查。

（1）血清检查：钙、磷、尿酸、血浆蛋白、血二氧化碳结合力、钾、钠、氯、尿素氮、肌酐等。

（2）尿液检查

1）尿常规：蛋白阴性或微量，酸碱度因结石成分不同而异。镜检可见红细胞，如合并感染，可见到脓细胞，有时尿中可见到肾结石的特殊结晶和结晶团块。

2）尿培养及细菌药物敏感试验。

3）24 小时尿定量分析：测定尿总量、钙、磷、尿酸、草酸、胱氨酸、镁、钠、氯化物、枸橼酸、硫酸盐、pH 等 2 次，1 次在正常工作饮食时，第 2 次在根据第 1 次 24 小时尿化验结果进行矫正后进行。矫正总尿量要求每日尿量不少于 2L，其他如尿钠超过 200mmol/d 应加以限制，如尿草酸超过每日 40mg，则应限制草酸盐饮食及维生素 C，如尿钙超过 250mg/d 则应限钙饮食，如尿酸及硫酸盐超过 700mg 及 30mmol/d 时，则应限制肉食，如尿 pH 低于 5.5 时，枸橼酸及钾偏低，应多饮橘子水，矫正饮食 1 周后，再做第 2 次 24 小时尿定量分析。两次间隔时间两周左右。24 小时尿分析正常值见表 3-2。

表 3-2　24 小时尿分析正常值

检查项目	国外标准	北京大学泌尿外科研究所
草酸盐	<40mg	20~50mg
钙	<200mg	80~300mg
尿酸	<600mg	<750mg
镁	>50mg	60~150mg
枸橼酸	>640mg	70~460mg

续　表

检查项目	国外标准	北京大学泌尿外科研究所
胱氨酸	<250mg	<300mg
磷酸盐	<1 300mg	<775mg
钠	<2.0g	
硫酸盐	<1.4g	
新鲜尿 PH	不低于 5.5	不低于 5.5

（3）结石成分分析：结石成分分析是制定预防措施的依据，分析方法请参考相关内容。北京大学泌尿外科研究所统计了 4 311 例结石成分，结果见表 3-3。

表 3-3　4 311 例结石成分分析

结石类型	数目	百分比（%）
含钙结石	3 564	82.7
尿酸结石	311	7.2
胱氨酸结石	26	0.6
感染结石	410	9.5

三、不同成分肾结石的临床特点及相应的临床治疗

根据表 3-3，含钙结石发病率最高占 82.7%，以草酸钙和磷酸钙为主。含钙结石不能溶解，复发率较高；CYC Pak 提出了防治方案，如果能够坚持执行，大多数患者（约 90%）能减少结石的复发。其次感染结石约占 9.5%，这种结石多是铸状结石，取石手术困难而泌尿系感染也难控制，疗效较差。尿酸结石约占 7.2%，药物控制尿酸及溶解尿酸结石的效果较好。胱氨酸结石较罕见，只占 0.6%，是一种先天遗传的肾小管缺陷病，溶石治疗效果尚好，但治疗后均易复发。

1. 含钙肾结石　含钙肾结石以草酸钙和磷酸钙为主，占全部尿石的 80%~84%。经过病史、临床表现、体检、X 线检查、实验室检查及结石分析后，约 20% 的病例可找到明显的病因，包括先天性肾盂输尿管连接部狭窄、先天性蹄铁形肾、多囊肾、原发性甲状旁腺功能亢进、肾小管酸中毒等；80% 的病例，如经两次以上的 24 小时尿钙、磷、尿酸、草酸、镁、枸橼酸、胱氨酸、pH 等检查，80%~90% 均可发现尿成分异常，并可用饮食及药物防治。

（1）肾小管性酸中毒：肾小管性酸中毒是比较罕见的内科疾病，通过尿液检查可以确诊。尿的检查方法：①禁食 12 小时后，肾小管酸中毒患者尿 pH 不低于 5.5，而正常人多低于 5.5。②氯化铵负荷试验，每千克体重口服氯化铵 100mg，分 4 次服入后，尿 pH 应降至 5.5 或更低，而肾小管酸中毒患者则不能（近曲肾小管性酸中毒例外）。但已有酸中毒症状者，禁忌做此试验。此外，患者可有高尿钙、高尿磷、低血钾及低尿枸橼酸，临床特点表现

为高氯血性酸中毒，尿 pH 偏高（pH>6.8），且尿无感染表现。在 X 线片上肾钙质沉着较肾结石更多见。治疗：Ⅰ型肾小管酸中毒可有碱性尿、高尿钙、高磷酸盐、低枸橼酸尿。如并发磷酸钙结石，宜服用枸橼酸钾以降低尿钙，此外小苏打或枸橼酸合剂，均可纠正酸中毒。但如果停药将会复发。如患者仍有新结石形成，可口服磷酸盐合剂或氢氯噻嗪以减少尿钙。

（2）原发性甲状旁腺机能亢进（甲旁亢）：原发性甲旁亢主要表现为肾结石型、骨病型、胃肠病型或混合型。而甲状旁腺腺瘤切除后即能治愈。一般统计 1%～3%肾结石患者是由甲旁亢引起的。因肾结石型甲旁亢病情相对较轻微，以致各项检查结果均较骨病型更接近于正常，因此需要提高警惕，对可疑患者需重复检查，以防漏诊。

血清钙：正常值 2.25～2.6mmol/L，在甲旁亢时超过 2.5mmol/L。测定血钙时必须测血浆蛋白，以便计算游离钙量。因甲状旁腺激素主要调节的是血清游离钙，凡血清游离钙浓度超过 1.65mmol/L 或血清钙浓度超过 2.5mmol/L 时，即疑有本病。如三次测定都超过正常值，则更有诊断价值。对血钙偏高的患者行甲状旁腺激素测定对诊断帮助更大。

血清磷：正常值 0.87～1.45mmol/L，甲旁亢时，可降至 0.81mmol/L 以下。低血磷常是诊断甲旁亢的最初线索。24 小时尿钙、尿磷测定：低钙 5mmol/d（200mg/d）、低磷 22.4mmol/d（700mg/d）饮食三天后，一般正常人尿钙为（3.75±1.25）mmol/d（150±50mg/d），尿磷 16mmol/d（500mg/d），甲旁亢时尿钙尿磷均升高。

甲状旁腺激素（iPTH）测定：30 年前 iPTH 的测定只测羧基端的血 PTH，现在已改进测定完整的 iPTH，准确率超过 90%。正常人血游离钙与血 iPTH 存在一定的反馈作用。根据正常人血游离钙与 iPTH 相关规范图，对早期甲旁亢患者，只要血钙轻度升高，而血 iPTH 异常升高时，即可做出诊断。各实验室测定血 iPTH 抗体的方法不同，应预先测定自己的规范图。再配合其他检查结果，将可发现更多的早期甚至无症状的甲旁亢患者。

此外 24 小时尿环磷酸腺苷（cAMP）的测定可较好地估计甲状旁腺的功能，其结果与甲状旁腺素的测定结果基本一致，而且测定方便，可以广泛用于临床。

如没有条件做 iPTH 和 cAMP 的医院可以采用肾小管磷再吸收试验，这种测定也比较可靠。

肾小管磷再吸收（TRP）试验：正常人高磷饮食，磷为 74.2mmol/d（2 300mg/d）、钙为 20.0mmol/d（800mg/d），3 天后，TRP 为 78%～89%，甲旁亢时可降至 10%～70%，低于 78%即有诊断意义。具体方法如下，①晨 7 时饮水 400mL。②晨 8 时排尿弃去，再饮水 150mL。③晨 9 时取血，查血肌酐及血磷。④晨 10 时排净尿，留晨 8～10 时尿，记录尿量，并留尿测尿磷及尿肌酐。

$$TRP = \frac{肾小球滤过磷-尿排出磷\%}{肾小球滤过磷}$$

结合血、尿肌酐值导出下列公式：

$$TRP = \left(1 - \frac{Up \times Sc}{Uc \times Sp}\right) \times 100$$

Up：尿磷（mmol/L）

Uc：尿肌酐（mmol/L）

Sp：血磷（mmol/L）

Sc：血肌酐（μmol/L）

TRP：肾小管磷再吸收率

合并有骨病的甲旁亢患者，以下检查常有显著的变化。

血清碱性磷酸酶：正常值为 0.5~1.5（μmol·S^{-1}）/L 即 32~92IU/L，甲旁亢骨病时则升高。

骨密度测定：甲旁亢患者常有骨质疏松、骨密度降低。正常人的骨密度随性别、年龄及体重而不同。现国内骨矿物仪中有 SD 型仪和 FT647 型。这种仪器对桡骨、尺骨远端 1/3 处骨骼横断扫描，对其矿物质含量进行测定，自动分析，可在数分钟内完成。

在定位方面，个别患者在颈部可触及肿块。腺瘤直径超过 1.0cm 者，在术前采用 B 超或 CT 检查均可帮助定位。对过去手术探查失败或术后复发的甲旁亢可经颈静脉插管及周围血管取血，分别测定颈部两侧甲状腺下静脉血及周围血的 iPTH，也可以帮助术前定位，如一侧颈部甲状腺下静脉血含量超过周围血两倍以上时，则表示有腺瘤。Hinda 等报告采用铒扫描颈前部位，其术前定位准确率最高超过 95%。原发性甲旁亢症多由单发的甲状旁腺腺瘤（86%）所引起，较少由多发的腺瘤（6%）或甲状旁腺增生（7%），很少由于腺癌（1%）引起。手术切除腺瘤对肾复发结石效果好。但如有结石梗阻，而没有高血钙危象时，应先治疗结石。

高血钙是原发性甲旁亢临床化验表现之一。有些疾病亦可有高血钙，但合并肾结石者则较罕见。一般采用肾上腺皮质激素，每日 100mg，一周内可降低以下诸病的高血钙，而甲旁亢则无改变。

高血钙的鉴别诊断：

乳碱综合征：乳碱综合征多因溃疡病大量服用牛奶和碱化药物而发生。其临床表现很像原发性甲旁亢，但后者常合并肾结石、肾功能不全和轻度酸中毒，而本病则经常为碱中毒，停药或减少饮奶后，症状减轻。

结节病或肉样瘤病：结节病在中国极罕见，患者可有高血钙，也可有严重的高尿钙，仅个别报告并发结石。即使患者采用正常饮食，仍可出现异常的高血钙和高尿钙。国外曾有患者同时有原发性甲旁亢肾结石和结节病的报告。

维生素 D 中毒症：维生素 D 中毒可致钙在体内沉淀，并形成肾结石，或并发肾功能不全及转移性钙化，患者应停止用药。

恶性肿瘤：由于恶性肿瘤的骨转移或由于恶性肿瘤分泌类甲状旁腺素物质，引起高血钙，只有生存较久的患者偶可生长肾结石。只有对肿瘤进行治疗，才能控制此种高血钙。

皮质醇增多：内生性或外源性肾上腺皮质激素过多，都可造成骨骼脱钙，出现高血钙和高尿钙，并可发生肾钙化和肾结石。这种患者切除肾上腺肿瘤后血钙即可恢复正常。

甲状腺功能亢进：仅少数病例可发生骨骼脱钙，形成高血钙、肾钙化及肾结石。针对甲状腺功能亢进，加以治疗，可望收效。

此外尚有婴儿原因不明的高血钙，与维生素D中毒相似，除停止服用维生素D及钙片外，还可用肾上腺皮质激素控制高血钙。

治疗：应首先治疗原发性甲旁亢，然后再处理结石。否则，术后可能并发高血钙危象，患者血钙可升高达4.2mmol/L或更高，表现为脉搏增快、嗜睡、恶心呕吐、腹部不适和高氮质血症。严重时患者可发生呼吸困难、肾功能衰竭、昏迷、甚至死于心脏骤停。高血钙危象的确切治疗是甲状旁腺切除。为降低血清钙，可采用无机磷酸盐或硫酸盐。无机磷酸盐可口服或静脉注射，剂量为每日1~3g，对肾功能衰退的患者应采用小剂量，以避免低血压和继发性急性肾小管坏死；静脉注射等渗硫酸钠溶液可提高尿液排钙能力，硫酸钠较无机磷酸盐能更快地降低血清钙。

一旦做出原发性甲旁亢的诊断，应做颈部探查，80%~90%可找到甲状旁腺腺瘤或癌，少数为甲状旁腺增生。单个腺瘤切除后，血和尿的测定常可出现低血钙和低尿钙，甚至出现麻木和抽搐，需要即刻补充钙治疗，约25%的结石可以在术后自行溶解。而甲状旁腺增生引起的功能亢进，腺体稍大（直径在1cm以下），应切除3个半腺体，但对肾结石的疗效欠佳。一般而言，骨病型的甲旁亢病情严重，诊断比较容易，当然骨病型合并肾结石型也较容易诊断，同时腺瘤亦较大，平均直径约2cm。但肾结石型的甲旁亢诊断比较困难，因血和尿的化验改变较少，同时常难与甲状旁腺增生的肾结石患者鉴别，结石型的甲状旁腺腺瘤亦比骨病型者小，直径1~2cm。但如常规测定血钙、血磷，必要时做iPTH、cAMP及骨密度等测定，常可发现更多的早期甲旁亢。有的医院，近年来发现不少无症状的甲旁亢，应先随诊观察一段时间，再确定治疗方案。另外，有两种情况暂不宜考虑手术，宜用内科治疗：①病情轻微，10年内只排1~2块小结石，血钙仅略高于正常，患者不愿接受手术，可考虑使用磷酸盐治疗，以降低血钙。②多次颈部探查手术未找到腺瘤的甲旁亢患者，亦应采用上述药物治疗。

（3）原发性高尿钙：在无明显病因的含钙肾结石中，40%~60%有原发性高尿钙。正常人24小时尿钙应少于6.25mmol（250mg），而低钙5.0mmol（200mg）、低磷22.6mmol（700mg）饮食3日后，尿钙应少于（3.75±1.25）mmol（150±50mg）。凡24小时尿钙超过以上数值时则称为原发性高尿钙。原发性高尿钙主要有两种：吸收性高尿钙和肾性高尿钙。吸收性高尿钙是因肠管吸收过多的钙所引起；而肾性高尿钙是因肾小管回吸收钙紊乱所引起。吸收性高尿钙时血 iPTH 含量低或正常，而肾性的 iPTH 则偏高。过去采用的空腹 1g 钙负荷实验可以不做，而不影响治疗。

含钙肾结石的药物治疗应考虑：①逆转潜在的生化和生理异常。②抑制新结石形成。③预防疾病所引起的非肾脏并发症。④无严重不良反应。可采用以下药物。

1）噻嗪类利尿剂：此类药物是唯一降低尿钙的利尿药。噻嗪类药物能抑制肾近曲小管对 Na^+、Cl^- 的吸收，同时能增加肾远曲小管对钙的重吸收，并降低尿钙含量，其作用受 PTH 的影响。采用噻嗪类药物时，忌用高钠饮食（防止 Na^+ 在远曲小管被重吸收，以致降低尿钙的重吸收）。本品还可促进尿镁、锌的排出；降低尿草酸的排泄，此可能因肠道对钙吸收降低，大量钙与草酸结合后不能被吸收之故。噻嗪类利尿剂还可使血中 iPTH 和 1, 25-$(OH)_2D_3$ 恢复正常，所以是比较理想的治疗药物，但需长期应用。Scholz 发现在未限制饮食的情况下，氢氯噻嗪 25mg，日服 2 次，尿钙排泄量比对照组降低 2 倍，钙清除率和钙/肌酐比值降低，当长期应用而减效时，可暂时停药 6 个月，然后再恢复噻嗪类药物治疗。这类药物的主要缺点是导致低枸橼酸尿和低血钾，为此许多学者主张将枸橼酸钾和噻嗪类药联合应用。噻嗪类药和别嘌呤醇合用，对伴有高尿酸尿和吸收性高钙尿，可同时降低尿钙和尿酸，别嘌呤醇可产生头痛、抑郁、皮疹等不良反应，治疗初期先用小剂量 25mg，每日 2 次，以后缓慢增加到维持量 50mg，每日 2 次，可以减少不良反应。因噻嗪类药有加重高血钙作用，故禁用于原发性甲旁亢患者。

2）枸橼酸钾：枸橼酸是一种很强的钙离子螯合剂，浓度增加至一定程度时可形成稳定而易溶于水的枸橼酸钙从尿排出，从而降低钙离子的活性、浓度以及其他钙盐的饱和度，减少钙盐结晶和结石的形成。此外，枸橼酸钾还可以防治和溶解尿酸结石。钾本身亦有利尿作用。近年的研究发现含钙结石患者尿内的枸橼酸普遍偏低，而枸橼酸钾既可降低尿钙，又能增加尿枸橼酸的含量，因此使草酸钙的相对饱和度明显降低，所以可以防止含钙肾结石形成。

至于轻度吸收性高钙尿患者，仅通过限制饮食及多饮水，就可使尿钙恢复正常。即采用低钙 10~15mmol/d（或 400~600mg/d）、低草酸饮食和大量液体摄入，可降低尿草酸钙的饱和度。对于高尿酸尿性草酸钙结石，口服别嘌呤醇（300mmol/d）能减少尿酸合成，降低尿酸，进而增加草酸钙的亚稳极限，抑制单钠尿酸盐促进草酸钙再结晶作用，控制晶体的自发成核。此类患者应适度限制钠的摄入（150mmol/d 以内），也可减少尿钙含量，对预防结石形成也是有益的。

（4）肠源性草酸钙肾结石：近年来查明回肠短路术后，回肠切除术后或溃疡性结肠炎患者，均可发生高草酸尿。因正常人的胆酸在回肠末端被重吸收和利用，但在回肠手术后，因胆酸不能像正常人那样被吸收，不能再进入肝脏随胆汁排出，结果胆酸与肠管内的钙不能形成不可吸收的钙皂，于是过量游离的草酸钙被吸收自尿排出，形成草酸钙结石。

有人主张治疗采用多饮水，限制高草酸饮食，口服钙剂或高钙饮食（枸橼酸钙）。补钙后的尿草酸盐大幅度下降，Pak 建议补充枸橼酸钙或同时服噻嗪类药物，以防补钙过度或不适当而引起肾结石。镁制剂可减少草酸盐的吸收，可选用葡萄糖酸镁 0.5~1.0g，每日 3 次。镁本身有抑制草酸钙晶体生成聚集的作用，并且可以增加磷酸盐和草酸盐的溶解度。行肠短路后个别结石患者也可考虑再行取消短路的手术治疗。

（5）原发性高草酸尿：原发性高草酸尿患者极为罕见，是一种先天遗传性（自体隐性基因）疾病，有两种类型。一种高草酸尿伴有过多的乙二醇；另一种高草酸尿伴有过多的甘油酸盐。这种患儿可有草酸钙沉淀于内脏，多在早年死于肾功能衰竭。

此外尚有较轻的代谢性高草酸尿含钙结石。Danpan 及 Jenning 首先指出草酸可以在身体的各个部位产生，除肝脏外，肾也是一个草酸生成的重要部位，肾和肝产生的草酸，均能造成病理改变，草酸的过度产生可由丙氨酸乙醛酸转氨酶（AGT）的缺陷（还有 GGT，LDH 等酶）导致，尿中草酸的排泄高于肾小球滤过量的 20%~30%，这表明肾性高草酸尿可能是一个新的范畴，红细胞也可产生草酸，Baggio 发现草酸钙结石患者红细胞的草酸的转输增强。氢氯噻嗪能降低尿草酸，同时抑制草酸转输的异常。

（6）高尿酸尿：高尿酸尿症是含钙肾结石患者的一个较重要的发病原因，其特点为高尿酸尿症和反复发作的含钙肾结石，故又称高尿酸尿性含钙肾结石，12% 的患者高尿酸尿和高钙尿同时存在。

男性 24 小时尿排泄尿酸量超过 700~800mg（4.7mmol），女性超过 600~750mg（4.4mmol）时称为高尿酸尿症。

高尿酸性含钙肾结石患者尿 pH，较正常尿酸含钙肾结石患者尿 pH 低，在 pH 低于 5.5 时，尿酸或单钠尿酸盐晶体容易沉淀，成为草酸钙结石生长的核心，即草酸钙结晶体可在尿酸或单钠尿酸晶体上取向附生。尿酸盐能吸附酸性黏多糖（AMPS）在其表面，尿中 AMPS 的抑制活性降低，易促使草酸钙沉淀成结石。

治疗：多饮水，限制鱼肉家禽及动物内脏等高嘌呤饮食，减少钠盐摄入是预防的有效措施，尿尿酸的浓度常随尿中钠的增加而升高。轻的患者可以通过饮食控制 24 小时尿酸或单钠尿酸晶体的含量，但大多数结石患者需要：①碱化尿液。一般用口服枸橼酸钾，常用量为每日约 9 克，分 3 次口服，要求降低尿 pH 到 6.5~6.8。②使用别嘌呤醇。饮食不能控制的患者可用别嘌呤醇 100mg，每日 3 次，该药通过抑制黄嘌呤氧化酶，干扰嘌呤代谢，减少尿酸形成，可降低血和尿尿酸含量至正常范围。③服用降尿钙药物。通常用氢氯噻嗪 50mg，每日 2 次，对已形成的肾结石通常采用体外或体内冲击波碎石治疗，高尿酸尿含钙肾结石患者因存在肾小管转运尿酸的障碍，应长期随访，终生用饮食及药物治疗（低嘌呤饮食见表 3-4），如能坚持治疗则预后良好，否则易于复发。

表 3-4　低嘌呤饮食

1. 忌肝、甜面包、脑、肾，每周可吃 50g 肉、鱼及禽肉
2. 可吃乳油及蛋类
3. 可饮牛乳 250~500g
4. 忌肉汤
5. 忌豆类、花生、菠菜
6. 忌茶、咖啡、巧克力
7. 忌酒类饮料
8. 可吃水果
9. 除麦片外其他谷物均可食用
10. 可吃奶制汤
11. 可吃冰激凌、甜点

（7）低枸橼酸尿症：枸橼酸是含钙结石的一种抑制剂，因此低枸橼酸尿也被认为是含钙结石成因之一，Nicar 指出，实际上有超过 55% 含钙结石患者尿中枸橼酸分泌量明显低于正常，即使在没有其他代谢异常的结石患者中，也有 48% 的患者尿中枸橼酸偏低。

低枸橼酸尿含钙肾结石常见病因：Ⅰ型肾小管酸中毒、肠源性高草酸尿、吸收性及肾性高尿钙；原发性甲旁亢在低枸橼酸尿时才形成结石，摄入过多动物蛋白时，尿枸橼酸也降低。结石形成的机制：枸橼酸在结石形成中起着两种作用，①与钙结合成可溶性复合物，枸橼酸是一种很强的钙离子螯合剂，当尿中枸橼酸浓度高时，可与钙离子结合，并可置换其他钙盐中的钙，形成易溶于水的复合物，而随尿中排出，故枸橼酸可起到阻止尿中结合成溶解度低的草酸钙或磷酸钙沉淀。当尿中枸橼酸排泄量少时，可促使草酸钙和磷酸钙沉淀成石。②抑制晶体生长和聚集，枸橼酸是尿中存在的一种抑制物，能有效地抑制尿中草酸钙和磷酸钙晶体的生长和聚集，当尿中枸橼酸排泄量少时，也利于草酸钙和磷酸钙结石的形成。

诊断：当 24 小时尿枸橼酸量小于 320mg 称作低枸橼酸尿。因微生物能分解尿枸橼酸，因此待测的尿标本不宜久置，以免使测定值偏低，诊断时应注意原发病的诊断。

治疗：对于特发性低枸橼酸含钙肾结石患者，应多饮水，减少动物蛋白的摄入量，碱化尿可用枸橼酸钾，每日 9 克，分 3~4 次日服，配合氢氯噻嗪 0.25 克，每日 2 次，往往能取得良好效果，如患者并发其他代谢异常所致的含钙结石如甲旁亢等，应针对其病因治疗。

（8）低镁尿症：有人认为低镁尿症是含钙肾结石形成的原因。镁防止结石形成的机制：镁与草酸形成可溶性复合物；镁是草酸钙和磷酸钙晶体生长的抑制物的浓度，长期应用镁剂治疗可以通过抑制肾小管再吸收而增加尿内枸橼酸的排泄，这增加了尿中结石形成抑制物的浓度，有学者发现土壤中缺乏镁的地区结石发病率高，结石患者尿中镁/钙比值较低等。对低镁尿症或尿镁/钙比值降低的含钙肾结石患者可给予镁剂治疗，常用的有氧化镁、葡萄糖

酸镁及枸橼酸镁。有人研究用枸橼酸钾钠预防结石，可望增加尿镁及枸橼酸的含量，获得较好的效果。

很多含钙肾结石患者具有以上 2~3 种的代谢紊乱。Menon 和 Mahle 报告 52 例结石患者中，26 例有高草酸尿，其中 48% 有高尿钙，38% 有高尿酸尿，21% 有高枸橼酸尿。Laminski 等报告高草酸尿结石患者中 3/4 有并发的代谢紊乱。Pak 报告 3 473 患者中，41% 有高尿钙，后者中 25% 有高尿酸尿，23% 有高草酸尿，17% 有低橼枸酸尿。以上表明肾结石患者可能有肠管和肾脏的多种代谢异常，需要在结石取出后，长期用药以防止结石复发。表 3-5 根据 24 小时尿深入的检查分析，可发现多发的尿代谢异常，可采用不同的药物长期应用防止结石复发。

近年来由于体外冲击波碎石，再配合各种新型内窥镜的发明如经皮肾镜、软和硬的输尿管镜等碎石和取石的方法，80%~90% 以上的肾结石病例可以不做传统手术取石而达到治疗的目的。但 ESWL 及 PCN+ESWL 治疗后，肾结石复发率仍很高，如不防治，每年的复发率为 7%，10 年的复发率为 50%。所以碎石以后必须做以上系统检查，查明病因，根据病情分别做简易的化验检查或深入的代谢异常的检查，复杂的代谢异常（表 3-5），常需终身用药，可以防止复发，有效率 90%。但患者每 2~3 年需要复查一次，以免误治。

表 3-5　排石或碎石后，根据 24 小时尿定量分析找出该尿石的潜在病因与治疗

	24 小时尿分析	病因	治疗
1	高尿钙 高尿酸尿 低枸橼酸尿 高尿钠	吸收性高尿钙及饮食不当	双氮克尿噻 枸橼酸钾 限制钠入量
2	尿 pH 过低 高尿酸尿 低枸橼酸尿	痛风病及饮食不当	枸橼酸钾 别嘌呤醇（血尿酸高时） 限制钠入量
3	低枸橼酸尿 高草酸尿 尿 pH 过低 尿量太少	克罗恩病	枸橼酸钾 枸橼酸钠
4	高尿酸尿 高尿磷 高尿钙 低枸橼酸尿	过度食入动物蛋白	枸橼酸钾

续 表

	24小时尿分析	病因	治疗
5	低枸橼酸尿 高尿pH 高尿钙	不完全肾小管酸中毒	枸橼酸钾
6	高尿pH 高草酸尿 正常尿枸橼酸	完全素食者 补充过量维生素C或钙	改善食谱

2. 尿酸结石 尿酸结石患者可有不同原因所致的高血尿酸或/和高尿尿酸，尿呈强酸性。有先天与后天之分。

（1）病因

1）原因不明的尿酸结石：如系遗传者属常染色体显性遗传。结石形成往往较久，易造成梗阻及肾功能丧失，男女发病率大致相同，发病有种族差异，犹太人和意大利人多见。亦有偶发类型。发病年龄常在中年。结石容易复发。血和尿的尿酸水平均在正常范围，由于尿氨含量过少（原因不明），故尿pH呈强酸性。

2）痛风：原发痛风有22%可并发尿酸结石。痛风患者由于内生性尿酸过多，即使采用低嘌呤饮食仍有高尿酸尿出现。此外因有氨形成缺陷，尿pH偏低。小儿痛风明显表现为某些酶的缺陷，估计在成人中只有轻型发生。

3）恶性肿瘤：骨髓增殖性疾病、慢性粒细胞性白血病和小儿急性白血病，均可造成高尿酸尿，轻度高尿酸尿即可形成结石。在进行化疗时，由于大量细胞坏死，致使尿酸结晶沉淀，更易形成结石，甚至引起梗阻。

4）胃肠道疾病：急性腹泻及慢性肠炎时，由于失水过多，可使尿呈酸性，并增加尿酸含量，回肠造瘘术后或高温作业均易导致缺水，也易促使尿酸结石的生成。

5）药物：丙磺舒及阿司匹林用量过多，能引起高尿酸尿。服用上述药物同时进高嘌呤饮食，更能促使尿酸或草酸结石形成。

尿酸结石患者常有鱼虾籽样的尿砂粒排出。因尿酸石在X线片上不显影，在肾盂造影时可见圆形或鹿角状充盈缺损，易误诊为肾盂肿瘤。尿呈酸性，尿沉渣检查易于发现尿酸结晶，约有50%的患者血中尿酸升高，24小时尿尿酸往往超过3.75mmol/d（750mg/d）。结合B超和CT检查可以确诊。

（2）治疗：尿酸结石治疗目的在于溶解已有尿酸结石并防止新尿酸石发生，效果较好的一般治疗如低嘌呤饮食，每日饮水3L。

1）降低血和尿的尿酸量：如患者不能耐受低嘌呤饮食而不能降低高血尿酸时（男性

387μmol/L，女性309μmol/L），可口服别嘌呤醇，抑制黄嘌呤氧化酶以进一步降低血和尿的尿酸，约85%的患者疗效满意，别嘌呤醇起始剂量100mg，每日3次，再根据血尿酸含量随时调节用药剂量，该药的不良反应较少，但可出现白细胞减少、胃肠道刺激症状、黄疸、肝炎、血小板减少及白内障等不良反应。

2）碱化尿液：尿液碱化至pH5~6时，尿内尿酸溶解度可增加6倍，如尿pH达7时可增加36倍，因此碱化尿液降低尿酸更有效。pH不宜超过7，否则碱性尿能促使磷酸钙沉淀，不利于溶石。首选药物是枸橼酸钾，该药可升高尿pH值，大量钾离子以单钾尿酸盐从尿排出，后者的溶解度极高。故枸橼酸钾优于枸橼酸合剂和碳酸氢钠。若期望迅速溶解尿酸结石，可采用5%碳酸氢钠或1/6M乳酸钠（含钠167mmol/L）静脉滴注，乳酸钠输入后1~2小时内，可将尿pH维持在7.0，有利于尿酸迅速溶解。因短期内输入大量碱性溶液及增加钠负荷，应警惕充血性心力衰竭及高钠血症等并发症发生，应用利尿剂和补充钾是有益的。有人报道每24小时持续滴注1/6M乳酸钠2 000mL，3~5天后，尿酸结石可均被溶解。一般认为口服药物和静脉滴注溶石最适宜无梗阻的纯尿酸结石或仅有部分梗阻尚无明显积水及尿路感染者。对有顽固的尿素分解细菌感染伴碱性尿，以及结石导致梗阻性无尿或少尿者，禁忌行全身碱化溶石治疗。

3）局部灌注溶石法：局部灌注溶石适应证，①手术取石后仍有残余结石，术中已放置肾造瘘管供灌注药物之用。②伴有严重尿路梗阻。③为多发结石，分散在多个部位。

4）有严重心肾疾病不能耐受高钠负荷者可用溶石药物：1.0%~1.8%碳酸氢钠或氨基丁三醇（THAM）溶液。Rodman报告2例输尿管尿酸结石，分别经输尿管注入0.4%碳酸氢钠3天和7天，结果尿酸石均完全被溶解。Edisuno报告肾尿酸结石，经用THAM液冲洗后，结石全部溶解。北京医科大学泌尿外科研究所在术后用1.8%碳酸氢钠灌注冲洗残余尿酸结石，两周内残余结石全部溶解。体外实验证明：THAM优于碳酸氢钠溶液。ESWL可粉碎尿酸结石，因此对含钙的尿酸混合结石可采用此法治疗。

3. 胱氨酸结石

（1）病因：胱氨酸结石占肾结石的1%~3%，是一罕见的先天性肾小管缺陷性疾病，即肾小管对胱氨酸、赖氨酸及鸟氨酸再吸收不良，因此上述氨基酸经尿排出。其中胱氨酸的溶解度最低，为300mg/L，在遗传上纯合子胱氨酸尿患者尿中的浓度超过此极限，易形成结石。尿呈酸性时，其溶解度降低，更促进结石形成。该病多见于儿童，占儿童结石的6%，易形成肾鹿角状结石。胱氨酸结石在X线平片上呈均匀的不透光阴影。患者常有多次排石史。胱氨酸结石表面光滑呈蜡样。在显微镜下，可见到独特的六角形胱氨酸结晶，呈半透明、近白色，尿中胱氨酸浓度常超过300mg/L。受胱氨酸遗传因素影响的患者也易形成草酸钙结石。

(2) 治疗：口服药物常不能溶解胱氨酸结石，但经肾插管冲洗的药物溶石效果较好。因其含丰富的蛋白基质和均匀的结构，ESWL 常不能粉碎纯胱氨酸结石。北京大学泌尿外科研究所对 10 例胱氨酸混合结石用 ESWL 治疗，其中 3 例碎石成功，另 7 例中 5 例为鹿角状巨石，ESWL 碎石无效，再经肾造瘘管灌注溶石，获得成功。

1) 食饵疗法：限制蛋氨酸摄入在成年人可能有一定作用。Dent 等指出每日摄入蛋白质 20 克时，尿胱氨酸水平可降低 1/3。但 Zinnerman 认为这种严格的限制蛋白质是不可取的，因可导致营养不良，另外，如赖氨酸、胱氨酸等食入量不足，再加肠道吸收不良，可影响儿童的大脑发育及身体生长，所以限制饮食对儿童患者是不适当的，原则上，为了降低胱氨酸的排泄，可采用低蛋氨酸饮食。应将 24 小时尿胱氨酸降至低于 200mg/d。

2) 液体摄入：液体摄入是最简单而重要的治疗方法。一般每日饮水量应大于 4L，最好能达 5~7L。为防止夜间高浓度的胱氨酸尿，建议睡前和晨时各饮水 500mL，同时多吃柑橘或饮用果汁有利于保持尿液呈中性或偏碱性。

3) 碱化尿液：维持稀释的碱性尿是预防和溶解胱氨酸石的基础。胱氨酸的溶解度也明显依赖尿 pH 值。尿 pH 为 5.0 时，胱氨酸的溶解度为 250mg/L，pH 为 7.0 时为 400mg/L，pH 为 8.0 时为 1 000mg/L。所以维持尿液 pH 在 7.0~8.0 之间，可预防新结石形成，并可使业已存在的胱氨酸结石溶解。常用的碱化尿液药物有枸橼酸钾、碳酸氢钠及枸橼酸合剂等。在上述三种方法防治失败时，才考虑使用药物。

4) 抗胱氨酸尿药物：降低胱氨酸的药物属硫醇类，其作用原理是硫醇类二硫化物的交换反应。这样可将难溶的胱氨酸转变成水溶性的二硫化物衍生物。同时碱性尿液可加速硫醇类二硫化物的交换反应。可采用以下 5 种药物：①青霉胺，Crawhall 首次报告在体外胱氨酸尿中加入青霉胺可防止胱氨酸结晶。胱氨酸尿患者服用青霉胺后可降低尿的胱氨酸；用青霉胺治疗期间，用纸层析法可显示有半胱氨酸-青霉胺出现，其溶解度比胱氨酸高 50 倍。此后，临床上有长期应用青霉胺可降低尿胱氨酸的报告。青霉胺剂量取决于患者体重和尿胱氨酸水平。治疗目的是保持尿胱氨酸水平低于 200mg/d，剂量为 20mg/（kg·d），一般为 1g/d，分次空腹口服。Crawhall 建议起始剂量为 150mg，每日 3 次，三天后增加至 450mg，每日 3 次，最后剂量应随尿胱氨酸水平进行调整。青霉胺长期应用后效力不减。青霉胺不仅可降低尿胱氨酸水平，也可使胱氨酸石溶解，但需 6~12 个月的治疗。Evans 报告用 D-青霉胺治疗 15 例胱氨酸尿石，其中 8 例尿石溶解 7 例无效，无效的原因是该 7 例为胱氨酸、磷酸镁铵、草酸钙和磷酸钙的混合结石。青霉胺不良反应较多，包括急性药物过敏反应（发热、皮疹、关节痛和淋巴结肿大）、味觉障碍和药物性蛋白尿。约 50% 的患者有不良反应且有时相当严重，以致限制了临床应用。在用药的前几个月，需定期做血白细胞计数和尿液分析。有皮疹或发热者应暂时停药。因青霉胺可使磷酸吡哆醛失活而造成一些维生素 B_6 缺乏，故建议常规服用维生素 B_6，每日 50mg，既往有肾小球疾病或肾病综合征的患者忌用青霉胺，妊娠妇女除非绝对必要，应严格控制使用。②α-巯丙酰甘氨酸（α-MPG），King 首次报告 α-MPG 可降低尿胱氨酸，以后又有很多成功的报告。α-MPG 的作用与 D-青霉胺相同，能预防新生结石形成，并可溶解胱氨酸结石。结石的溶解是否成功取决于 α-MPG 剂量，尿液碱化和摄入液体是否充分，是否连续长期服药，是否有含钙肾结石存在。Koide 报告长期应用 α-MPG 27 例，有 7 例结石完全溶解或大部分溶解，27 例中 23 例无新结石形成，且不良反应很少。α-MPG 剂量取决于尿胱氨酸水平，一般为 0.5~2.0g/d，从低剂量开始，逐渐增加直至尿胱氨酸水平低于 200mg/d。体外研究证明，在胱氨酸溶解方面，α-MPG 比青霉胺更有效，但长期应用后药效减低，需逐渐增加药量。Koide 报告 25 例中，2 例出现蛋白尿，减量后蛋白消失。Rizzoni 报告大剂量 α-MPG 用后产生肾病综合征，减少药量后蛋白消失。③乙酰半胱氨酸，Mulvaney 报告患者应用此药反应良好。剂量为 20~500mg/（kg·d），分次服用，一般成人 0.7g/d，分 4 次服。口服该药未见有严重不良反应的报告，口服半致死量为 5.5g/kg，故本品较安全，缺点是该药溶石作用不显著，其次是监测疗效较困难，因用药后尿液的硝普钠化学反应均呈阳性，甚至用层析法测定亦不能区分尿中胱氨酸、半胱氨酸、胱氨酸二硫化物和乙酰半胱氨酸的含量。因此治疗期间只能根据 24 小时尿内胱氨酸排泄总量来估计溶石效果。④卡托普利，这是一种血管紧张素转换酶的抑制剂，含有巯基，可同胱氨酸发生硫醇类交换反应，生成半胱氨酸二硫化物。半胱氨酸二硫化物在 25℃水中溶解度为 2%，而胱氨酸在同样条件下的溶解度为 0.01%，长期应用可预防胱氨酸结石形成。Sloand 等首次用卡托普利治疗 2 例纯合子型胱氨酸尿患者，起始剂量为 12.5~50mg/d，以后逐渐增加到 75~150mg/d，尿胱氨酸排泄降低 70%~93%，来见任何不良反应。但仍有待于临床更多的报道。⑤维生素 C，正常人尿中胱氨酸和半胱氨酸的浓度相等，但在胱氨酸尿中胱氨酸浓度超过半胱氨酸 1 000 倍。不易溶的胱氨酸通过还原反应也能转变成可溶的半胱氨酸。在有供氢体存在时可加速这种反应。尿中维生素 C，由于可转变为脱氢维生素 C，可作为供氢体。所以尿中加入高浓度维生素 C 可促进胱氨酸转变为半胱氨酸。Asper 首次报告用大剂量维生素 C 治疗。剂量一般为 3~5g/d，尿胱氨酸浓度可降低 50%。治疗胱氨酸尿疗效最明显的指标是新鲜尿液中无胱氨酸结晶。但应注意，维生素 C 在人体内可转变为草酸而继发草酸尿，甚至形成草酸钙结石。Miyagi 用麸胺也降低了尿胱氨酸浓度，每日口服 3~8g。

5）局部灌注溶石法：对纯胱氨酸结石效果好。其适应证为禁忌行外科手术的患者；既往有手术史，估计再次手术困难者；多发性结石者；经 ESWL 治疗，效果欠佳者；开放手术后或 PCNL 术后，肾内有残余的纯胱氨酸结石者。溶解胱氨酸结石的药物包括两类：①碱性药物或碱性缓冲剂，如碳酸氢钠及 THAM-E 等，其中以 THAM-E 效果最好。近年来北京大学泌尿外科研究所经直接插入肾盂的导管，用 THAM-E 溶液灌注 8 例肾和 2 例输尿管内的胱氨酸结石，其中 4 枚肾结石全部溶解，另 4 枚接近全部溶解，2 枚输尿管结石全部溶解，肾盂内的较易溶解而小盏内的较难冲洗溶解，多数经肾盂造瘘管（仅 2 例经膀胱镜逆行插管）注入 THAM-E 溶液，在 5~61 天内，纯胱氨酸结石均能被溶解。溶石的并发症有 2 例曾一度出现发热，经用抗生素治疗得以控制，无明显组织损伤，亦无电解质紊乱等全身反应。唯一的不适是开始冲洗的前数日，排尿时有尿道烧灼感，数日后均自行消失，不影响溶石治疗。国外亦有少数成功的报道。②硫醇类药物如上述 α-青霉胺、α-MPG 及乙酰半胱氨酸等。将 THAM-E 溶液的 pH 调至 8.0，再加入上述硫醇类药物，效果更佳，国外有采用此类药物溶石成功的报告。总之，在溶石治疗方面尿酸的疗效较好，胱氨酸次之，含钙结石最差。

4. 感染性结石

（1）病因：感染性结石通常指能分解尿素的细菌感染所形成的六水磷酸镁铵、磷酸钙和铵的尿酸盐结石。其他各种尿石并发梗阻和感染后，均可成为感染石，约占肾结石 10%。感染石生长快，常呈大鹿角状结石。在 X 线平片上显影。如手术取石后仍有残余碎石遗留时，能很快又长成鹿角状结石，因结石大不易取净，尿感染不能消除，以致这种结石复发率较高，终因结石并发梗阻和感染，导致肾功能受损。还可继发肾出血，甚至因此行急症肾切除术。此类患者尿呈强碱性，镜下常有脓细胞及红细胞，尿培养有细菌生长。能分解尿素的细菌很多，其分解能力亦不相同，绿脓杆菌、枯草杆菌、黏质沙雷菌、产气肠杆菌，甚至尿素支原体亦有分解尿素的作用。在检查治疗结石患者期间，需有效地控制感染，这在临床操作时常有一定的困难。

（2）治疗：至今尚无较满意的溶石药物。通常需使用对细菌敏感的药物；其次是酸化尿液，可使用氯化铵 3~9g/d，分 3 次口服，孟德立胺 1g，每日 4 次，既可酸化尿液，又可杀灭或抑制感染细菌，此药常与氯化铵并用。此外尚有 Shorr Regime 疗法，①采用低钙（700mg）、低磷（1 500mg）饮食。②酸化尿液。③口服氢氧化铝凝胶 40mL，每日 4 次，以减少钙在肠内吸收。④日夜大量饮水。有人坚持采用此疗法 30 年。结果很少生长结石，同时不影响患者营养，甚至对孕妇亦无不良反应，但因要求长期服用，患者很难坚持，近年已罕见使用。此外 Crrffth 对抗尿素酶药物做了大量研究，他采用异羟肟酸类的衍生物乙酰异羟肟酸（AHA）进行研究。该药分子结构和尿素相似，是尿素酶的一种竞争性抑制剂。尿液中如有变形杆菌并有尿素酶产生时加入 AHA，可防止尿液变碱性且无晶体形成。动物试验表明 AHA 毒性小，小鼠半致死量为 2.79g/kg。在缺乏尿素的情况下，给予 AHA 后，吸收和排泄剂量为 50%，吸收后分布于体液内，其中 20% 变成乙酰胺经尿排出，15% 被水解成醋酸盐或/和碳酸盐。临床上，肾功能正常的人，口服 AHA 后，迅速在胃肠道吸收，服药后 5~60 分钟出现高峰期，半衰期为 5~10 小时，口服剂量的 40%~60% 从尿中排出，当代谢通路饱和以后，将有更大比例无改变的 AHA 代谢成二氧化碳从肺排出，10% 由乙酰化过程排出。但肾功能欠佳者，其半衰期将延长，AHA 的用量一般为 0.75g/d，分 3 次服，结合抗生素可提高疗效，但血肌酐超过265μmol/L（2mg%）者禁用。根据Criffith报告，48例感染石患者接受AHA治疗3~60个月，患者年龄在3~85岁之间，其中1/4出现贫血，1/5出现静脉炎，1例出现肺栓塞，该药无致癌作用，但大剂量可产生畸胎，此外尚有轻微头痛，胃肠紊乱，感觉迟钝，肌肉软弱或震颤等，这些可能与肾功能减退而引起药物蓄积有关。对于不能采用手术治疗的感染石患者，可应用AHA配合有效抗生素治疗，以控制结石增大，疗效较差。除保守治疗外，应考虑无萎缩性肾切开取石或腔内及腔外的PCN和ESWL反复治疗，亦可取得较好疗效。

5. 其他罕见结石

（1）长期用药引起的结石：前已提及乳碱综合征可引起含钙结石。此外服用乙酰唑胺、氨硫脲（TB-1）、四环素及索米痛等均有形成结石的报道。在磺胺药物中，最易形成结晶的是磺胺嘧啶，其次磺胺噻唑和磺胺甲基嘧啶，如辅以碱化尿液药物，可防止磺胺结晶形成。还有服用含硅的药物可形成硅石，例如服用氨苯蝶啶治疗高血压时，可形成Triamterene石。

（2）基质石：是一种由黏蛋白形成如软橡皮样物，患者常伴有严重的尿路感染和由于肾功能受损所引起的低钙尿。

（3）黄嘌呤石及2,8-羟腺嘌呤石：均极罕见。两种尿石皆有遗传性缺陷。黄嘌呤石主要因黄嘌呤氧化酶缺乏及肾小管漏出，以致产生黄嘌呤尿，严重的可形成黄嘌呤石。

四、治疗

肾结石治疗目的不仅是解除病痛，保护肾脏功能，而且应说可能找到并解除病因，防止结石复发。根据每个患者全身状况，结石大小，结石成分，有无梗阻、感染、积水，肾实质损害程度以及结石复发趋势等，制订防治方案。

1. 一般疗法

（1）大量饮水：尽可能维持每日尿量在2~3L，在结石多发地区，每日尿量少于1.2L时，生长尿石的危险性显著增加，有时为了保持夜间尿量，除睡前饮水外，夜间起床排尿后宜再饮水。大量饮水配合利尿解痉药物，可促使小的尿石排出。稀释的尿液可延缓结石增长的速度并防止手术后结石的再发。在有感染时，尿量多可促进引流，有利于感染的控制。在肾绞痛时，多饮水可能加剧绞痛，但如配合针灸和解痉药物，则可帮助结石排出。

在肾绞痛发作时，可采用肌内注射哌替啶50mg，或并用异丙嗪25mg，症状无好转时，每4小时可重复注射一次吗啡10mg并用阿托品0.5mg，也可解痉止痛；此外，硝苯地平10mg，每日4次口服和硝苯地平10mg舌下含化，对解除肾绞痛效果明显，吲哚美辛对肾输尿管绞痛效果较好；黄体酮对止痛及排石治疗均较满意。

（2）针灸疗法：强刺激肾俞、京门、三阴交或阿是穴也有解痉止痛效果。肾区局部热敷可减轻疼痛。恶心呕吐严重时，应静脉滴注葡萄糖和生理盐水以补充液体和电解质。酸中毒时可给予5%碳酸氢钠或11.2%乳酸钠，静脉滴注。

尿石小、患者健康状况良好时，可采用体育活动，弯腰时叩击肾区，并可试用中西药物，以利结石自行排出。

2. 体外冲击波碎石 ESWI 及腔道泌尿外科 PCN 及 URSL 近年来 ESWL 及输尿管镜的应用对尿路结石有了突破性的进展，国内外均积累了大量成功的经验最后能提高成功率，减少并发症，而损伤小且恢复快，关键在于手术者的经验和腔内腔外器械的先进性。

3. 手术治疗 对单个结石，现在常用的治疗方法以体外冲击波碎石、内窥镜排石或碎石，包括输尿管镜和经皮肾镜取石或碎石为主，只有少数较复杂而非手术治疗失败的肾结石患者，仍需手术治疗。

（1）肾盂或经肾窦肾盂切开取石术：肾外型肾盂较肾内型肾盂更适于行此手术。对单个结石可保证一次取净，疗效较好。对多发结石可考虑采用凝固取石，即将凝固剂注入肾盂，可将肾盂及肾盏内结石或结石碎屑黏着，待其凝固后将结石全部取出。早期的凝固剂采用凝血因子与少量凝血酶及氯化钙的肾盂内混合、凝固，近年已采用注入与肾盂容量略少的冷冻血制品，再注入 10%氯化钙 1mL。注入前应吸净肾盂内尿液，注入后 5~7 分钟即可凝固成块，然后开肾盂，将黏有大小结石的血凝胶块完整地取出。可避免遗漏残余结石，在取石后应补拍 X 线平片，一般采用牙科 X 线机摄片，条件为 55 千伏，200mA/s，平片可显示直径 1~2mm 的小结石。这种手术不需低温和钳夹肾蒂，手术创伤小，并发症少，且术后结石复发率较低。

（2）肾实质切开取石术：多用于不能通过肾窦切开取出的多发性或鹿角状肾结石，国内外采用阻断肾血液循环，静脉注入肌核苷，在室温下，于 90 分钟内取净肾结石，对肾功能无不良影响，如局部降温至 15~20℃，再阻断肾蒂则可保证 2~3 小时的手术，术后肾功能无改变。术中需在手术台上拍片证实肾内结石已取净。目前最常用的是无萎缩性肾实质切开取石术，或肾窦加肾实质放射形切开取石术，均能获得良好的疗效，但此法较肾盂切开取石的创伤大，术后的并发症及结石复发率亦较高。此外有专供手术中探测肾小盏内残余石的 B 超探头，频率 6~10MHz 的眼科用的小探头，查明直径 2~3mm 小结石，配合 X 线片可更快速地取净结石。

（3）肾部分切除术：对限于一极的，尤其是肾下盏多发结石或有肾盏颈部狭窄的多发结石与肾盏黏膜粘连严重的结石，可采用肾部分切除术。术中除取净结石外，要求缝闭肾盂及充分止血，否则易形成肾尿漏。

（4）肾切除术：肾切除术现已很少使用，只有一侧肾结石合并肾积脓或肾功能丧失而对侧肾正常时，可考虑行此手术。

（5）肾造瘘术：肾造瘘术适用于双肾结石并发急性梗阻引起无尿、少尿，应尽早解除肾功能较好一侧的梗阻，患者一般状况较差，或结石位置不明，可先行经皮插管引流或行肾造瘘术，术后 2 周左右，再做取石手术。

(6) 双肾鹿角状结石或孤立肾鹿角状结石的手术处理：这类患者的肾功能逐渐减退，可以存活多年。在技术、设备条件良好的医院，可考虑行手术取石术。手术的关键是有效地控制感染和取净结石。根据 Griffith 报告有尿路感染的 315 例此类患者中，手术后 129 例（41%）仍有感染。结石复发后，再次手术比第一次更困难，约 50% 最后需做肾切除术，因此，手术效果不令人满意。鹿角状肾结石的治疗仍是一难题。国外 Boyce 和 Ekins 首先采用无萎缩性肾切开取石术，100 例随诊结果发现感染石复发率约 17%，术后患肾功能稳定或改善的约 98%，随诊 6 年肾功能仍保持良好。以上手术治疗感染性鹿角状结石国内亦有成功的报道，Streem 总结：对感染石可采用经皮肾镜先取出下盏结石并放 24F 肾下盏造瘘管，数日后已无尿外渗时，行 ESWL 粉碎的结石部分排出部分降入下盏，可再用 PCN 将结石取净，取净结石后即可夹管，12~24 小时后即可拔管。治疗阶段从开始前 2 周用最佳抗生素控制感染，这种治疗可以重复，有学者总结 100 例鹿角状结石者采用这种反复的新疗法的情况：腔内操作多，能保证甚至孤立肾鹿角状结石的肾功能稳定。最后约 70% 可达到清除结石，但 30% 仍有下盏残余结石，这种反复腔内治疗手术较过去无萎缩性肾切开取石术更优越，但需要很多昂贵的腔内和腔外治疗机械。

在泌尿系统上尿路结石的治疗中相对困难的是复杂性上尿路结石，因为其治疗难度大，并发症多，属于难治性结石。复杂性上尿路结石需要施行及时、有效、合理的治疗，否则预后差，最终会导致患肾功能的丧失或者出现致命的尿脓毒症。又因为手术过程相对复杂，术后并发症多，在治疗复杂性上尿路结石时选择合理有效的治疗方式，将非常重要。经皮肾镜碎石术是指通过准确定位，建立皮肤到肾集合系统的手术通道，同时应用内窥镜精确进入肾盏、肾盂和输尿管内，利用包括激光、超声、气压弹道等碎石工具将肾、输尿管上段的结石进行击碎并取出的一种微创手术方法。通过泌尿外科治疗水平和手术水平的进步，循证医学数据的分析，包括中国泌尿外科学会、美国泌尿外科学会、欧洲泌尿外科学会等多家权威学术组织均推荐经皮肾镜碎石术为治疗复杂性上尿路结石的首选治疗方法。经皮肾镜超声碎石清石术是经皮肾镜碎石术的一种，在击碎结石的同时将结石颗粒清除体外，现有的气压弹道超声混合动力碎石清石系统，采用气压弹道联合超声混合动力碎石清石技术，是利用气压弹道探针的冲击和超声吸附探针的作用，在碎石的同时将细小结石颗粒吸出。在使用过程中，我们也开展了一些创新性研究，申报了新型超声碎石探针专利，点触式超声探针。在超声能量不变的情况下，改变探针与结石的接触面积，就可以增加探针纵向冲击力，从而完成坚硬结石的碎石并提高碎石速度，无疑是一种很好的技术改良和创新。根据压强与压力成正比和受压面积成反比的关系，将原平面超声探针改造成点触式超声探针，即将原平面超声探针的前端打磨成三个缺口，将原本与结石接触的空心圆面优化改变成三个圆滑的点，点触式探针与结石接触的面积减少为原平面超声探针的 1/3，预计结石所承受的压强增加 2 倍左右。这一研究创新，不但可快速击碎结石，提高碎石效率，还可以将原平面超声探针难以击碎的坚硬结石予以击碎，并吸出体外；由于点触式探针有 3 个圆润的缺口，对于尿路黏膜的吸附作用大大减弱，将会减少尿路黏膜的吸附伤。两种不同超声碎石探针治疗复杂性上尿路结石的临床研究发现，点触式超声碎石探针再治疗复杂性上尿路结石时大大提高了单管超声碎石清石效率，且点触式超声探针前端的独特设计，能够有效避免肾盂及输尿管黏膜的吸附损伤，具有推广价值和社会、经济效益。

（刘一帆）

第四章

输尿管疾病

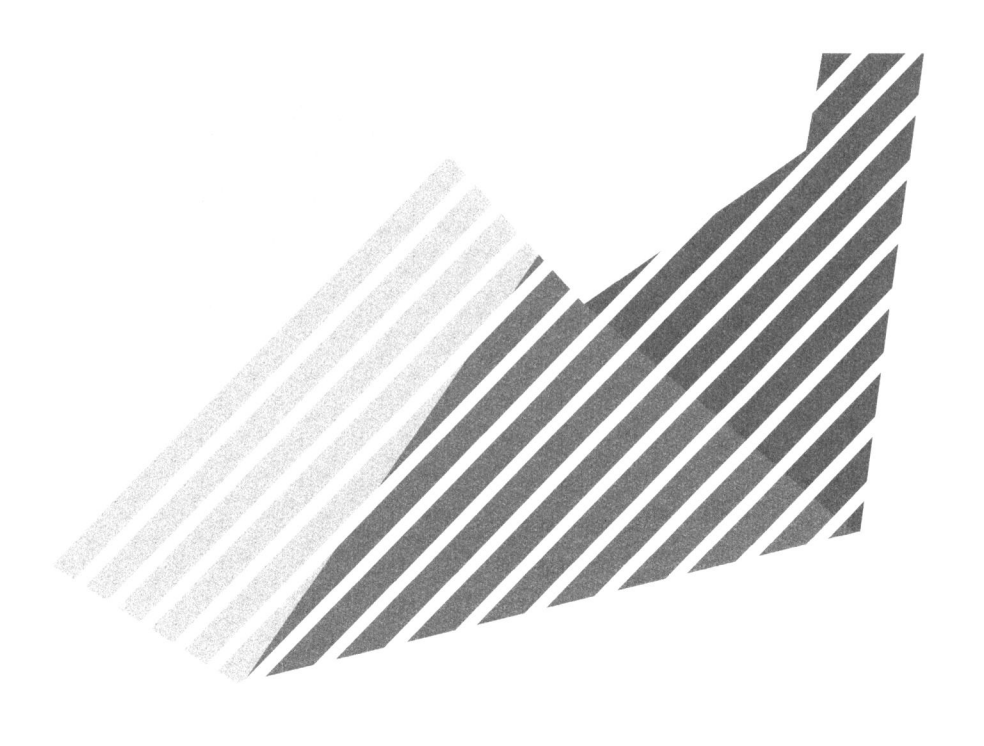

第一节　输尿管凝结物

输尿管凝结物是泌尿系统凝结物中的常见疾病，发病年龄多为20~40岁，男性略高于女性，发病率占上尿路凝结物的65%。其中90%以上是继发性凝结物，即凝结物在肾内形成后降入输尿管。原发于输尿管的凝结物较少见，通常并发输尿管梗阻、憩室等其他病变。所以输尿管凝结物的病因与肾凝结物基本相同。从形态上看，由于输尿管的塑形作用，凝结物进入输尿管后常形成圆柱形或枣核形，亦可由于较多凝结物排入，形成凝结物串俗称"石街"。

解剖学上输尿管的三个狭窄部将其分为上、中、下三段：①肾盂输尿管连接部。②输尿管与髂血管交叉处。③输尿管的膀胱壁内段，此三处狭窄部常为凝结物停留的部位。除此之外，输尿管与男性输精管或女性子宫阔韧带底部交叉处以及输尿管与膀胱外侧缘交界处管径较狭窄，也容易造成凝结物停留或嵌顿。过去的观点认为，下段输尿管凝结物的发病率最高，上段次之，中段最少。但后来的临床研究发现，凝结物最易停留或嵌顿的部位是输尿管的上段，占全部输尿管凝结物的58%，其中又以第3腰椎水平最多见；而下段输尿管凝结物仅占33%。在肾盂及肾盂输尿管连接部起搏细胞的影响下，输尿管有节奏的蠕动，推动尿流注入膀胱。因此，在凝结物下端无梗阻的情况下，直径<0.4cm的凝结物有90%可自行降至膀胱随尿液排出，其他情况则多需要进行医疗干预。

一、临床表现

输尿管凝结物是临床泌尿外科的常见疾病，发病年龄多在20~40岁，男性略多于女性。其症状如下：

1. 疼痛　上中段凝结物引起的输尿管疼痛为一侧腰痛和镜下血尿，疼痛性质为绞痛，向耻区、睾丸或阴唇部放射，当凝结物停留在某一部位无移动时，常引起输尿管完全或不完全梗阻，尿液排出障碍，以及肾积水，出现腰部胀痛、压痛和肾区叩击痛。当凝结物随输尿管蠕动或尿流的影响而发生移动时，表现为典型的输尿管绞痛。上段输尿管凝结物一般表现为腰区或胁腹部突发锐利的绞痛，并可向耻区、睾丸或阴唇部放射。中段输尿管凝结物常表现为中、下腹的剧烈疼痛。下段输尿管凝结物引起的疼痛通常位于耻区，并向同侧腹股沟区放射。当凝结物位于输尿管膀胱连接处时，可表现为耻骨上区的绞痛，伴有尿频、尿急、尿痛等膀胱刺激征。男性疼痛还可放射至阴茎头。

2. 血尿　90%的患者可出现镜下血尿。输尿管凝结物急性绞痛发作时，可出现肉眼血尿。输尿管完全梗阻时也可无血尿。

3. 感染症状　输尿管凝结物引起梗阻可导致继发性感染，引起尿频、尿急、尿痛，甚至畏寒、发热。

4. 恶心、呕吐　输尿管与胃肠有共同的神经支配，输尿管凝结物引起的疼痛常引起恶心、呕吐等剧烈的胃肠道症状。

5. 无尿　比较少见，一般发生于双侧输尿管凝结物或孤立肾的输尿管凝结物完全梗阻时，也可见于一侧输尿管凝结物梗阻，反射性对侧肾分泌功能减退。

6. 排石　部分患者以排尿时发现凝结物就诊。排石的表现不一，从肉眼可见的凝结物颗粒到浑浊的尿液，常与治疗的方式、凝结物的成分有关。

7. 其他　肾移植术后输尿管凝结物的患者，由于移植物在手术过程中神经、组织受到损伤，发生凝结物后一般无明显的症状，多在移植术后随访过程中超声探查时发现。妊娠后子宫增大，压迫输尿管，导致尿液排出受阻可并发凝结物，其中以妊娠中、晚期并发泌尿系凝结物多见。临床表现主要有腰腹部疼痛，恶心呕吐、膀胱刺激征、肉眼血尿和发热等，与非妊娠期相似，多以急腹症就诊。

体征：输尿管凝结物绞痛的患者，痛苦面容，卧位，辗转反复变换体位。输尿管上段凝结物可表现为肾区和胁腹部压痛和叩击痛，输尿管走行区可有深压痛；若伴有尿外渗时，可有腹膜刺激征。输尿管凝结物梗阻引起不同程度的肾积水，可触到腹部包块。

二、诊断

完整的输尿管凝结物的诊断应包括：①凝结物自身的诊断，包括凝结物的部位、数目、大小、形态、成分等。②并发症的诊断，包括感染、梗阻及肾损害的程度等。③病因学的评价，通过对病史、症状和体检后发现，具有泌尿系统凝结物或排石病史，出现肉眼或镜下血尿，或运动后输尿管绞痛的患者，应进行一下检查确诊。

三、辅助检查

1. 尿液检查　尿常规检查可发现镜下血尿，运动后血尿具有一定的意义，若伴有感染时可出现脓尿。肾绞痛时可有结晶尿。尿培养及药敏试验可确定感染的病原菌并指导合理应用抗生素。

2. 血常规　白细胞计数常升高，当白细胞总数$>13.0×10^9$/L时常提示继发感染。血电解质、尿素氮、肌酐水平是评价肾功能的重要指标，可反映输尿管梗阻导致肾积水引起肾功能损害的程度，指导治疗方案的指定。

3. B超　超声波检查是一种简便无创的检查方法，是常用的输尿管凝结物的筛查手段。超声波检查可以了解凝结物以上尿路的扩张程度，间接了解肾皮质、肾实质和集合系统的情况。超声波检查能同时观察膀胱和前列腺，寻找凝结物形成的诱因及并发症。

4. 尿路平片（KUB平片）　尿路平片可以发现90%非X线透光凝结物，能够大致地确定凝结物的位置、形态、大小和数目，并且通过凝结物影的明暗初步提示凝结物的化学性质。因此，可以作为凝结物检查的常规方法。在尿路平片上，不同成分的凝结物显影程度依次为：草酸钙、磷酸钙和磷酸铵镁、胱氨酸、含尿酸盐凝结物。单纯性尿酸凝结物和黄嘌呤凝结物能够透过 X 线，胱氨酸凝结物的密度低，后者在尿路平片上的显影比较淡。有研究者采用双重 X 线吸光度法检测凝结物矿物质含量（SMC）和密度（SMD）。并在依据两者数值评估凝结物脆性的基础，为碎石方法的选择提供重要依据。他们认为当凝结物 SMC>1.27gm 时，应采用 PCNL 或 URSL 等方法，而不宜选择 ESWL。

5. 静脉尿路造影（IVU）　静脉尿路造影应该在尿路平片的基础上进行，其价值在于了解尿路的解剖，发现有无尿路的发育异常，如输尿管狭窄、输尿管瓣膜、输管膨出等。确定凝结物在尿路的位置，发现尿路平片上不能显示的 X 线透光凝结物，鉴别 KUB 平片上可疑的钙化灶。此外，还可以初步了解分侧肾的功能，确定肾积水程度。在一侧肾功能严重受损或使用普通剂量造影剂而肾不显影的情况下，采用加大造影剂剂量或延迟拍片的方法往往可以达到肾显影的目的。在肾绞痛发作时，由于急性尿路梗阻往往会导致肾排泄功能减退，尿路不显影或显影不良，进而容易诊断为无肾功能。因此建议在肾绞痛发生 2 周后（梗阻导致的肾功能减退逐渐恢复时）再行 IVU 检查。

IVU 的禁忌证主要包括：①碘剂过敏、总肾功能严重受损、妊娠早期（3 个月内）、全身状况衰竭者为 IVU 绝对禁忌证。②肝功能不全、心脏功能不全、活动性肺结核、甲状腺功能亢进症、有哮喘史及其他药物过敏史者慎用。③总肾功能中度受损者、糖尿病、多发性骨髓瘤患者肾功能不全时避免使用。如必须使用，应充分水化减少肾功能损害。

6. CT 扫描　随着 CT 技术的发展，越来越多的复杂的泌尿系统凝结物需要做 CT 扫描以明确诊断。CT 扫描不受凝结物成分、肾功能和呼吸运动的影响，而且螺旋 CT 还能够同时对所获取的图像进行三维重建，获得矢状或冠状位成像，因此，能够检查出其他常规影像学检查中容易遗漏的微小凝结物（如 0.5mm 的微凝结物）。关于 CT 扫描的厚度，有研究者认为，采用 3mm 厚度扫描可能更易发现常规 5mm 扫描容易遗漏的、微小的、无伴随症状的凝结物，因而推荐这一标准。而通过 CT 扫描后重建得到的冠状位图像能更好地显示凝结物的大小，为凝结物的治疗提供更为充分的依据，但这也将增加患者的费用。CT 诊断凝结物的敏感性比尿路平片及静脉尿路造影高，尤其适用于急性肾绞痛患者的确诊，可以作为 B 超、X 线检查的重要补充。CT 片下，输尿管凝结物表现为凝结物高密度影及其周围水肿的输尿管壁形成的"框边"现象。研究发现，双侧行肾 CT 值相差 5.0HU 以上，CT 值较低一侧常伴随输尿管凝结物导致的梗阻。另外，凝结物的成分及脆性可以通过不同的 CT 值（HU 单位）改变进行初步的评估，从而对治疗方法的选择提供参考。对于碘过敏或存在其他 IVU 禁忌证的患者，增强 CT 能够显示肾积水的程度和肾实质的厚度，从而反映肾功能的改变情况。有的研究认为，增强 CT 扫描在评价总肾和分肾功能上，甚至可以替代放射性肾脏扫描。

7. 逆行（RP）或经皮肾穿刺造影　属于有创性的检查方法，不作为常规检查手段，可在静脉尿路造影不显影或显影不良以及怀疑是X线透光凝结物、需要做进一步的鉴别诊断时应用。逆行性尿路造影的适应证包括：①碘过敏无法施行IVU。②IVU检查显影效果不佳，影响凝结物诊断。③怀疑凝结物远端梗阻。④经输尿管导管注入空气作为对比剂，通过提高影像反差显示X线透光凝结物。

8. 磁共振水成像（MRU） 磁共振对尿路凝结物的诊断效果极差，因而一般不用于凝结物的检查。但是，磁共振水成像（MRU）能够了解上尿路梗阻的情况，而且不需要造影剂即可获得与静脉尿路造影同样的效果，不受肾功能改变的影响。因此，对于不适合做静脉尿路造影的患者（如碘造影剂过敏、严重肾功能损害、儿童和妊娠妇女等）可考虑采用。

放射性核素显像，放射性核素检查不能直接显示泌尿系凝结物，但是，它可以显示泌尿系统的形态，提供肾血流灌注、肾功能及尿路梗阻情况等信息，因此对手术方案的选择以及手术疗效的评价具有一定价值。此外，肾动态显影还可以用于评估体外冲击波碎石对肾功能的影响情况。

9. 膀胱镜、输尿管镜检查 输尿管凝结物一般不需要进行膀胱镜检查，其适应证主要有：①需要行IVU或输尿管插管摄双曝光片。②需要了解碎石后凝结物是否排入膀胱。

四、鉴别诊断

尿路凝结物和腹膜后、腹腔内病理状态引起的症状相似，应该与急腹症进行全面的鉴别诊断，包括急性阑尾炎、异位或未被认识的妊娠、卵巢囊肿蒂扭转、憩室病、肠梗阻、有或无梗阻的胆囊凝结物、消化道溃疡病、急性肾动脉栓塞和腹主动脉瘤等。体检时应该检查有无腹膜刺激征。

五、治疗

目前治疗输尿管凝结物的主要方法有非手术治疗（药物治疗和溶石治疗）、体外冲击波碎石（ESWL）、输尿管镜（URSL）、经皮肾镜碎石术（PCNL）、开放及腹腔镜手术。大部分输尿管凝结物通过微创治疗，如体外冲击波碎石和（或）输尿管镜、经皮肾镜碎石术治疗均可取得满意的疗效。输尿管凝结物位于输尿管憩室内、狭窄段输尿管近端的凝结物以及需要同时手术处理先天畸形等凝结物病因导致微创治疗失败的患者往往需要开放或腹腔镜手术取石。

对于凝结物体积较小（一般认为直径<0.6cm）可通过水化疗法，口服药物排石。较大的凝结物，除纯尿酸凝结物外，其他成分的凝结物，包括含尿酸铵或尿酸钠的凝结物，溶石治疗效果不佳，多不主张通过口服溶石药物溶石。对于X线下显示低密度影的凝结物，可以利用输尿管导管或双J管协助定位试行ESWL。尿酸凝结物在行逆行输尿管插管进行诊断及引流治疗时，如导管成功到达凝结物上方，可在严密观察下行碱性药物局部灌注溶石，此方法较口服药物溶石速度更快。

关于ESWL和输尿管镜碎石两者在治疗输尿管凝结物上哪种更优的争论一直存在。一方面，相对于输尿管碎石术而言，ESWL再次治疗的可能性较大，但其拥有微创、无须麻醉、不需住院、价格低廉等优点，即使加上各种辅助治疗措施，ESWL仍然属于微创的治疗方法。另一方面，越来越多的学者认为，输尿管镜是一种在麻醉下进行的能够"一步到位"的治疗方法。有多篇文献报道了输尿管镜和ESWL之间的对照研究，对于直径<1cm的上段输尿管凝结物，意见较一致，推荐ESWL作为一线治疗方案；而争论焦点主要集中在中、下段输尿管凝结物的治疗上。对于泌尿外科医生而言，对患者具体选择何种诊疗方法最合适，取决于经验及所拥有的设备等。

1. 保守治疗 临床上多数尿路凝结物需要通过微创的治疗方法将凝结物粉碎并排出体外，少数比较小的尿路凝结物可以选择药物排石。

（1）排石治疗的适应证：①凝结物直径≤0.6cm。②凝结物表面光滑。③凝结物以下尿路无梗阻。④凝结物未引起尿路完全梗阻，停留于局部少于2周。⑤特殊成分的凝结物，对尿酸凝结物和胱氨酸凝结物推荐采用排石疗法。⑥经皮肾镜、输尿管镜碎石及SWL术后的协助治疗。

（2）一般治疗方法

1）饮水：每日饮水2 000~3 000mL，昼夜摄入均匀。

2）适当运动。

（3）常用药物

1）α受体阻滞药：α受体阻滞药可松弛输尿管平滑肌而起排石和解痉作用，能够促进凝结物排出，缩短排石时间。临床上多选择高选择性的$α_{1A}$受体阻滞药坦索罗辛（哈乐）。

2）碱性枸橼酸盐：包括枸橼酸钾、枸橼酸钠、枸橼酸钾钠、枸橼酸氢钾钠和枸橼酸钾镁等，推荐用于尿酸凝结物和胱氨酸凝结物的溶石治疗，尿酸凝结物维持尿液pH在6.5~6.8，胱氨酸凝结物维持尿液pH在7.0以上。枸橼酸氢钾钠对三聚氰胺所致凝结物的排石效果确定，建议尿液pH维持在6.9左右。

3）钙离子通道拮抗药：硝苯地平阻断钙离子通道，也能使输尿管平滑肌松弛，对促进排石有一定作用。

4）别嘌醇：用于尿酸凝结物和高尿酸尿症草酸钙凝结物者。

（4）中医中药：中医药治疗遵循"祛邪不伤正，扶正不留邪，祛石在先、扶正善后、标本兼顾"的原则。常见四个证型，湿热下注，气滞血瘀，肾气亏虚，肾阴亏虚。治则以清热利湿通淋为主，根据兼证的不同，辅以理气、活血化瘀等药物。临床使用应随症加减，灵活运用。

1）中成药：尿石通具有清热利湿，通淋排石的功效，尤其对输尿管下段凝结物效果较好。五淋化石丸有通淋利湿、排石镇痛的作用，对SWL及URS术后碎石排出有一定疗效。

以腰腹痛为主者，宜选用五淋化石丹，尿石通等；以膀胱刺激征为主者，可选用尿石通，八正合剂等。

2）汤剂：常用的经典方有八正散、石苇散等，肾气亏虚者加金匮肾气丸，肾阴亏虚加六味地黄丸。

（5）注意事项：治疗时间以4周为宜，如症状加剧或4周后无效则应改用其他疗法。

2. 体外碎石　体外冲击波碎石术（ESWL）可使大多数输尿管凝结物行原位碎石治疗即可获得满意疗效，并发症发生率较低。但由于输尿管凝结物在尿路管腔内往往处于相对嵌顿的状态，其周围缺少一个有利于凝结物粉碎的液体环境，与同等大小的肾凝结物相比，粉碎的难度较大。因此，许多学者对ESWL治疗输尿管凝结物的冲击波能量和次数等治疗参数进行了有益的研究和探讨。以往的观点认为冲击波能量次数越高治疗效果越好。但有研究表明，当凝结物大小处于1~2cm时，低频率冲击波（SR 60~80次/分钟）较高频率（FR 100~120次/分钟）效果更好。这样一来，相同时间下冲击波对输尿管及周围组织的损伤总次数减少，因而出现并发症的概率随之降低。

ESWL疗效与凝结物的大小、凝结物被组织包裹程度及凝结物成分有关，大而致密的凝结物再次治疗率比较高。大多数输尿管凝结物原位碎石治疗即可获得满意的疗效。有些输尿管凝结物需放置输尿管支架管通过凝结物或留置于凝结物的下方进行原位碎石；也可以将输尿管凝结物逆行推入肾盂后再行ESWL治疗。但ESWL的总治疗次数应限制在3次以内。对直径<1cm的上段输尿管凝结物首选ESWL，>1cm的凝结物可选择ESWL、输尿管镜（URSL）和经皮肾镜碎石术（PCNL）；对中、下段输尿管凝结物可选用ESWL和URSL。当凝结物嵌顿后刺激输尿管壁，引起炎症反应，导致纤维组织增生，常可引起凝结物下端输尿管的梗阻，影响ESWL术后凝结物排出。因此对于凝结物过大或纤维组织包裹严重，需联合应用ESWL和其他微创治疗方式（如输尿管支架或输尿管镜、经皮肾镜碎石术）。

随着计算机技术和医学统计学以及循证医学的发展，研究者在计算机软件对输尿管凝结物ESWL术预后的评估方面进行了有益的探索。Gomha等将凝结物部位、凝结物长度、宽度、术后是否留置双"J"管等数据纳入了人工神经网络（ANN）和logistic回归模型（LR）系统，对比两者在输尿管凝结物ESWL术后无凝结物生存情况方面的预测能力。结果显示，两者在ESWL有效患者的评估中均具有较高价值，两者无明显差别。但对于ESWL碎石失败的输尿管凝结物患者ANN的评估效果更好。

3. 经输尿管镜微创治疗　20世纪80年代输尿管镜应用于临床以来，输尿管凝结物的治疗发生了根本性的变化。小口径硬性、半硬性和软性输尿管镜的应用，与碎石设备如超声碎石、液电碎石、气压弹道碎石和激光碎石的广泛结合，以及输尿管镜直视下套石篮取石等方法的应用，极大地提高了输尿管凝结物微创治疗的成功率。

（1）适应证：输尿管镜取石术的适应证包括如下几点。①输尿管中、下段凝结物。

②ESWL失败后的输尿管上段凝结物。③ESWL术后产生的"石街"。④凝结物并发可疑的尿路上皮肿瘤。⑤X线透光的输尿管凝结物停留时间超过2周的嵌顿性凝结物。

(2) 禁忌证：输尿管镜取石术的禁忌证包括如下几点。①不能控制的全身出血性疾病。②严重的心肺功能不全，手术耐受差。③未控制的泌尿道感染。④腔内手术后仍无法解决的严重尿道狭窄。⑤严重髋关节畸形，摆放截石位困难。

(3) 操作方法

1) 输尿管镜的选择：输尿管镜下取石或碎石方法的选择，应根据凝结物的部位、大小、成分、并发感染情况、可供使用的仪器设备、泌尿外科医生的技术水平和临床经验，以及患者本身的情况和意愿等综合考虑。目前使用的输尿管镜有硬性、半硬性和软性三类。硬性和半硬性输尿管镜适用于输尿管中、下段输尿管凝结物的碎石取石，而输尿管软镜则多适用于肾、输尿管中、上段凝结物特别是上段的碎石及取石。

2) 手术步骤：患者取截石位，先用输尿管镜行膀胱检查，然后在安全导丝的引导下，置入输尿管镜。输尿管口是否需要扩张，取决于输尿管镜的直径和输尿管腔的大小。输尿管硬镜或半硬性输尿管镜均可以在荧光屏监视下逆行插入上尿路。输尿管软镜需要借助一个10~13F的输尿管镜镜鞘或通过接头导入一根安全导丝，在其引导下插入输尿管。在入镜过程中，利用注射器或液体灌注泵调节灌洗液体的压力和流量，保持手术视野清晰。经输尿管镜发现凝结物后，利用碎石设备（激光、气压弹道、超声、液电等）将凝结物粉碎成0.3cm以下的碎片。对于小凝结物以及直径<0.5cm的碎片也可用套石篮或取石钳取出。目前较常用的设备有激光、气压弹道等，超声、液电碎石的使用已逐渐减少。钬激光为高能脉冲式激光，激光器工作递质是包含在钇铝石榴石（YAG）晶体中的钬，其激光波长2 100nm，脉冲持续时间为0.25毫秒，瞬间功率可达10kW，具有以下特点。①功率强大，可粉碎各种成分的凝结物，包括坚硬的胱氨酸凝结物。②钬激光的组织穿透深度仅为0.4mm，很少发生输尿管穿孔，较其他设备安全。③钬激光经软光纤传输，与输尿管软、硬镜配合可减少输尿管创伤。④具有切割、汽化及血液凝固等功能，对肉芽组织、息肉和输尿管狭窄的处理方便，出血少，推荐使用。但在无该设备的条件下，气压弹道等碎石设备也具有同样的治疗效果。

3) 术后留置双"J"管：输尿管镜下碎石术后是否放置双"J"管，目前尚存在争议。有研究者认为，放置双"J"管会增加术后并发症，而且并不能通过引流而降低泌尿系统感染的发病率。但下列情况下，建议留置双"J"管。①较大的嵌顿性凝结物（>1cm）。②输尿管黏膜明显水肿或有出血。③术中发生输尿管损伤或穿孔。④伴有输尿管息肉形成。⑤术前诊断输尿管狭窄，有（无）同时行输尿管狭窄内切开术。⑥较大凝结物碎石后碎块负荷明显，需待术后排石。⑦碎石不完全或碎石失败，术后需行ESWL治疗。⑧伴有明显的上尿路感染，一般放置双"J"管1~2周。如同时行输尿管狭窄内切开术，则需放置4~6周。

如果留置时间少于1周，还可放置输尿管导管，一方面降低患者费用，另一方面有利于观察管腔是否通畅。

留置双"J"管常见的并发症及其防治主要有以下几点：①血尿，留置双"J"管可因异物刺激，致输尿管、膀胱黏膜充血、水肿，导致血尿。就诊者多数为肉眼血尿。经卧床、增加饮水量、口服抗生素2~3天后，大部分患者血尿可减轻，少数患者可延迟至拔管后，无须特殊处理。②尿道刺激症状，患者常可出现不同程度的尿频、尿急、尿痛等尿路刺激征，还可能同时伴有下尿路感染。这可能与双"J"管膀胱端激惹膀胱三角区或后尿道有关，口服解痉药物后，少部分患者症状能暂时缓解，但大多患者只能待拔管后完全解除症状。③尿路感染，输尿管腔内碎石术可导致输尿管损伤，留置双"J"管后肾盂输尿管蠕动减弱，易造成膀胱尿液输尿管反流，引起逆行性上尿路感染。术后可给予抗感染处理。感染严重者在明确为置管导致的前提下可提前拔管。④膀胱输尿管反流，留置双"J"管后，膀胱输尿管抗反流机制消失，膀胱内尿液随着膀胱收缩产生与输尿管的压力差而发生反流，因此，建议置管后应持续导尿约7天，使膀胱处于空虚的低压状态，防止术后因反流导致上尿路感染或尿瘘等并发症。⑤双"J"管阻塞引流不畅，如术中出血较多，血凝块易阻塞管腔，导致引流不畅，引起尿路感染。患者常表现为发热、腰痛等症状，一旦怀疑双"J"管阻塞应及时予以更换。⑥双"J"管移位，双"J"管放置正确到位，很少发生移动。双"J"管上移者，多由于管末端圆环未放入膀胱，可在预定拔管日期经输尿管镜拔管；管下移者，多由于上端圆环未放入肾盂，还可见到由于身材矮小的女性患者双"J"管长度不匹配而脱出尿道的病例。可拔管后重新置管，并酌情留置导尿管。⑦管周及管腔凝结物生成，由于双"J"管制作工艺差别很大，部分产品的质量欠佳，表面光洁度不够，使尿液中的盐溶质易于沉积。此外，随着置管时间的延长，输尿管蠕动功能受到的影响逐渐增大。因此，医生应于出院前反复、详细告知患者拔管时间，有条件的地方可做好随访工作，普通双"J"管时间一般不宜超过6周，如需长期留置可在内镜下更换或选用质量高的可长期留置型号的双"J"管。术后适当给予抗感染、碱化尿液药物，嘱患者多饮水，预防凝结物生成。一旦凝结物产生，较轻者应果断拔管给予抗感染治疗；严重者可出现凝结物大量附着，双"J"管无法拔除。此时可沿双"J"管两端来回行ESWL粉碎附着凝结物后，在膀胱镜下将其拔出。对于形成单发的较大凝结物可采用输尿管镜碎石术后拔管，还可考虑开放手术取管，但绝不可暴力强行拔管，以免造成输尿管黏膜撕脱等更严重的损伤。

4) 输尿管镜碎石术失败的原因及对策：与中、下段凝结物相比，输尿管镜碎石术治疗输尿管上段凝结物的清除率最低。手术失败的主要原因为输尿管凝结物或较大碎石块易随水流返回肾盂，落入肾下盏内，输尿管上段凝结物返回率可高达16.1%。一般认为直径>0.5cm的凝结物碎块为碎石不彻底，术后需进一步治疗。对此应注意。

A. 术前、术中预防为主：术前常规KUB定位片，确定凝结物位置。手术开始后头高臀低位，在保持视野清楚的前提下尽量减慢冲水速度及压力。对于中、下段较大凝结物（直径≥1cm）可以采用较大功率和"钻孔法"碎石以提高效率，即从凝结物中间钻洞，贯穿洞孔，然后向四周蚕食，分次将凝结物击碎。然而对于上段凝结物或体积较小（直径<1cm）、表面光滑、质地硬、活动度大的凝结物宜采用小功率［<1.0J/（8~10）Hz，功率过大可能产生较大碎石块，不利于凝结物的粉碎，而且易于凝结物移位］、细光纤、"虫噬法"碎石，即用光纤抵住凝结物的侧面，从边缘开始，先产生一个小腔隙，再逐渐扩大碎石范围，使多数凝结物碎块<0.1cm。必要时用"三爪钳"或套石篮将凝结物固定防止凝结物移位。凝结物松动后较大碎块易冲回肾内，此时用光纤压在凝结物表面，从凝结物近端向远端逐渐击碎。

B. 如果手术时看不到凝结物或发现凝结物已被冲回肾内，这时输尿管硬镜应置入肾盂内或换用输尿管软镜以寻找凝结物，找到后再采用"虫噬法"碎石。如肾积水严重或凝结物进入肾盏，可用注射器抽水，抬高肾，部分凝结物可能重新回到视野。

5) 肾和上段输尿管具有一定的活动性，受积水肾和扩张输尿管的影响，凝结物上、下段输尿管容易扭曲、成角，肾积水越重，角度越大，输尿管镜进镜受阻。具体情况如下：

A. 输尿管开口角度过大，若导管能进入输尿管口，这时导管尖一般顶在壁内段的内侧壁，不要贸然入镜，可借助灌注泵的压力冲开输尿管口，缓慢将镜体转为中立位，常可在视野外侧方找到管腔，将导管撤后重新置入，再沿导管进镜；无法将导管插入输尿管口时，可用电钩切开输尿管口游离缘，再试行入镜。

B. 输尿管开口、壁内段狭窄且导丝能通过的病例，先用镜体扩张，不成功时再用金属橄榄头扩张器进行扩张，扩张后入镜若感觉镜体较紧，管壁随用力方向同向运动，不要强行进镜，可在膀胱镜下电切输尿管开口前壁0.5~1.0cm扩大开口，或先留置输尿管导管1周后再行处理。

C. 凝结物远端输尿管狭窄，在导丝引导下保持视野在输尿管腔内，适当增加注水压力，用输尿管硬镜扩张狭窄处，切忌暴力以防损伤输尿管壁。如狭窄较重，可用钬激光纵向切开输尿管壁至通过输尿管镜。

D. 凝结物远端息肉或被息肉包裹，导致肾积水、肾功能较差，术后凝结物排净率相对较低。可绕过较小息肉碎石，如息肉阻挡影响碎石，需用钬激光先对息肉进行汽化凝固。

E. 输尿管扭曲，选用7F细输尿管和"泥鳅"导丝，试插导丝通过后扭曲可被纠正；如导丝不能通过，换用软输尿管镜，调整好角度再试插导丝，一旦导丝通过，注意不可轻易拔除导丝。若无法碎石，可单纯留置双"J"管，这样既可改善肾积水，又能扩张狭窄和纠正扭曲，术后带双"J"管ESWL或1个月后再行输尿管镜检。中、上段纡曲成角的病例，可等待该处输尿管节段蠕动时或呼气末寻找管腔，并将体位转为头低位，使输尿管拉直便于镜体进入，必要时由助手用手托起肾区；若重度肾积水造成输尿管迂曲角度过大，导管与导丝均不能置入，可行肾穿刺造瘘或转为开放手术。

4. **经皮肾镜治疗** 绝大部分输尿管凝结物能够通过 SWL 或输尿管镜取石术治疗，但这两种方式的成功率均极大程度上取决于凝结物远端输尿管的通畅与否，输尿管狭窄、扭曲均影响治疗效果。考虑到顺行经皮肾途径下，输尿管镜仅能到达 $L_{4\sim5}$ 水平，因此输尿管中、下段凝结物不考虑行 PNL 治疗。在尿石症诊断治疗指南中，除尿酸凝结物首选溶石治疗以外，其他成分的输尿管上段凝结物在治疗选择上，依次考虑原位或上推后 SWL、输尿管（硬镜或软镜）取石术、PNL。

(1) 输尿管凝结物 PNL 治疗的适应证：①输尿管上段 L_4 横突水平以上的凝结物。②SWL 无效或输尿管镜逆行失败的输尿管上段凝结物，包括尿流改道患者。③凝结物长径在 1.0cm 以上，息肉包裹、梗阻较重。④并发肾凝结物、肾盂输尿管连接部梗阻等需要顺行经皮穿刺肾造瘘（PCN）一并处理者。

(2) 禁忌证：①未纠正的全身出血性疾病。②严重心脏疾病或肺功能不全，无法耐受手术者。③未控制的糖尿病或高血压。④凝结物近端输尿管扭曲严重者。⑤服用抗血液凝固药物者，需要停药 2 周，复查血液凝固功能正常者才能安排手术。输尿管凝结物 PNL 治疗的操作方法基本同于肾凝结物 PNL 治疗方法，由于输尿管细长，内镜的选择一般为输尿管镜，因此输尿管上段凝结物 PNL 治疗多选择微造瘘 PNL（MPNL）。

(3) 手术步骤：逆行插入输尿管导管至凝结物处，防止碎石过程中凝结物下移，同时也可以逆行造影或注水协助 X 线或 B 超定位穿刺。一般选择中上肾盏的背组盏穿刺，穿中目标肾盏后，引入导丝，扩张后建立经皮肾通道，放入内镜寻找到肾盂输尿管连接部，将操作鞘推入输尿管上段。随后入镜至凝结物所在的部位，使用碎石器击碎、取出凝结物后，留置双"J"管以及肾造瘘管引流。

输尿管上段凝结物引起上尿路梗阻，输尿管上段以及集合系统扩张积水，利于经皮肾穿刺，PNL 治疗成功率高，有报道显示 PNL 治疗输尿管上段凝结物，凝结物清除率为 90%～100%，尤其是>1cm 长径的嵌顿性输尿管上段凝结物，PNL 治疗的成功率明显高于 SWL，或 URL。

5. **腹腔镜手术治疗**

(1) 适应证和禁忌证：①直径>1.0cm 的凝结物，经体外冲击波碎石术（ESWL）无效或输尿管镜取石失败的输尿管上段凝结物，尤其是单个凝结物。输尿管严重迂曲，不宜行输尿管镜碎石。②凝结物嵌顿致输尿管严重梗阻、输尿管黏膜水肿、凝结物周围息肉包裹或并发上尿路感染等。③有腹部或腰部手术史，腹腔或后腹腔严重粘连或有其他腹腔镜手术者不易行腹腔镜手术治疗。

术前准备：术前常规行 KUB 定位，IVU 和肾图等了解患肾功能，留置尿管。

（2）手术方法

1）经后腹腔途径腹腔镜输尿管切开取石术

A. 麻醉和体位：采用气管内插管全身麻醉，健侧卧位。

B. Trocar 位置和后腹腔的建立：在腋中线第 12 肋下 1 横指切开皮肤 1.5~2cm，钝性分离肌肉，用钳尖刺破腰背筋膜进入后腹腔腔隙，用手指将腹膜向前推开后，置入水囊，注水 500mL 扩张后腹腔腔隙，水囊扩张 5 分钟后取出。再次经切口伸入手指，探查扩张后的间隙，并在手指引导下，分别在锁骨中线髂前上棘水平、肋腰点分别插入 10mm、5mm Trocar，术中如需要可在锁骨中线肋弓下增加 1 个 5mm Trocar，切口内插入 10mm Trocar。

C. 分离输尿管：检查后腹腔，如扩张不满意，可继续将腹膜从前腹壁下游离，肾旁脂肪较多者可先切除取出体外。沿腰方肌外缘切开与其相连的圆锥外侧筋膜，进入肾筋膜后层与腰方肌、腰大肌之间的间隙，在此层面将行输尿管随肾筋膜一起游离翻向腹侧。在腰大肌前方切开肾筋膜后层，找到输尿管。腹腔镜下常可发现输尿管凝结物所在部位增粗，用钳夹时质地较硬可以证实是凝结物。

D. 切开输尿管、取出凝结物：术者左手用无创抓钳固定凝结物及输尿管，用电钩或胆管切开刀切开凝结物上 2/3 输尿管壁，见到凝结物后可用电钩剜出凝结物或用取石钳取出凝结物。凝结物可经下腹壁 10mm Trocar 取出，如较大，可先置入拾物袋，待手术结束时，再经下腹壁 Trocar 处切口取出。

E. 放置输尿管内支架管、缝合输尿管壁：检查输尿管切口处有无炎性肉芽组织，并将其切除送检。然后置入双"J"管于输尿管作内支架，用 3-0 无创可吸收线间断缝合输尿管切口。生理盐水冲洗手术野，并将气腹压降到 5mmHg，检查无出血，经 10mm Trocar 放置腹膜后引流管。

2）经腹腔途径腹腔镜输尿管切开取石术患者取 60°侧卧位，在脐水平腹直肌外缘切开皮肤，长约 3cm，钝性分离进入腹腔后，插入 10mm Trocar。注入 CO_2 建立气腹，压力为 12mmHg。电视监视下，分别于锁骨中线髂前上棘水平、锁骨中线肋弓下插入 5mm、10mm Trocar。必要时可在腋中线肋弓下插入 5mm Trocar，供助手协助暴露。

沿 Toldt 线切开侧腹膜，将结肠翻向内侧。切开肾筋膜，从腰大肌前方找到输尿管和凝结物后，按前法进行操作。

手术前也可留置输尿管导管，以便术中容易寻找输尿管，但要注意插管时不要将凝结物推入肾盂。术后保证输尿管支架管引流通畅。或者用缝线连续缝合关闭侧腹膜切口。

（3）术后处理：术后 24 小时引流物少于 10mL，可拔除腹腔或腹膜后引流管。术后第 2 天拔除尿管，术后 1 周左右患者可以出院。双"J"管可在术后 1 个月后拔除。

6. 妊娠并发输尿管凝结物的治疗　妊娠期输尿管凝结物是指从妊娠开始到分娩结束期间妊娠妇女发生的输尿管凝结物。输尿管凝结物的发生率约为肾凝结物的 2 倍，占上尿路凝结物的 2/3，74% 为磷酸钙凝结物，26% 为草酸钙凝结物；24%~30% 病例孕前有尿凝结物病史。腰部或腹部疼痛是妊娠症状性尿凝结物最常见的症状之一，发生率为 85%~100%。妊娠输尿管凝结物大多发生在妊娠中、晚期（妊娠 14~34 周），凝结物位输尿管中、上段占 58%，输尿管下段占 42%，妊娠期输尿管凝结物的主要临床症状包括腰痛、镜下血尿、尿路感染和发热等。

选择诊断输尿管凝结物的方法必须同时考虑对孕妇及胎儿的安全性，大多数研究证实，超声检查仍是诊断输尿管凝结物第一线的检查方法，对妊娠期输尿管凝结物的诊断准确率为 24%~80%。普通超声诊断妊娠输尿管凝结物准确率偏低的原因主要是超声难于准确鉴别输尿管生理性与病理性梗阻的区别，与普通超声相比，彩色多普勒超声通过对肾血流的检测，可提高生理性与病理性输尿管梗阻鉴别的准确性；此外，运用改变阻力指数经阴道超声对提高输尿管下段凝结物诊断准确率、在中晚期妊娠应用限制性静脉尿路造影诊断输尿管凝结物准确率可达 100%，磁共振尿路成像技术在鉴别诊断生理性与病理性输尿管梗阻方面有较高的准确性。

大多数症状性妊娠输尿管凝结物通过解痉、镇痛、抗感染治疗可得到缓解，70%~80% 妊娠期输尿管凝结物可自行排出，需要进行外科干预治疗的病例为 10%；外科干预治疗的指征是：较难控制的肾绞痛、持续发热和因疼痛造成子宫收缩诱发先兆流产等；由于外科干预对妊娠期妇女与胎儿存在的潜在危害性尚不十分清楚，大多数专家认为，妊娠期输尿管凝结物的治疗以非手术治疗较妥，间苯三酚具有高选择性缓解痉挛段平滑肌作用，可较为安全地应用于妊娠期输尿管凝结物所致肾绞痛的治疗。输尿管镜取石技术可作为妊娠症状性输尿管凝结物备选治疗方案，据文献报道，较少发生产科与泌尿科并发症，原因是妊娠期输尿管存在生理性扩张，在进行输尿管镜操作时，一般不需要行输尿管被动扩张。多项研究认为，输尿管镜技术可适用于妊娠任何时期、任何部位的输尿管凝结物治疗，单次取石成功率可达 91%，总的凝结物清除率为 89%，输尿管损伤、尿路感染、流产等病例报道较少见。术后留置输尿管导管至少 72 小时，有利于缓解输尿管凝结物梗阻所致疼痛、发热等症状。

对于病情较复杂的妊娠输尿管凝结物，采取输尿管置管引流或经皮穿刺肾造瘘引流是比较稳妥的治疗方法。但是，放置输尿管双"J"管引流需要反复更换导管，可能导致尿路继发性感染或凝结物形成。因此，当梗阻因素解除、感染控制后应尽早拔除双"J"管。SWL、PNL 和开放手术等技术较少在妊娠合并输尿管凝结物处理中使用。

7. "石街"的微创治疗　"石街"为大量碎石在输尿管与男性尿道内堆积没有及时排出，堆积形成"石街"，阻碍尿液排出，以输尿管"石街"为多见。输尿管"石街"形成的原因有：①一次粉碎凝结物过多。②凝结物未能粉碎为很小的碎片。③两次碎石间隔时间太短。④输尿管有炎症、息肉、狭窄和凝结物等梗阻。⑤碎石后患者过早大量活动。⑥ESWL引起肾功能损害，排出碎石块的动力减弱。⑦ESWL术后综合治疗关注不够。如果

"石街"形成3周后不及时处理，肾功能恢复将会受到影响；如果"石街"完全堵塞输尿管，6周后肾功能将会完全丧失。

在对较大的肾凝结物进行ESWL之前常规放置双"J"管，"石街"的发生率明显降低。对于有感染迹象的患者，给予抗生素治疗，并尽早予以充分引流。通过经皮肾穿刺造瘘术置肾造瘘管通常能使凝结物碎片排出。对于输尿管远端的"石街"可以用输尿管镜碎石以便将其最前端的凝结物击碎。总之，以URSL治疗为主，联合ESWL、PCNL是治疗复杂性输尿管"石街"的好方法。

8. 双侧输尿管凝结物的治疗原则　双侧上尿路同时存在凝结物占泌尿系凝结物患者的15%，传统的治疗方法一般是对两侧凝结物进行分期手术治疗，随着体外碎石、腔内碎石设备的更新与泌尿外科微创技术的进步，对于部分一般状况较好、凝结物清除相对容易的上尿路凝结物患者，可以同期微创手术治疗双侧上尿路凝结物。

双侧上尿路凝结物的治疗原则：①双侧输尿管凝结物，如果总肾功能正常或处于肾功能不全代偿期，血肌酐值<178.0μmol/L，先处理梗阻严重一侧的凝结物；如果总肾功能较差，处于氮质血症或尿毒症期，先治疗肾功能较好一侧的凝结物，条件允许，可同时行对侧经皮肾穿刺造瘘，或同时处理双侧凝结物。②双侧输尿管凝结物的客观情况相似，先处理主观症状较重或技术上容易处理的一侧凝结物。③一侧输尿管凝结物，另一侧肾凝结物，先处理输尿管凝结物，处理过程中建议参考总肾功能、分肾功能与患者一般情况。④双侧肾凝结物，一般先治疗容易处理且安全的一侧，如果肾功能处于氮质血症或尿毒症期，梗阻严重，建议先行经皮肾穿刺造瘘，待肾功能与患者一般情况改善后再处理凝结物。⑤孤立肾上尿路凝结物或双侧上尿路凝结物致急性梗阻性无尿，患者情况许可时，应及时外科处理，如不能耐受手术，应积极试行输尿管逆行插管或经皮肾穿刺造瘘术，待患者一般情况好转后再选择适当治疗方法。⑥对于肾功能处于尿毒症期，并有水、电解质和酸碱平衡紊乱的患者，建议先行血液透析，尽快纠正其内环境的紊乱，并同时行输尿管逆行插管或经皮肾刺造瘘术，引流肾，待病情稳定后再处理凝结物。

9. 腔镜碎石术后并发症及处理　腔镜碎石术并发症的发生率与所用的设备、手术者的技术水平和患者本身的条件等因素有关。

（1）近期并发症及其处理

1）血尿：一般不严重，为输尿管黏膜挫伤造成，可自愈。

2）胁腹疼痛：多由术中灌注压力过高造成，仅需对症处理或不需处理。

3）发热：术后发热>38℃者，原因有①术前尿路感染或肾积脓。②凝结物体积大、凝结物返回肾盂内等因素增加了手术时间，视野不清加大了冲水压力。体外研究表明压力>35mmHg会引起持续的肾盂静脉、淋巴管反流，当存在感染或冲洗温度较高时，更低的压力即可造成反流。处理方法，①针对术前尿培养、药敏结果应用抗生素，控制尿路感染。如术前怀疑肾积脓，先行肾造瘘术，二期处理输尿管凝结物以避免发生脓毒症。②术中如发现梗阻近端尿液浑浊，应回抽尿液，查看有无脓尿并送细菌培养和抗酸染色检查，呋喃西林或生理盐水冲洗，必要时加用抗生素。尽量缩短手术时间，减小冲水压力。

4）黏膜下损伤：放置双"J"支架管引流 1~2 周。

5）假道：放置双"J"支架管引流 4~6 周。

6）穿孔：为主要的急性并发症之一，小的穿孔可放置双"J"管引流 2~4 周，如穿孔严重，应进行输尿管端-端吻合术等进行输尿管修复。

7）输尿管黏膜撕脱：为最严重的急性并发症之一，应积极手术重建（如自体肾移植、输尿管膀胱吻合术或回肠代输尿管术等）。

8）尿漏：一般 1 周左右能自行停止，如漏尿量大、时间长，多有输尿管支架阻塞，应注意保持通畅。如支架管拔除后出现持续腹痛或腰痛，多为尿漏所致，应尽快施行输尿管插管引流。

（2）远期并发症及其处理

输尿管狭窄为主要的远期并发症之一，其发生率为 0.6%~1%，输尿管黏膜损伤、假道形成或者穿孔、输尿管凝结物嵌顿伴息肉形成、多次 ESWL 致输尿管黏膜破坏等是输尿管狭窄的主要危险因素。远期并发症及其处理如下：

1）输尿管狭窄：输尿管狭窄（激光）切开或狭窄段切除端-端吻合术。

2）输尿管闭塞：如术后发生输尿管狭窄，视具体情况可采用输尿管镜扩张或输尿管镜内切开、输尿管气囊扩张术，必要时行输尿管狭窄段切除端-端吻合术。下段闭塞，应行输尿管膀胱再植术。

3）输尿管反流：轻度者随访每 3~6 个月行 B 超检查，了解是否存在肾积水和（或）输尿管扩张；重度者宜行输尿管膀胱再植术。

（曾　顺）

第二节　输尿管炎

一、急性输尿管炎

急性输尿管炎多伴发于急性下尿路感染或急性肾盂肾炎累及输尿管。病理改变表现为黏膜下大量嗜酸性粒细胞浸润。临床主要表现为两侧腹肋部酸胀，可有血尿，并可引起输尿管狭窄。

（一）病因

病原菌多为杆菌，也有厌氧菌感染的报道。有国外文献报道厌氧菌感染可引起输尿管的急性化脓性炎症并且可导致输尿管的急性坏死，若炎症破坏输尿管壁，则可引起输尿管周围积脓和尿外渗。嗜酸性输尿管炎多发于有过敏体质或过敏遗传背景人群。

(二) 临床表现及诊断

临床上很少做出单纯急性输尿管炎的诊断，因其多伴发于急性肾盂肾炎和膀胱炎，其临床表现多为肾盂肾炎或膀胱炎的症状，可出现腰部酸胀、尿频、尿急，以及发热、无力等局部症状和全身症状。影像学资料对诊断有帮助，尤其炎症累及输尿管周围组织或穿孔引起尿外渗时。病毒感染性输尿管炎的诊断上要依赖血清免疫学检查，并结合患者的特殊既往史，由于发病罕见，因此常不能早期诊断。

(三) 治疗

急性输尿管炎的治疗主要是针对病因的治疗。如有输尿管梗阻则应及时采取措施引流肾盂积水，在有输尿管坏死穿孔的情况下，采取手术探查和外科治疗是有必要的。据文献报道，嗜酸性输尿管炎，糖皮质激素治疗效果比较好。

二、慢性输尿管炎

慢性输尿管炎分为原发性和继发性两大类。继发性输尿管炎多为梗阻的结果。临床上相对比较常见。这类输尿管炎多继发于输尿管凝结物，放疗，输尿管肿瘤，腹腔炎症等，且多针对原发病的治疗。原发性输尿管炎，是一种原因不十分清楚的节段性非特异性输尿管炎症，且以女性下尿路易感人群为多见。

(一) 病因与病理

原发性输尿管炎的病因目前尚不清楚，可能与既往的下尿路感染有关。有报道患有慢性前列腺炎和膀胱炎的病例，均可导致该病的发生。也有研究证实尿路上皮下层解剖学上的连续性可以阻止细菌从膀胱黏膜到肾黏膜下层的通路这一作用。有研究者认为其病因可能与机体的免疫功能有关。资料显示，男女发病比例为1∶1，发病机会均等。

原发性非特异性输尿管炎多发于输尿管中、下段，上段比较少见。Mininberg将肉眼观察病变分为3型。

1. 带蒂或无蒂的炎症组织突入输尿管腔内。
2. 管腔内出现结节状肿块。
3. 管壁出现弥漫性浸润，其长度为2.5~13cm。光镜下观察输尿管壁呈深浅不一的炎性细胞浸润，以淋巴细胞、成纤维细胞为主，毛细血管丰富，黏膜常充血或溃疡；病变早期即可在黏膜下层，平滑肌层和输尿管周围出现钙化。此外，还可有黏膜上皮增生或非典型增生，Brunn巢形成，平滑肌、血管、纤维组织增生。依增生特点有几个特殊类型：①囊性输尿管炎。②滤泡性输尿管炎。③肉芽肿性输尿管炎。④腺性输尿管炎。

(二) 诊断

非特异性输尿管炎临床无特异性表现，其表现为腰肋部疼痛、尿频、血尿等。因此，临床极易误诊。临床上有腰肋部疼痛、尿频、血尿等，在排除结核、凝结物及肿瘤后，可结合影像学资料和输尿管镜检考虑本病的可能性。输尿管镜下取组织活检或通过手术探查和病理切片可确诊。

（三）治疗

非特异性输尿管炎的治疗目前多主张手术治疗。如有条件，建议在输尿管切片或冷冻切片活检鉴别基础上决定手术方式。病变比较局限的，多主张节段性切除。切除后可行输尿管断端吻合、输尿管膀胱吻合、膀胱肌瓣代输尿管吻合术等。狭窄较长者，可考虑用阑尾，小肠行替代治疗；若病变累及全长，炎症轻者，可考虑长期留置双"J"管，定期更换，辅以抗感染及激素治疗，必要时可考虑终身肾造瘘，梗阻重者，可考虑自体肾移植，但应慎重。

（曾　顺）

第三节　输尿管狭窄

一、病因

引起输尿管狭窄的常见原因包括缺血、手术或非手术创伤，输尿管周围纤维化以及先天性畸形等。

对输尿管狭窄进行恰当的病情评估和治疗对保护肾功能以及排除恶性肿瘤有着十分重要的意义。尽管输尿管移行细胞癌的典型X线表现为输尿管管腔内的充盈缺损或典型的酒杯征，但上述表现亦见于良性狭窄。此外，诸如宫颈癌、前列腺癌、卵巢癌、乳腺癌和结肠癌的远处转移也可出现输尿管的狭窄。虽然我们并不清楚输尿管狭窄在人群中的发病率，但是，输尿管凝结物以及对凝结物的相关处理是导致输尿管狭窄的危险因素。罗伯特及其研究小组对21位诊断为嵌顿性输尿管凝结物的患者进行评估发现，凝结物嵌顿时间>2个月的患者发生狭窄的概率为24%。任何经输尿管的内镜操作都有可能引发输尿管狭窄。随着输尿管腔镜技术的进步，体积更小、顺应性更强且视野更清晰的设备不断涌现，这类腔内操作引起的损伤不断下降，并且长期并发症的发生率已降至1%以下。其他造成输尿管良性狭窄的原因包括放射损伤、腹主动脉瘤、感染（如结核及血吸虫病）、子宫内膜异位症、创伤，包括经腹和经会阴手术。原因不明的输尿管狭窄患者应当进行CT检查，以排除输尿管内恶性肿瘤或输尿管外部病变的压迫。

二、诊断方法和介入操作适应证

静脉肾盂造影和逆行造影能确定输尿管狭窄的位置和长度。此外，对病因尚未确定的患者可经输尿管镜进行组织活检。腔内超声是一种备选方法，它能够帮助描绘狭窄的特征并指导治疗，但通常并不选用。肾图能够了解分肾功能及评价功能性梗阻时肾单位的情况。在治疗前对肾功能进行评估是非常重要的，因为腔内泌尿外科操作要获得理论上的成功率至少需要同侧肾25%的肾单位功能良好。输尿管狭窄的诊断一旦成立，介入性操作的适应证包括排除恶性疾病、挽救肾功能、反复发作的肾盂肾炎与功能性梗阻有关的疼痛。

1. 输尿管支架　输尿管支架对治疗绝大多数输尿管狭窄疗效确切，尤其是对腔内狭窄。总之，可以选择腔内输尿管狭窄进行内镜下治疗，而对于输尿管的腔外压迫选择经皮引流及手术治疗的方式更为妥当。不宜实施完全修复的患者或预后较差的患者，可以考虑长期应用支架或周期性改变支架的位置。必须对长期留置支架的患者进行监测，尤其是输尿管外压性狭窄的患者，因为不能达到长期通畅引流的目的。也可在输尿管中放置两根支架以保持尿路通畅，避免单个支架不能提供足够通畅引流的情况。

2. 逆行球囊扩张　逆行性扩张治疗输尿管狭窄已经成为历史。这一技术疗效不确切且通常需要定期反复扩张。20世纪80年代初期，血管造影和血管球囊技术被引入到泌尿外科领域，球囊扩张联合临时腔内支架技术成为了一种被认可的治疗方式。对于任何一个输尿管狭窄的患者，介入治疗的适应证包括严重的功能性梗阻。禁忌证为活动性感染或狭窄长度>2cm，因为在这种情况下单独使用扩张治疗的成功率极低。

如果使用经尿道途径容易通过狭窄部位，可以考虑逆行途径。通常，在电视监视下先行逆行肾盂造影以明确狭窄的部位和长度，再将一根软头导丝通过狭窄处到达肾盂。如果先置入一根顶端开口的导管到达狭窄部位，在导管引导下可以比较容易地放置亲水的软头导丝。将顶端开口的导管沿导丝放过狭窄部位，有利于进一步放置气囊导管。

此时，撤出导管，用一高压4cm长、5~8mm宽的球囊代替，在电视监视下，将球囊在合适的位置穿过狭窄处导管并置于狭窄处，然后开始扩张球囊。球囊的中部应该位于狭窄部分，在球囊扩张的过程中狭窄逐渐消失。扩张10分钟以后，排空气囊并将其退出。导丝原位不动用来引导支架，支架放置2~4周。随访的影像学检查包括静脉肾盂造影，超声或肾图。一般在支架取出1个月后进行，每6~12个月重复1次。偶尔单独应用监视器控制不能达到狭窄处，此时，可在输尿管镜直视辅助下放置导丝，此后就能按照上述的方法继续进行。此外，可将排空的球囊放入输尿管镜中，在直视下行球囊扩张。

3. 顺行球囊扩张　有些时候，不可能通过逆行方式穿过狭窄部分。对于这些病例，可在监视器控制下通过顺行方式放置，联合应用或不联合应用直接顺行输尿管显像。建立经皮肾造瘘引流，对于并发感染和肾功能减退的患者，单用该手术能够治疗感染，同时使肾功能恢复到基线水平。手术完成以后，经皮穿刺的孔道可以作为监视器或输尿管内镜的引导途径。下面的过程类似于逆行途径。在监视器的引导下，应用顺行对比剂确定狭窄的部位和长度。通过顺行途径进行造影，可以确定狭窄的位置和长度。并通过此途径放入带有扩张球囊的软头导丝使其通过狭窄处，然后扩张球囊，直到狭窄段消失。在导丝引导下退出球囊并放入临时支架，同时保留肾造瘘管。在24~28小时内进行肾造口摄片以确保临时支架是否位于合适的部位,这时就可以拔除肾造瘘管。当然,也可通过临时或永久性的支架维持经皮肾造瘘通路,以便进行间断引流。

4. 内镜输尿管切开术　从输尿管狭窄治疗的角度讲,腔内输尿管切开术是球囊扩张这一微创治疗方式的延伸。对于球囊扩张,如果球囊通过顺行或逆行的方式顺利进入并穿过狭窄段,那就意味着操作成功。推荐逆行途径,因为较之顺行途径,其创伤较小。该操作可在输尿管镜监视下进行,也可通过电视引导采用热导丝切断球囊导管。通常推荐核素肾图随访3年以上,以发现晚期手术失败的病例。

(1) 逆行性输尿管镜途径:首先,在电视监视下开始操作。如果软质导丝或亲水性的导丝能够通过狭窄段,这一途径就可行。如果单用电视监控不能让导丝通过狭窄段,可在直视下将球囊放在半硬性或可弯折的输尿管镜的前端,将球囊送入狭窄段。随后,退出输尿管镜。但为了安全起见,导丝仍要留在原位,不要退出。然后再插入输尿管镜,从导丝的侧方到达狭窄部位。

内镜输尿管镜切开位置的选择要考虑到所涉及输尿管位置的功能。总的来说,下端输尿管狭窄处切开选择前正中位,注意保护髂血管。相反,上段的输尿管狭窄选择从侧方或后侧方切开,同样要远离大血管。

输尿管切开术可以采用冷刀、电切刀,或使用钬激光。不管采用何种切开方式,都是切开从输尿管腔内到输尿管周围脂肪组织的全层。近端到远端,内镜下输尿管切开术必须包括2~3mm的正常输尿管组织。对于某些病例,必须在球囊扩张辅助下到达并穿过输尿管狭窄段。在内镜切开后,可能仍需要球囊扩张来扩大切口。在内镜切开术完成之后,留在输尿管内的导丝则用来引导放置支架。总的来说,应当考虑采用管腔较粗的支架,因为这类支架能提高某些病例的治疗效果。与之类似,Wolf及其同事发现在腔内输尿管切开术后向输尿管内注射曲安西龙对患者有益。肾上腺皮质激素和其他的生物反应调节剂在未来治疗输尿管狭窄方面会起到一定作用。

(2) 烧灼导丝球囊切开:这一技术主要用于处理肾盂输尿管交界处狭窄所导致的梗阻。手术过程需要在电视监视下安全地将导丝穿过狭窄区域。这一手术可以通过顺行或逆行的方式进行,利用造影剂对球囊进行标记。在近侧输尿管处的狭窄应当从后侧方切开,而远侧的狭窄则应从前正中处切开。X线透视引导的cautery wire球囊应当远离大血管,比如在髂骨水平的输尿管。对于任何形式的内镜下操作,成功地应用这一技术主要取决于所涉及狭窄段的长度和血供。

(3) 顺行途径:如果在输尿管镜下采用逆行的方式不能成功到达狭窄部位,就应当采用顺行途径。任何并发感染和肾功能受损的情况下首先应行肾切开导管引流术。经皮途径能够扩大切口,从而允许输尿管镜在输尿管镜套筒内顺利通过。然后,操作的过程就可参照逆行手术的过程。出于安全考虑,在操作过程中,必须在输尿管旁边放置一根导丝,一端通过狭窄段，远端在膀胱内卷曲。

（4）联合顺行/逆行途径：在极罕见的情况下，输尿管狭窄伴完全闭塞，导丝则无法通过，更不必说后续的球囊扩张或输尿管镜下输尿管内切开术。

我们已经看到对此类病例采用顺行逆行联合入路的报道。梗阻部位可通过同时顺行联合逆行肾盂造影方法加以确定。输尿管镜可以同时经顺行和逆行方法进入，而输尿管狭窄的远、近端可以经 X 线透视检查定位。然后在 X 线透视直视控制下，用一根导丝从输尿管的一端，穿通到达另一端管腔。对于完全闭塞的输尿管段，用导丝的坚硬头经逆行途径穿过半硬式输尿管镜，一般较容易完成。假设无法置入半硬式输尿管镜，输尿管软镜甚至末端开放式的输尿管导管可从上下两个方向起到稳定导丝的作用。在此过程中"循光切开"技术是有帮助的。在内镜和透视引导下尽可能将输尿管远、近端对齐并将一端的输尿管镜光源关闭。借对侧输尿管镜的光线辅助切开恢复输尿管的连续性。用导丝尖端、微小电凝电极或钬激光将狭窄段重置套管。一旦用导丝穿通操作完成，随后将支架送入并留置 8~10 周。关于治疗输尿管狭窄的其他泌尿外科腔内入路，成功率与狭窄段长度呈反相关。尽管成功率不确定，但尿流的再通，哪怕是依赖于支架长期放置，都能够提高特定的高危患者的生活质量。

5. 开放手术修复　在进行任何外科修复前，非常有必要对输尿管狭窄的性质、定位和长度进行详细评估。术前的专科检查，包括静脉肾盂造影（或顺行肾盂造影）和逆行肾盂造影（如有适应证）。其他的检查应个体化，如核素肾图评估肾功能，输尿管镜、输尿管冲刷术除外肿瘤等。然后再根据这些资料，为患者安排合适的外科治疗方法。

6. 开放的输尿管吻合术　输尿管吻合术适用于上段或中段输尿管由于狭窄形成或近期外伤造成的短缺损。下段输尿管狭窄经常最常采用的处理方式是伴或不伴下段输尿管再建术或膀胱瓣-输尿管吻合术的输尿管-膀胱吻合术。在移植病例，供者的输尿管狭窄可以通过输尿管吻合术吻合到正常的受者输尿管。由于吻合口处张力常导致狭窄形成，所以只有短缺损才可以行输尿管端-端吻合术。而是否有足够的输尿管移动度供输尿管断端无张力吻合，经常在手术时才能决定。

外科切开方式的选择取决于输尿管狭窄的水平。侧方切开适用于上段输尿管。Gibson 切开或低位中线切开适用于中段和下段输尿管。如果患者的医源性输尿管损伤来自先前的经 Psannenstiel 切口的外科手术，输尿管的重建可能需用相同的切口。在这种情况下，经 Psannenstiel 切口的输尿管毗邻解剖可能会很困难，需要将切口的侧部向头侧延长呈曲棍球棒形状。除经腹腔手术输尿管损伤外常采用经腹膜外途径。

手术切开后，向中间牵拉腹膜即形成腹膜后间隙。因为输尿管横跨髂血管而很容易被辨认。在输尿管周围放置烟卷式引流或血管吊带可更易于无创操作，应尽量减少对输尿管的直接钳夹操作。并应小心保护输尿管外膜，因其外膜与血供密切相关。在输尿管的解剖和分离过程中，保持其足够的移动度，避免切除病变输尿管后产生张力。在火器伤中，应切除失活组织及其邻近看似正常的输尿管，避免因冲击波效应所导致的晚期缺血和狭窄形成。当输尿管的两端充分修剪至健康区域时，将其移动，正确定位，两侧输尿管段分别在180°方向进行修剪，如一端输尿管明显扩张，可将其斜行横断而不做刮铲形修剪以便与不扩张的输尿管段周径相匹配。将一根细的可吸收线穿过一侧输尿管端角部和另一侧尖部，缝线的两末端在输尿管腔外打结。将角部和尖部以同样的方法缝合并靠拢。将这两根缝线连续缝合相互系紧或以间断的方法缝合。在吻合完成之前放置双"J"输尿管支架管。从膀胱向输尿管切开处灌注亚甲蓝并观察其反流来验证放置在膀胱的远端支架管是否合适。腹膜后脂肪或网膜组织用于覆盖吻合口处。放置引流，留置气囊导尿管1~2天，如持续24~48小时引流量都非常少，则可拔除引流。如果在腹膜后途径下手术操作不能完整实施，确定外科引流液的性质就尤为重要，可通过检验引流液的肌酐水平来确定。如果无尿外渗存在，可将引流管拔除。双"J"输尿管支架管通常在术后4~6周通过内镜方法拔除。

无张力、密闭的输尿管吻合术成功率很高，超过90%。如果怀疑有尿漏，应先行腹部X线片检查证实双"J"管的位置。因为有可能使尿漏加重，所以也应该检查吻合口近端的引流情况。由于直接引流可能使输尿管瘘口易于闭合，因此如果放置了负压引流管，则不应使用负压吸引。排泄或膀胱痉挛所致的反流也可能延长尿外渗时间，而Foley导管引流和抗胆碱药物却能解决此类问题。吻合口长期的尿外渗也许需要行肾造瘘术使近端尿路处于无尿状态以期吻合口尽快闭合。

7. 腹腔镜输尿管吻合术　腹腔镜手术可以治疗输尿管狭窄疾病。Nezhat及其同事首次报道了腹腔镜治疗子宫内膜异位症引起的输尿管梗阻。该病例在切除梗阻的输尿管部位后行输尿管部分切除吻合术并在吻合口放置了支架。他们撰写了一篇涉及8例腹腔镜输尿管吻合术患者的回顾性综述，在各自进行2~6个月不等的随访后，其中7位患者的吻合处仍旧通畅。不过，如果拥有腹腔镜治疗的经验，对绝大多数输尿管梗阻长度较短的患者来说，这一术式的确是一项微创的治疗技术。

8. 开放的输尿管膀胱吻合术　成年人远端输尿管损伤或梗阻的长度若在3~4cm，仅行输尿管膀胱吻合术就能解决问题，而不必考虑下段输尿管再建术或膀胱瓣输尿管成形术（Boari成形术）。可以使用低位正中切口、Psannenstiel切口、Gibsonl切口，通常腹膜外途径更为合适。输尿管在其穿过髂血管处容易识别，在梗阻水平横断输尿管并将远侧切除。输尿管近端要游离足够的长度，假设不存在张力，则直接行输尿管膀胱吻合术，否则还应该考虑采用下段输尿管再建术或膀胱瓣输尿管成形术。如果术后的反流在可接受的范围内，可行直接非隧道式吻合术。如果反流量较大，可在隧道式吻合的同时加行抗反流吻合。输尿管膀胱吻合术后可采用双"J"管支架和外科引流。

关于成人输尿管膀胱吻合术中反流性和抗反流性吻合问题已进行了探究，现已明确抗反流与否在对肾功能的保护以及狭窄复发两方面没有显著性差异。然而非反流性吻合术是否减少成人肾盂肾炎的风险还不确定。

9. 腹腔镜输尿管膀胱吻合术　已有关于成功应用腹腔镜进行输尿管膀胱吻合术的报道。在治疗远端输尿管狭窄时，腹腔镜输尿管膀胱吻合术常采用经腹膜手术联合腹腔内的缝合技术。输尿管支架通常在开放性手术后放置。不过据报道术后的治疗效果良好，相对开放手术优势明显，术后发病率与其他腹腔镜泌尿外科手术无异。

10. 开放的下段输尿管再建术　下段输尿管再建术是桥接输尿管第三段缺失的有效治疗方法。然而向近端延伸到肾盂边缘的输尿管缺损通常不仅需要下段输尿管再建术。该手术适应证包括远端输尿管狭窄、损伤、输尿管膀胱吻合术失败术后 opsoas hitch 也可与其他操作联用，如在更为复杂的尿路重建中与经输尿管-输尿管吻合术联用。一般来说，我们把顺应性差且挛缩膀胱视为手术禁忌。如果预先存在膀胱出口梗阻或神经性功能障碍，应在术前治疗。

为了显露远侧输尿管，通常采用下腹正中切口或 Psannenstiel 切口，尽可能行腹膜外途径。在这样的方案中，能暴露腹膜后间隙，能游离膀胱的腹膜粘连、离断输精管和圆韧带后游离膀胱。牵拉后能显露同侧膀胱顶部到髂血管近端。分离对侧的膀胱上动脉能使膀胱更多地游离。同侧输尿管能在其与髂血管交叉处辨识，只游离病变部位表面组织。前方的膀胱切开术通常用垂直或斜行的方式，这样就可以使膀胱移位，更接近同侧输尿管。输尿管植入膀胱同侧上外腔内，行黏膜隧道无张力吻合术或无黏膜隧道无张力吻合术。同侧膀胱顶部用几根可吸收线缝合到腰小肌肌腱或腰大肌肌腱。在缝合时小心避免损伤生殖股神经和邻近的股神经。另外，腰大肌固定可在输尿管膀胱吻合术之前进行。在用可吸收线缝合切开的膀胱后常放置双"J"管。

与单纯输尿管膀胱吻合术相比，下端输尿管再建术能多提供 5cm 的长度。与 Boari flap 相比，下端输尿管再建术操作简单且发生血管损伤和排尿困难的风险降低。在成人和儿童行下段输尿管再建术的输尿管膀胱吻合术的成功率>85%。并发症罕见，包括尿瘘、输尿管梗阻、小肠损伤、髂血管损伤和尿脓毒症。

11. 腹腔镜下段输尿管再建术　已有在腹腔镜下成功行下段输尿管再建术的报道。术前常规放置输尿管支架，手术通常经腹腔内途径完成。基于短期和中期的随访，有经验的外科医生治疗后临床效果是满意的，与开放手术相同。

12. 开放的膀胱瓣输尿管成形术　当病变输尿管部分太长或输尿管活动性受限不能行无张力的输尿管吻合术时，膀胱瓣输尿管成形术可能是另一种有效的方式。1894 年 Boari 第一次报道在犬科类动物中使用了该技术。膀胱瓣能重建桥接 10~15cm 的输尿管缺损，螺旋膀胱皮瓣在某些情况下能到达肾盂，尤其是右侧。与下段输尿管再建术一样，需术前评估膀胱功能，另外还有输尿管评估。如存在膀胱出口梗阻和神经源性功能障碍，应在术前进行治疗。若膀胱容积偏小，可能膀胱瓣成形困难或难以行膀胱瓣成形术，就要术前考虑另一种治疗方法。

在膀胱瓣成形过程中,虽然正中切口优先而且能较容易地到达上输尿管,但是也可以行Psannenstiel切口。离断膀胱粘连和脐韧带游离膀胱。对侧膀胱的蒂离断和结扎,能使膀胱获得向同侧更大的移动度,包括膀胱上动脉的同侧的膀胱蒂能保留。受影响的输尿管仔细游离,认真保护其血供,然后切除病变的节段。辨识同侧膀胱上动脉及其分支后,后外侧膀胱瓣来自这根血管。膀胱瓣斜行和膀胱前壁交叉,瓣的基底宽度至少>4cm且瓣尖端宽度至少>3cm。如果准备行无反流吻合术,瓣的长度必须等于估计的输尿管缺损加上3~4cm。而且瓣长度和基底宽度的比例>3:1,能减少瓣缺血。

建立膀胱瓣后,用几根可吸收线将瓣的远端固定在腰小肌肌腱或腰大肌肌腱上。输尿管通过后面瓣内小开口放置入内,行远段输尿管末端铲状裁剪后无张力黏膜对黏膜反流吻合。另外还可以行无反流隧道吻合术。然后瓣前面用可吸收线缝合和形成管道。此外,输尿管外膜可缝合在瓣的远端然后皮瓣基底缝合在腰大肌上。

据报道,接受膀胱瓣输尿管成形术治疗的患者数量少,但是如果瓣血供保护得好,结果仍然是好的。很显然,最常见的并发症是由于缺血或吻合口张力过大而导致的狭窄复发。假性憩室也有报道,但非常少。

13. 腹腔镜膀胱瓣输尿管成形术 临床实践中已出现一些通过腹腔镜完成Boa成形术的案例。Kavoussi及同事曾报道3例经腹腔入路远端输尿管狭窄成形术的成功案例,应用与开放手术相同的方法制作膀胱成形片,并在无张力、无尿液的条件下,通过支架完成其与输尿管的吻合。手术时间为120~300分钟,失血量介于400~600mL。其中2名患者在术后3天内出院,另1名患者因艰难梭菌性结肠炎住院13天。术后6个月随访中,影像学提示吻合口畅通。这篇文章并未提到输尿管远端狭窄的长度。但根据其中1位作者的经验,腹腔镜Boari成形术可顺利完成8~12cm输尿管缺失的成形,效果可与开放手术媲美。

14. 肾下移 肾移动最早于1964年报道,该术式可为上段输尿管缺失提供足够的吻合长度,也可以减少输尿管修补后的张力。可经腹通过肋缘下、中线或旁正中切口以显露肾和合适的输尿管水平。打开筋膜,完全游离肾,以肾蒂为轴,向下内方旋转肾。然后用数针可吸收线将肾下极固定在腹膜后的肌肉上。应用这种方法,可增加近8cm的额外长度。肾血管,特别是肾静脉,限制了肾移动的范围。为解决这个问题,可以切断肾静脉,将其与下腔静脉在更低的位置吻合,但临床应用很少。

15. 导管辅助的输尿管切开术 Davis导管辅助的输尿管切开术在本章前面已有叙述。由于更加有效的外科方法的发展,这种术式仅作为历史加以描述。导管辅助的输尿管切开术常用于狭窄段太长而不能行传统输尿管-输尿管吻合或输尿管新膀胱吻合的患者,狭窄段的长度可在10~12cm。

16. 经输尿管-输尿管吻合术 Higgins在1934年最早描述了经输尿管-输尿管吻合术。

在处理输尿管狭窄时，这种方式可以用于输尿管长度不足以与膀胱进行吻合的病例。绝对禁忌证是供侧输尿管长度不足，不能在没有张力的情况下连接对侧的受侧输尿管。另外，任何可能影响到供侧和受侧输尿管的疾病都属于相对禁忌证。

相对禁忌证包括肾凝结物、后腹膜纤维化、尿路恶性肿瘤、慢性肾盂肾炎、腹-盆腔放疗等病史。受侧输尿管反流如果存在应该确定病因并同时治疗。因此，手术之前除了以前介绍的各种影像学及内镜检查外还应行静脉肾盂造影，以全面评价两个输尿管。

在进行经输尿管-输尿管吻合术时，经腹膜正中切口多作为到达两侧输尿管的入路。游离结肠后，再游离病变输尿管，要保留供血的输尿管外膜，要分离到梗阻的近端水平。游离对侧结肠。受侧输尿管只有需要吻合的部分要暴露，一般选取病变输尿管切断处近侧5cm。在乙状结肠系膜下近肠系膜上动脉处打出一条通道，防止输尿管与其缠绕。接下来供体输尿管从这个通道被拉到对侧。受侧输尿管的游离应尽量最小化，这样可以尽量保留它血供的完整。受侧输尿管前内侧切开，同供侧输尿管修整成铲形的断端吻合，吻合可以用间断或连续可吸收线缝合，做到无张力、无渗漏。应该从供侧肾盂通过吻合口放置双"J"管到达膀胱，如果受侧输尿管直径够大，应该在受侧输尿管全长放置第2个双"J"管。

17. 开腹回肠代输尿管术　对于输尿管缺陷长度较长或缺失的外科处理，尤其是对于近端输尿管的处理是非常有挑战性的。应用带有尿路上皮的组织重建尿路是最好的方法，因为尿路上皮不但没有吸收作用，而且还有抗癌和抗感染的作用。其他组织也是输尿管修补的候选材料，用于当其他方法不能重建输尿管缺陷或膀胱不适于重建时，回肠被证实是一种满意的选择。另一方面，阑尾和输卵管已被证实并不适合做输尿管替代物。

Shoemaker在1909年报道了第1例应用回肠代输尿管的女性泌尿系统结核患者。随后回肠代输尿管术对生理和代谢的影响在犬模型上被研究。一段自主蠕动回肠直接吻合在膀胱上后，反流和盆腔压力增高大多只在排尿时存在。膀胱内压的逆向传输由植入回肠的长度决定。回肠代输尿管术的一般禁忌证包括基础肾功能不全，血清肌酐>2mg/dl，膀胱功能障碍或输出梗阻，炎性肠病或放射性小肠炎。

在外科手术之前，经常要做全肠道的机械和抗生素肠道准备。开腹选取正中长切口，游离同侧结肠，将病变输尿管贴近正常的部分切断。如果整个上段输尿管都有病变，近侧吻合口可选在肾盂水平。输尿管病变的长度测量后，选取适当的远端回肠。选取的回肠节段应至少距回盲瓣15cm，在移植前要确保血供正常。肠系膜通常要比普通的回肠膀胱术分离得多以得到更好的游离度。有时会更适合用结肠来代替输尿管植入，手术原则两者类似。如果有瘢痕肾盂或肾内肾盂，则要行回肠肾盂吻合术。在这种情况下，切除肾下极实质的一部分对防止吻合口狭窄有帮助，同典型的输尿管肾盏吻合相似。小肠切断后，远端做标记以便分清肠道方向，然后剩余肠道做吻合以重建肠道的连续性。在结肠系膜上开一个窗，通过它将做移植的肠道移到旁边。在做右侧输尿管重建时，盲肠和升结肠也可作为移植的肠道，这样可以避免在肠系膜上开窗。肠道的蠕动方向要确保是顺行的，吻合口选在肾盂水平或下极肾盏以及膀胱。双侧输尿管替换需要选取在腹膜后行走、从一侧肾到对侧肾再到膀胱的一段肠道，或选取两段独立的肠道。

回肠代输尿管术的围术期并发症包括早期尿外渗、尿囊肿形成，以及由于水肿、黏液栓子或肠襻打结引起的梗阻。回肠襻缺血坏死有可能发生，如果患者有急腹症表现时应当考虑到这种可能性。如果术前肾功能正常，很少发生明显的电解质紊乱和肾功能不全。患者出现日益加重的代谢紊乱伴有回肠襻的不断扩张，应进行有关膀胱尿道功能不全的检查。

18. 腹腔镜回肠代输尿管术　Gill 及其同事报道了 1 例成功的腹腔镜回肠代输尿管术，他们使用了经腹腔途径，打 3 个孔的方式。整个手术过程，包括缝合、打结，都是用体内腹腔镜技术完成。虽然整个手术历时 8 小时，但是同大多数其他腹腔镜手术方式一样，术后并发症率很低，住院时间也比较短。

19. 自体移植　1963 年，Hardy 为 1 名近端输尿管损伤患者做了第一例自体移植。从那开始，临床自体肾移植被用于解决多种问题，包括严重的输尿管狭窄或缺损。总体上，当对侧肾缺失或功能较差时，或其他方法修复替代输尿管不可行时，考虑应用自体移植。与在供者身上取肾进行活体异体肾移植一样，摘取肾时要尽量留取较长的血管。肾血管与髂血管吻合，重建肾的灌注。近端正常的输尿管同膀胱吻合。有时要选择同侧肾盂与膀胱直接吻合。

在治疗输尿管缺损的病例时腹腔镜技术也被成功应用于自体肾移植中。腹腔镜下肾切除步骤同其他任何典型的腹腔镜下供体肾切除一样，之后取出移植肾，在手术台上准备，再经标准开放技术的 Gibson 切口行同侧髂窝自体移植。腹腔镜自体肾移植被证明可以减少镇痛药的使用并能缩短恢复期，因为取肾不需要开腹手术那么大的上腹部或侧腹部切口。腹腔镜自体肾移植下肾切除多采用经腹腔途径入路，但是 Gill 及其同事也成功采用了经后腹膜途径的方式。

（曾　顺）

第四节　输尿管结核

输尿管结核多继发于肾结核，并且与肾结核合并存在，一般较容易明确诊断。最常见的受累部位是膀胱输尿管连接部，本病很少累及肾盂输尿管连接部，发生于输尿管中间 1/3 者更为少见。少数情况下累及整个输尿管。单纯输尿管结核罕见，且起病隐匿，早期诊断困难。

一、病理

输尿管感染结核菌后，输尿管黏膜、黏膜固有层及肌层首先被侵犯。结核结节在黏膜上形成表浅、潜行的溃疡。溃疡基底部为肉芽组织，纤维化反应最明显，使输尿管管壁增粗、变硬，逐渐变为条索状，最终输尿管完全闭锁。

二、诊断与鉴别诊断

1. 诊断　继发性输尿管结核主要在诊断肾结核的同时获得诊断，而单纯性输尿管结核的早期诊断关键是要重视泌尿系结核这一常见病。除对有持续性、进行性加重的尿路刺激征患者要高度警惕外，对症状轻微、尿常规有持续异常者（常规抗生素治疗无效的尿液中白细胞增多）也要考虑到泌尿系结核的可能。单纯性输尿管结核一般没有明显的尿路刺激征，但细心询问病史常有轻微的尿频、尿急、尿痛、血尿等症状并发或单独存在。

尿常规检查是一重要的诊断线索，如尿中有持续性红细胞和白细胞增多，酸性尿，普通抗感染治疗无效者，要考虑输尿管结核的可能，应留晨尿找抗酸杆菌、尿结核分枝杆菌PCR检查和结核菌培养等，不能漏诊。

X线检查是泌尿系结核的重要诊断措施。单纯性输尿管结核早期X线检查因缺乏特异性影像学变化而不易被诊断，静脉肾盂造影常仅表现为病变段输尿管无造影剂滞留，呈"激惹"现象。有报道，诊断性抗结核治疗前后静脉肾盂造影的改变是诊断输尿管结核的最佳方法，而且治疗2周后是复查静脉肾盂造影合适的时机。

膀胱镜检查和逆行肾盂造影对诊断早期输尿管结核有帮助。由于并发膀胱慢性炎症导致膀胱黏膜充血水肿、糜烂出血等造成观察和插管困难，诊断价值不大。

2. 鉴别诊断

（1）泌尿系统慢性非特异性感染：肾输尿管结核患者的尿常规检查和慢性下尿路非特异性感染时都可有红细胞和白细胞增多，常并发有尿频、尿急，临床上容易混淆。但是，慢性下尿路感染一般不伴有全身症状，且不会有酸性尿，尿沉渣抗酸染色阴性；而泌尿系统结核可有腰部酸胀、盗汗等全身症状，影像学检查能提供重要帮助。

（2）输尿管凝结物：输尿管凝结物常引起明显的腹部疼痛，可放射至腹股沟和股内侧，患者可有呕吐，不难鉴别。静脉肾盂造影或CT平扫可见输尿管扩张，并可见输尿管里有高密度影。

三、治疗

早期获得诊断的输尿管结核患者，如病变范围不大，病变轻微，可考虑置双"J"管后行抗结核治疗，有可能免于手术。

大部分输尿管结核需要手术治疗，切除病变段输尿管：①对于输尿管缺损在10cm以上者，可行膀胱悬吊或膀胱壁瓣成形术。②输尿管缺损>10cm时，可采用回肠代输尿管术。

手术时要充分切除病变的输尿管，保证吻合口的血供和无张力。适当延长输尿管支架管的留置时间是防止术后尿漏和再狭窄的重要措施。术后常规抗结核治疗6个月，并定期随访。

（王月山）

第五节 输尿管内异物

近年来随着上尿路手术及器械操作的不断增多，输尿管异物的发生率也在不断上升。

一、进入途径

1. 手术　上尿路手术时，有时会将折断的缝合针遗留在输尿管内；盆腔手术结扎缝线可穿通输尿管腔形成异物；手术置入猪尾管术后膀胱端向上逆缩至输尿管内。

2. 输尿管器械操作　断裂的输尿管探条或导管，输尿管取石钳的金属端，输尿管取石篮的探条端和输尿管切开电极、输尿管导管、支架管、线状探子等由于操作不当或材料质地脆弱，可能将尖端折断而脱落到肾或输尿管内。

3. 外伤　子弹、弹片直接进入输尿管，多见于战时或特殊情况；也可能是异物，如碎片由肾流向输尿管；也有的是由机体的远处移来，在这种情况下，会同时有其他组织和结构的创伤，且常具有更大的严重性。

4. 逆行途径　少数异物是由尿道口放入的，通过膀胱而进入输尿管，甚至到达肾盂，曾报道有牙签和草叶经尿道外口被放入而达输尿管，也曾报道在女性患者中，有动物毛发、针、体温计和稻草茎见之于输尿管内，这种情况称为"异物的逆行移动"，并认为只是在输尿管口有病变的情况下才会发生，如管口闭锁不全有尿液反流等，在正常输尿管时不会发生的。

二、临床表现

一般多无明显症状。也有部分患者是因异物造成尿路梗阻而发生肾区或输尿管部位疼痛，继而发生血尿、感染症状。盆腔手术遗留结扎线一般多在术后1周内，患者出现明显腹痛或盆腔感染，甚至伤口漏尿后才被怀疑并经手术得到证实。在做输尿管器械操作时，发生部件断裂和失落患者体内一般是会立即被发现。断裂的输尿管探条、导管或端部或猪尾管被遗留在输尿管内，常不引起症状或只引起很少症状。与膀胱内异物不同，此感染常可不引起明显症状。也有部分输尿管异物患者较长时间无症状。

三、诊断

进行输尿管器械检查，如当时器械损坏折断遗留在输尿管内，一般均能被立即发现而取出。有时经过数月后才能发现。也有少数病例是异物造成尿路梗阻而发生肾区或输尿管部位疼痛。有很多输尿管异物患者长期无症状。X线不透光的异物，如金属或木制材料可在X线片上显示出来。X线透光的异物需要进行静脉尿路造影确定诊断，也可行逆行造影或磁共振水成像检查，以术前明确诊断。造影应取前后位、斜位或侧位X线摄片，可显示异物形状、部位、有无梗阻及肾功能损害情况。诊断困难者需要经输尿管镜仔细检查。

四、治疗

经输尿管镜直视下用异物钳将异物取出是理想的治疗方法。部分处于输尿管内和部分处于膀胱内的异物，如断裂的输尿管探条或导管等可经膀胱镜检查行钳取摘除。玻璃管、体温表等异物，因表面光滑质地脆弱，用膀胱镜摘除较为困难；若异物较大、易碎、表面不光滑，镜取有困难时，则需手术切开输尿管取出。儿童因不能采用较大号膀胱镜摘除异物，只能采用切开膀胱摘取异物。有不少输尿管异物的患者常能自行将异物排出体外或排至膀胱内，因而一般都常先等待观察一段时间。如患者确实不能自行排出异物或将异物排至膀胱内，则再行耻骨上切开膀胱摘除异物。如异物能自行排至膀胱，则可按膀胱内异物处理。

（王月山）

第六节 输尿管结石

输尿管结石是泌尿系统结石中的常见疾病，发病年龄多为 20～40 岁，男性略高于女性。其发病率占上尿路结石的 65%。其中 90% 以上是继发性结石，即结石在肾内形成后降入输尿管。原发于输尿管的结石较少见，通常合并输尿管梗阻、憩室等其他病变。所以输尿管结石的病因与肾结石基本相同。从形态上看，由于输尿管的塑形作用，结石进入输尿管后常形成圆柱形或枣核形，亦可由于较多结石排入，形成结石串俗称"石街"。

解剖学上输尿管的三个狭窄部将其分为上、中、下三段：①肾盂输尿管连接部；②输尿管与髂血管交叉处；③输尿管的膀胱壁内段，此三处狭窄部常为结石停留的部位。除此之外，输尿管与男性输精管或女性子宫阔韧带底部交叉处以及输尿管与膀胱外侧缘交界处管径较狭窄，也容易造成结石停留或嵌顿。过去的观点认为，下段输尿管结石的发病率最高，上段次之，中段最少。但最新的临床研究发现，结石最易停留或嵌顿的部位是输尿管的上段，占全部输尿管结石的 58%，其中又以第 3 腰椎水平最多见；而下段输尿管结石仅占 33%。在肾盂及肾盂输尿管连接部起搏细胞的影响下，输尿管有节奏的蠕动，推动尿流注入膀胱。因此，在结石下端无梗阻的情况下，直径 <0.4cm 的结石有 90% 的可能可自行降至膀胱随尿液排出，其他情况则多需要进行医疗干预。

一、临床表现

1. 疼痛　上中段结石引起的输尿管疼痛为一侧腰痛和镜下血尿，疼痛性质为绞痛，向下腹部、睾丸或阴唇部放射，当结石停留在某一部位无移动时，常引起输尿管完全或不完全梗阻，尿液排出障碍，引起肾积水，出现腰部胀痛、压痛和肾区叩击痛。当结石随输尿管蠕动或尿流的影响而发生移动时，表现为典型的输尿管绞痛。上段输尿管结石一般表现为腰区或胁腹部突发锐利的绞痛，并可向下腹部、睾丸或阴唇部放射。中段输尿管结石常表现为中、下腹的剧烈疼痛。下段输尿管结石引起的疼痛通常位于下腹部,并向同侧腹股沟区放射。当结石位于输尿管膀胱连接处时,可表现为耻骨上区的绞痛,伴有尿频、尿急、尿痛等膀胱刺激征。在男性中疼痛还可放射至阴茎头。

2. 血尿 90%的患者可出现镜下血尿。输尿管结石急性绞痛发作时,可出现肉眼血尿。输尿管完全梗阻时也可无血尿。

3. 感染症状 输尿管结石引起梗阻可导致继发性感染,引起尿频、尿急、尿痛,甚至畏寒、发热。

4. 恶心、呕吐 输尿管与胃肠有共同的神经支配,输尿管结石引起的疼痛常引起恶心、呕吐等剧烈的胃肠道症状。

5. 无尿 比较少见,一般发生于双侧输尿管结石或孤立肾的输尿管结石完全梗阻时,也可见于一侧输尿管结石梗阻,反射性对侧肾分泌功能减退。

6. 排石 部分患者以排尿时发现结石就诊。排石的表现不一,从肉眼可见的结石颗粒到浑浊的尿液,常与治疗的方式与结石的成分有关。

7. 其他 肾移植术后输尿管结石的患者,由于移植物在手术过程中神经、组织受到损伤,发生结石后一般无明显的症状,多在移植术后随访过程中超声探查时发现。妊娠后子宫增大,压迫输尿管,导致尿液排出受阻可并发结石,其中以妊娠中、晚期合并泌尿系结石多见。临床表现主要有腰腹部疼痛,恶心呕吐、膀胱刺激征、肉眼血尿和发热等,与非妊娠期相似,多以急腹症就诊。

体征:输尿管结石绞痛的患者,痛苦面容,卧位,辗转反复变换体位。输尿管上段结石可表现为肾区和胁腹部压痛和叩击痛,输尿管走行区可有深压痛;若伴有尿外渗时,可有腹膜刺激征。输尿管结石梗阻引起不同程度的肾积水,可触到腹部包块。

二、诊断

完整的输尿管结石的诊断应包括:①结石自身的诊断。包括结石的部位、数目、大小、形态、成分等。②并发症的诊断。包括感染、梗阻及肾损害的程度等。③病因学的评价。通过对病史、症状和体检后发现,具有泌尿系统结石或排石病史,出现肉眼或镜下血尿,或运动后输尿管绞痛的患者,应进行以下检查确诊。

1. 尿液检查 尿常规检查可发现镜下血尿,运动后血尿具有一定的意义,若伴有感染时可出现脓尿。肾绞痛时可有结晶尿。尿培养及药敏试验可确定感染的病原菌并指导合理应用抗生素。

2. 血常规 白细胞计数常升高,当白细胞总数>$13.0×10^9$/L时常提示继发感染。血电解质、尿素氮、肌酐水平是评价肾功能的重要指标,可反映输尿管梗阻导致肾积水引起肾功能损害的程度,指导治疗方案的指定。

3. B超 超声波检查是一种简便无创的检查方法,是目前最常用的输尿管结石的筛查手段。超声波检查可以了解结石以上尿路的扩张程度，间接了解肾皮质、肾实质和集合系统的情况。超声波检查能同时观察膀胱和前列腺，寻找结石形成的诱因及并发症。

4. 尿路平片（KUB 平片）　尿路平片可以发现 90% 非 X 线透光结石，能够大致地确定结石的位置、形态、大小和数目，并且通过结石影的明暗初步提示结石的化学性质。因此，可以作为结石检查的常规方法。在尿路平片上，不同成分的结石显影程度依次为：草酸钙、磷酸钙和磷酸铵镁、胱氨酸、含尿酸盐结石。单纯性尿酸结石和黄嘌呤结石能够透过 X 线，胱氨酸结石的密度低，后者在尿路平片上的显影比较淡。最近还有研究者采用双重 X 线吸光度法（dual X-ray absorptiometry）检测结石矿物质含量（stone mineral content，SMC）和密度（stone mineral density，SMD）。并在依据两者数值评估结石脆性的基础，为碎石方法的选择提供重要依据。他们认为当结石 SMC>1.27gm 时，应采用 PCNL 或 URSL 等方法，而不宜选择 ESWL。

5. 静脉尿路造影（IVU）　静脉尿路造影应该在尿路平片的基础上进行，其价值在于了解尿路的解剖，发现有无尿路的发育异常，如输尿管狭窄、输尿管瓣膜、输管膨出等。确定结石在尿路的位置，发现尿路平片上不能显示的 X 线透光结石，鉴别 KUB 平片上可疑的钙化灶。此外，还可以初步了解分侧肾的功能，确定肾积水程度。在一侧肾功能严重受损或使用普通剂量造影剂而肾不显影的情况下，采用加大造影剂剂量或延迟拍片的方法往往可以达到肾显影的目的。在肾绞痛发作时，由于急性尿路梗阻往往会导致肾排泄功能减退，尿路不显影或显影不良，进而轻易诊断为无肾功能。因此建议在肾绞痛发生 2 周后，梗阻导致的肾功能减退逐渐恢复时，再行 IVU 检查。

IVU 的禁忌证主要包括：①碘剂过敏、总肾功能严重受损、妊娠早期（3 个月或以内）、全身状况衰竭者为 IVU 绝对禁忌证；②肝功能不全、心脏功能不全、活动性肺结核、甲状腺功能亢进症、有哮喘史及其他药物过敏史者慎用；③总肾功能中度受损、糖尿病、多发性骨髓瘤的患者肾功能不全时避免使用。如必须使用，应充分水化以减少肾功能损害。

6. CT 扫描　随着 CT 技术的发展，越来越多的复杂的泌尿系统结石需要做 CT 扫描以明确诊断。CT 扫描不受结石成分、肾功能和呼吸运动的影响，而且螺旋 CT 还能够同时对所获取的图像进行三维重建，获得矢状或冠状位成像，因此，能够检查出其他常规影像学检查中容易遗漏的微小结石（如 0.5mm 的微结石）。关于 CT 扫描的厚度，有研究者认为，采用 3mm 厚度扫描可能更易发现常规 5mm 扫描容易遗漏的微小的无伴随症状的结石，因而推荐这一标准。而通过 CT 扫描后重建得到的冠状位图像能更好地显示结石的大小，为结石的治疗提供更为充分的依据，但这也将增加患者的费用。CT 诊断结石的敏感性比尿路平片及静脉尿路造影高，尤其适用于急性肾绞痛患者的确诊，可以作为 B 超、X 线检查的重要补充。CT 片下，输尿管结石表现为结石高密度影及其周围水肿的输尿管壁形成的"框边"现象。近期研究发现，若双侧行肾 CT 值相差 5.0HU 以上，CT 值较低一侧常伴随输尿管结石导致的梗阻。另外，结石的成分及脆性可以通过不同的CT值（HU单位）改变进行初步的评估，从而对治疗方法的选择提供参考。对于碘过敏或存在其他IVU禁忌证的患者，增强CT能够显示肾积水的程度和肾实质的厚度，从而反映肾功能的改变情况。有的研究认为，增强CT扫描在评价总肾和分肾功能上，甚至可以替代放射性肾脏扫描。

7. 逆行（RP）或经皮肾穿刺造影 属于有创性的检查方法，不作为常规检查手段，仅在静脉尿路造影不显影或显影不良以及怀疑是X线透光结石、需要做进一步的鉴别诊断时应用。逆行性尿路造影的适应证包括：①碘过敏无法施行IVU；②IVU检查显影效果不佳，影响结石诊断；③怀疑结石远端梗阻；④经输尿管导管注入空气作为对比剂，通过提高影像反差显示X线透光结石。

8. 磁共振水成像（MRU） 磁共振对尿路结石的诊断效果极差，因而一般不用于结石的检查。但是，磁共振水成像（MRU）能够了解上尿路梗阻的情况，而且不需要造影剂即可获得与静脉尿路造影同样的效果，不受肾功能改变的影响。因此，对于不适合做静脉尿路造影的患者（如碘造影剂过敏、严重肾功能损害、儿童和妊娠妇女等）可考虑采用。

放射性核素显像，放射性核素检查不能直接显示泌尿系结石，但是，它可以显示泌尿系统的形态，提供肾血流灌注、肾功能及尿路梗阻情况等信息，因此对手术方案的选择以及手术疗效的评价具有一定价值。此外，肾动态显影还可以用于评估体外冲击波碎石对肾功能的影响情况。

9. 膀胱镜、输尿管镜检查 输尿管结石一般不需要进行膀胱镜检查，其适应证主要有：①需要行IVU或输尿管插管摄双曝光片；②需要了解碎石后结石是否排入膀胱。

三、鉴别诊断

尿路结石和腹膜后和腹腔内病理状态引起的症状相似，应该与急腹症进行全面的鉴别诊断，包括急性阑尾炎、异位或未被认识的妊娠、卵巢囊肿蒂扭转、憩室病、肠梗阻、有或无梗阻的胆囊结石、消化道溃疡病、急性肾动脉栓塞和腹主动脉瘤等。体检时应该检查有无腹膜刺激征。

四、治疗

目前治疗输尿管结石的主要方法有非手术治疗（药物治疗和溶石治疗）、体外冲击波碎石（ESWL）、输尿管镜（URSL）、经皮肾镜碎石术（PCNL）、开放及腹腔镜手术。大部分输尿管结石通过微创治疗，如体外冲击波碎石和（或）输尿管镜、经皮肾镜碎石术治疗均可取得满意的疗效。输尿管结石位于输尿管憩室内、狭窄段输尿管近端的结石以及需要同时手术处理先天畸形等结石病因导致微创治疗失败的患者往往需要开放或腹腔镜手术取石。

对于结石体积较小（一般认为直径<0.6cm）可通过水化疗法，口服药物排石。较大的结石，除纯尿酸结石外，其他成分的结石，包括含尿酸铵或尿酸钠的结石，溶石治疗效果不佳，

多不主张通过口服溶石药物溶石。对于 X 线下显示低密度影的结石,可以利用输尿管导管或双 J 管协助定位试行 ESWL。尿酸结石在行逆行输尿管插管进行诊断及引流治疗时,如导管成功到达结石上方,可在严密观察下行碱性药物局部灌注溶石,此方法较口服药物溶石速度更快。

关于 ESWL 和输尿管镜碎石两者在治疗输尿管结石上哪种更优的争论一直存在。相对于输尿管碎石术而言,ESWL 再次治疗的可能性较大,但其拥有微创、无须麻醉、不需住院、价格低廉等优点,即使加上各种辅助治疗措施,ESWL 仍然属于微创的治疗方法。另一方面,越来越多的学者认为,输尿管镜是一种在麻醉下进行的能够"一步到位"的治疗方法。有多篇文献报道了输尿管镜和 ESWL 之间的对照研究,对于直径<1cm 的上段输尿管结石,意见较一致,推荐 ESWL 作为一线治疗方案;而争论焦点主要集中在中、下段输尿管结石的治疗上。对于泌尿外科医生而言,对患者具体选择何种诊疗方法最合适,取决于经验及所拥有的设备等。

1. 保守治疗 临床上多数尿路结石需要通过微创的治疗方法将结石粉碎并排出体外,少数比较小的尿路结石可以选择药物排石。

(1) 排石治疗的适应证:①结石直径≤0.6cm;②结石表面光滑;③结石以下尿路无梗阻;④结石未引起尿路完全梗阻,停留于局部少于 2 周;⑤特殊成分的结石,对尿酸结石和胱氨酸结石推荐采用排石疗法;⑥经皮肾镜、输尿管镜碎石及 SWL 术后的协助治疗。

(2) 一般治疗方法:①饮水。每日饮水 2 000~3 000mL,昼夜均匀。②适当运动。

(3) 常用药物:①α 受体阻滞药。α 受体阻滞药可松弛输尿管平滑肌而起排石和解痉作用能够促进结石排出,缩短排石时间。临床上多选择高选择性的 $α_{1A}$ 受体阻滞药坦索罗辛(哈乐)。②碱性枸橼酸盐。包括枸橼酸钾、枸橼酸钠、枸橼酸钾钠、枸橼酸氢钾钠和枸橼酸钾镁等,推荐用于尿酸结石和胱氨酸结石的溶石治疗,尿酸结石维持尿液 pH 在 6.5~6.8,胱氨酸结石维持尿液 pH 在 7.0 以上。枸橼酸氢钾钠对三聚氰胺所致结石的排石效果确定,建议尿液 pH 维持在 6.9 左右。可以用于所有含钙结石。③钙离子通道拮抗药。硝苯地平阻断钙离子通道,也能使输尿管平滑肌松弛,对促进排石有一定作用。④别嘌醇。用于尿酸结石和高尿酸尿症草酸钙结石者。

(4) 中医中药:中医药治疗遵循"祛邪不伤正,扶正不留邪,祛石在先、扶正善后、标本兼顾"的原则。常见四个证型:湿热下注,气滞血瘀,肾气亏虚,肾阴亏虚。治则以清热利湿通淋为主,根据兼证的不同,辅以理气、活血化瘀等药物。临床使用应随症加减,灵活运用。

1) 中成药:尿石通具有清热利湿、通淋排石的功效,尤其对输尿管下段结石效果较好。五淋化石丸有通淋利湿、排石镇痛的作用,对 ESWL 及 URS 术后碎石排出有一定疗效。

以腰腹痛为主者,宜选用五淋化石丹、尿石通等;以膀胱刺激征为主者,可选用尿石通、八正合剂等。

2）汤剂：常用的经典方有八正散、石苇散等，肾气亏虚者加金匮肾气丸，肾阴亏虚加六味地黄丸。

（5）注意事项：治疗时间以4周为宜，如症状加剧或4周后无效则应改用其他疗法。

2. 体外碎石　体外冲击波碎石术可使大多数输尿管结石行原位碎石治疗即可获得满意疗效，并发症发生率较低。但由于输尿管结石在尿路管腔内往往处于相对嵌顿的状态，其周围缺少一个有利于结石粉碎的液体环境，与同等大小的肾结石相比，粉碎的难度较大。因此，许多学者对ESWL治疗输尿管结石的冲击波能量和次数等治疗参数进行了有益的研究和探讨。以往的观点认为冲击波能量次数越高治疗效果越好。但最近，有研究表明，当结石大小处于1~2cm时，低频率冲击波（SR 60~80/min）较高频率（FR 100~120/min）效果更好。这样一来，相同时间下冲击波对输尿管及周围组织的损伤总次数减少，因而出现并发症的概率随之降低。

ESWL疗效与结石的大小、结石被组织包裹程度及结石成分有关，大而致密的结石再次治疗率比较高。大多数输尿管结石原位碎石治疗即可获得满意的疗效。有些输尿管结石需放置输尿管支架管通过结石或留置于结石的下方进行原位碎石；也可以将输尿管结石逆行推入肾盂后再行ESWL治疗。但ESWL的总治疗次数应限制在3次以内。对直径<1cm的上段输尿管结石首选ESWL，>1cm的结石可选择ESWL、URSL和PCNL；对中、下段输尿管结石可选用ESWL和URSL。当结石嵌顿后刺激输尿管壁，引起炎症反应，导致纤维组织增生，常可引起结石下端输尿管的梗阻，影响ESWL术后结石排出。因此对于结石过大或纤维组织包裹严重，需联合应用ESWL和其他微创治疗方式（如输尿管支架或输尿管镜、经皮肾镜碎石术）。

随着计算机技术和医学统计学以及循证医学的发展，研究者在计算机软件对输尿管结石ESWL术预后的评估方面进行了有益的探索。Gomha等将结石部位、结石长度、宽度、术后是否留置双"J"管等数据纳入了人工神经网络（artificial neural network，ANN）和logistic回归模型（logistic regression model，LR）系统，对比两者在输尿管结石ESWL术后无结石生存情况方面的预测能力。结果显示，两者在ESWL有效患者的评估中均具有较高价值，两者无明显差别。但对于ESWL碎石失败的输尿管结石患者ANN的评估效果更好。

3. 经输尿管镜微创治疗　20世纪80年代输尿管镜应用于临床以来，输尿管结石的治疗发生了根本性的变化。新型小口径硬性、半硬性和软性输尿管镜的应用，与新型碎石设备如超声碎石、液电碎石、气压弹道碎石和激光碎石的广泛结合，以及输尿管镜直视下套石篮取石等方法的应用，极大地提高了输尿管结石微创治疗的成功率。

（1）适应证：①输尿管中、下段结石；②ESWL失败后的输尿管上段结石；③ESWL术后产生的"石街"；④结石并发可疑的尿路上皮肿瘤；⑤X线透光的输尿管结石停留时间超过2周的嵌顿性结石。

（2）禁忌证：①不能控制的全身出血性疾病；②严重的心肺功能不全，手术耐受差；

③未控制的泌尿道感染；④腔内手术后仍无法解决的严重尿道狭窄；⑤严重髋关节畸形，摆放截石位困难。

（3）操作方法

1）输尿管镜的选择：输尿管镜下取石或碎石方法的选择，应根据结石的部位、大小、成分、并发感染情况、可供使用的仪器设备、泌尿外科医生的技术水平和临床经验以及患者本身的情况和意愿等综合考虑。目前使用的输尿管镜有硬性、半硬性和软性3类。硬性和半硬性输尿管镜适用于输尿管中、下段输尿管结石的碎石取石，而输尿管软镜则多适用于肾、输尿管中、上段结石特别是上段的碎石及取石。

2）手术步骤：患者取截石位，先用输尿管镜行膀胱检查，然后在安全导丝的引导下，置入输尿管镜。输尿管口是否需要扩张，取决于输尿管镜的直径和输尿管腔的大小。输尿管硬镜或半硬性输尿管镜均可以在荧光屏监视下逆行插入上尿路。输尿管软镜需要借助一个10~13F的输尿管镜镜鞘或通过接头导入一根安全导丝，在其引导下插入输尿管。在入镜过程中，利用注射器或液体灌注泵调节灌洗液体的压力和流量，保持手术视野清晰。经输尿管镜发现结石后，利用碎石设备（激光、气压弹道、超声、液电等）将结石粉碎成0.3cm以下的碎片。对于小结石以及直径<0.5cm的碎片也可用套石篮或取石钳取出。目前较常用的设备有激光、气压弹道等，超声、液电碎石的使用已逐渐减少。钬激光为高能脉冲式激光，激光器工作介质是包含在钇铝石榴石（YAG）晶体中的钬，其激光波长2 100nm，脉冲持续时间为0.25ms，瞬间功率可达10kW，具有以下特点：①功率强大，可粉碎各种成分的结石，包括坚硬的胱氨酸结石；②钬激光的组织穿透深度仅为0.4mm，很少发生输尿管穿孔，较其他设备安全；③钬激光经软光纤传输，与输尿管软、硬镜配合可减少输尿管创伤；④具有切割、汽化及凝血等功能，对肉芽组织、息肉和输尿管狭窄的处理方便，出血少，推荐使用。但在无该设备的条件下，气压弹道等碎石设备也具有同样的治疗效果。最近还有研究人员在体外低温环境中对移植肾进行输尿管镜检及碎石，从很大程度上降低了对移植肾的损伤。

3）术后留置双"J"管：输尿管镜下碎石术后是否放置双"J"管，目前尚存在争议。有研究者认为，放置双"J"管会增加术后并发症，而且并不能通过引流而降低泌尿系统感染的发病率。但下列情况下，建议留置双"J"管：①较大的嵌顿性结石（>1cm）；②输尿管黏膜明显水肿或有出血；③术中发生输尿管损伤或穿孔；④伴有输尿管息肉形成；⑤术前诊断输尿管狭窄，有（无）同时行输尿管狭窄内切开术；⑥较大结石碎石后碎块负荷明显，需待术后排石；⑦碎石不完全或碎石失败，术后需行ESWL治疗；⑧伴有明显的上尿路感染，一般放置双"J"管1~2周。如同时行输尿管狭窄内切开术，则需放置4~6周。如果留置时间少于1周，还可放置输尿管导管，一方面可降低患者费用，另一方面有利于观察管腔是否通畅。

留置双"J"管常见的并发症及其防治主要有以下几点：①血尿：留置双"J"管可因异物刺激，致输尿管、膀胱黏膜充血、水肿，导致血尿。就诊者多数为肉眼血尿。经卧床、增加饮水量、口服抗生素 2~3 天后，大部分患者血尿可减轻，少数患者可延迟至拔管后，无须特殊处理。②尿道刺激症状：患者常可出现不同程度的尿频、尿急、尿痛等尿路刺激征，还可能同时伴有下尿路感染。这可能与双"J"管膀胱端激惹膀胱三角区或后尿道有关，口服解痉药物后，少部分患者症状能暂时缓解，但大多患者只能待拔管后完全解除症状。③尿路感染：输尿管腔内碎石术可导致输尿管损伤，留置双"J"管后肾盂输尿管蠕动减弱，易引起膀胱尿液输尿管反流，引起逆行性上尿路感染。术后可给予抗感染处理。感染严重者在明确为置管导致的前提下可提前拔管。④膀胱输尿管反流：留置双"J"管后，膀胱输尿管抗反流机制消失，膀胱内尿液随着膀胱收缩产生与输尿管的压力差而发生反流，因此，建议置管后应持续导尿约 7d，使膀胱处于空虚的低压状态，防止术后因反流导致上尿路感染或尿瘘等并发症。⑤双"J"管阻塞引流不畅：如术中出血较多，血凝块易阻塞管腔，导致引流不畅，引起尿路感染。患者常表现为发热、腰痛等症状，一旦怀疑双"J"管阻塞应及时予以更换。⑥双"J"管移位：双"J"管放置正确到位，很少发生移动。双"J"管上移者，多由于管末端圆环未放入膀胱，可在预定拔管日期经输尿管镜拔管；管下移者，多由于上端圆环未放入肾盂，还可见到身材矮小的女性患者由于双"J"管长度不匹配而脱出尿道的病例。可拔管后重新置管，并酌情留置导尿管。⑦管周及管腔结石生成：由于双"J"管制作工艺差别很大，部分产品的质量欠佳，表面光洁度不够，使尿液中的盐溶质易于沉积。此外，随着置管时间的延长，输尿管蠕动功能受到的影响逐渐增大。因此，医生应于出院前反复、详细告知患者拔管时间，有条件的地方可做好随访工作，普通双"J"管时间一般不宜超过 6 周，如需长期留置可在内镜下更换或选用质量高的可长期留置型号的双"J"管。术后适当给予抗感染、碱化尿液药物，嘱患者多饮水，预防结石生成。一旦结石产生，较轻者应果断拔管给予抗感染治疗；严重者可出现结石大量附着，双"J"管无法拔除。此时可沿双"J"管两端来回行 ESWL 粉碎附着结石后，于膀胱镜下将其拔出。对于形成单发的较大结石可于采用输尿管镜碎石术后拔管，还可考虑开放手术取管，但绝不可暴力强行拔管，以免造成输尿管黏膜撕脱等更严重的损伤。

4) 输尿管镜碎石术失败的原因及对策：与中、下段结石相比，输尿管镜碎石术治疗输尿管上段结石的清除率最低。手术失败的主要原因为：输尿管结石或较大碎石块易随水流返回肾盂，落入肾下盏内，输尿管上段结石返回率可高达 16.1%。一般认为直径>0.5cm 的结石碎块为碎石不彻底，术后需进一步治疗。对此应注意。

a. 术前、术中预防为主：术前常规 KUB 定位，确定结石位置。手术开始后取头高臀低位，在保持视野清楚的前提下尽量减慢冲水速度及压力。对于中、下段较大结石（直径≥1cm）可以采用较大功率和"钻孔法"碎石以提高效率，即从结石中间钻洞，贯穿洞孔，然后向四周蚕食，分次将结石击碎。然而对于上段结石或体积较小（直径<1cm）、表面光滑、质地硬、活动度大的结石宜采用小功率（<1.0J/（8~10）Hz，功率过大可能产生较大碎石

块,不利于结石的粉碎,而且易于结石移位)、细光纤、"虫噬法"碎石,即用光纤抵住结石的侧面,从边缘开始,先产生一个小腔隙,再逐渐扩大碎石范围,使多数结石碎块<0.1cm。必要时用"三爪钳"或套石篮将结石固定防止结石移位。结石松动后较大碎块易冲回肾内,此时用光纤压在结石表面,从结石近端向远端逐渐击碎。

b. 如果手术时看不到结石或发现结石已被冲回肾内,这时输尿管硬镜应置入肾盂内或换用输尿管软镜以寻找结石,找到后再采用"虫噬法"碎石。如肾积水严重或结石进入肾盏,可用注射器抽水,抬高肾,部分结石可能重新回到视野。

5) 肾和上段输尿管具有一定的活动性,受积水肾和扩张输尿管的影响,结石上、下段输尿管容易扭曲、成角,肾积水越重,角度越大,输尿管镜进镜受阻。具体情况如下。

a. 输尿管开口角度过大,若导管能进入输尿管口,这时导管尖一般顶在壁内段的内侧壁,不要贸然入镜,可借助灌注泵的压力冲开输尿管口,缓慢将镜体转为中立位,常可在视野外侧方找到管腔,将导管撤后重新置入,再沿导管进镜;无法将导管插入输尿管口时,可用电钩切开输尿管口游离缘,再试行入镜。

b. 输尿管开口、壁内段狭窄且导丝能通过的病例,先用镜体扩张,不成功时再用金属橄榄头扩张器进行扩张,扩张后入镜若感觉镜体较紧,管壁随用力方向同向运动,不要强行进镜,可在膀胱镜下电切输尿管开口前壁0.5~1.0cm扩大开口,或先留置输尿管导管1周后再行处理。

c. 结石远端输尿管狭窄,在导丝引导下保持视野在输尿管腔内,适当增加注水压力,用输尿管硬镜扩张狭窄处,切忌暴力以防损伤输尿管壁。如狭窄较重,可用钬激光纵向切开输尿管壁至通过输尿管镜。

d. 结石远端有息肉或被息肉包裹,导致肾积水、肾功能较差,术后结石排净率相对较低。可绕过较小息肉碎石,如息肉阻挡影响碎石,需用钬激光先对息肉进行汽化凝固。

e. 输尿管扭曲,选用7F细输尿管和"泥鳅"导丝,试插导丝通过后扭曲可被纠正;如导丝不能通过,换用软输尿管镜,调整好角度再试插导丝,一旦导丝通过,注意不可轻易拔除导丝。若无法碎石,可单纯留置双"J"管,这样既可改善肾积水,又能扩张狭窄和纠正扭曲,术后带双"J"管行ESWL或1个月后再行输尿管镜检。中、上段纤曲成角的病例,可等待该处输尿管节段蠕动时或呼气末寻找管腔,并将体位转为头低位,使输尿管拉直便于镜体进入,必要时由助手用手托起肾区;若重度肾积水造成输尿管纡曲角度过大,导管与导丝均不能置入,可行肾穿刺造瘘或转为开放手术。

4. 经皮肾镜治疗 绝大部分输尿管结石能够通过SWL或输尿管镜取石术治疗,但这两种方式的成功率均极大程度上取决于结石远端输尿管的通畅与否,输尿管狭窄、扭曲均影响治疗效果。考虑到顺行经皮肾途径下,输尿管镜仅能到达第4腰椎至第5腰椎水平,因此输尿管中、下段结石不考虑行PNL治疗。在尿石症诊断治疗指南中,除尿酸结石首选溶石治疗以外，其他成分的输尿管上段结石在治疗选择上，依次考虑原位或上推后 ESWL、输尿管（硬镜或软镜）取石术、PNL。

（1）输尿管结石 PNL 治疗的适应证：①输尿管上段第 4 腰椎横突水平以上的结石。②ESWL 无效或输尿管镜逆行失败的输尿管上段结石，包括尿流改道患者。③结石长径在 1.0cm 以上。息肉包裹、梗阻较重。④合并肾结石、肾盂输尿管连接部梗阻（UPJO）等需要顺行经皮穿刺肾造瘘（PCN）一并处理者。

（2）禁忌证：①未纠正的全身出血性疾病。②严重心脏疾病或肺功能不全，无法耐受手术者。③未控制的糖尿病或高血压。④结石近端输尿管扭曲严重者。⑤服用抗凝血药物者，需要停药 2 周，复查凝血功能正常者才能安排手术。输尿管结石 PNL 治疗操作方法基本同肾结石 PNL 治疗方法，由于输尿管细长，内镜的选择一般为输尿管镜，因此输尿管上段结石 PNL 治疗多选择微造瘘 PNL（mPNL）。

（3）手术步骤：逆行插入输尿管导管至结石处，防止碎石过程中结石下移，同时也可以逆行造影或注水协助 X 线或 B 超定位穿刺。一般选择中上肾盏的背组盏穿刺，穿中目标肾盏后，引入导丝，扩张后建立经皮肾通道，放入内镜寻找到肾盂输尿管连接部，将操作鞘推入输尿管上段。随后入镜至结石所在的部位，使用碎石器击碎、取出结石后，留置双"J"管以及肾造瘘管引流。

输尿管上段结石引起上尿路梗阻，输尿管上段以及集合系统扩张积水，利于经皮肾穿刺，PNL 治疗成功率高，有报道显示 PNL 治疗输尿管上段结石，结石清除率为 90%~100%，尤其是 >1cm 长径的嵌顿性输尿管上段结石，PNL 治疗的成功率明显高于 SWL 或 URL。

5. 腹腔镜手术治疗

（1）适应证和禁忌证：①适用于直径 >1.0cm 的结石，经体外冲击波碎石术无效或输尿管镜取石失败的输尿管上段结石，尤其是单个结石。输尿管严重纡曲，不宜行输尿管镜碎石。②适用于结石嵌顿致输尿管严重梗阻、输尿管黏膜水肿、结石周围息肉包裹或并发上尿路感染等。③有腹部或腰部手术史，腹腔或后腹腔严重粘连或有其他腹腔镜手术者不易行腹腔镜手术治疗。

术前准备：术前常规行 KUB 定位、IVU 和肾图等了解患肾功能，留置尿管。

（2）手术方法

1）经后腹腔途径腹腔镜输尿管切开取石术

a. 麻醉和体位：采用气管内插管全身麻醉，健侧卧位。

b. Trocar 位置和后腹腔的建立：在腋中线第 12 肋下 1 横指切开皮肤 1.5~2cm，钝性分离肌肉，用钳尖刺破腰背筋膜进入后腹腔腔隙，用手指将腹膜向前推开后，置入水囊，注水 500mL 扩张后腹腔腔隙，水囊扩张 5min 后取出。再次经切口伸入手指，探查扩张后的间隙，并在手指引导下，分别在锁骨中线髂前上棘水平、肋腰点分别插入 10mm、5mm Trocar（图

4-1），术中如需要可在锁骨中线肋弓下增加 1 个 5mm Trocar。切口内插入 10mm Trocar。

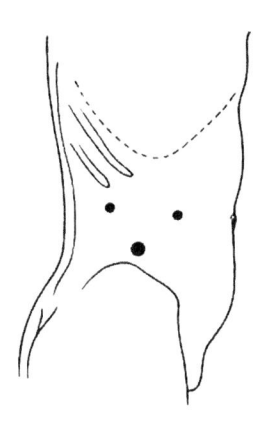

图 4-1　Trocar 位置

c. 分离输尿管：检查后腹腔，如扩张不满意，可继续将腹膜从前腹壁下游离，肾旁脂肪较多者可先切除取出体外。沿腰方肌外缘切开与其相连的圆锥外侧筋膜，进入肾筋膜后层与腰方肌、腰大肌之间的间隙，在此层面将行输尿管随肾筋膜一起游离翻向腹侧。在腰大肌前方切开肾筋膜后层，找到输尿管（图 4-2）。腹腔镜下常可发现输尿管结石所在部位增粗，用钳夹时质地较硬可以证实是结石。

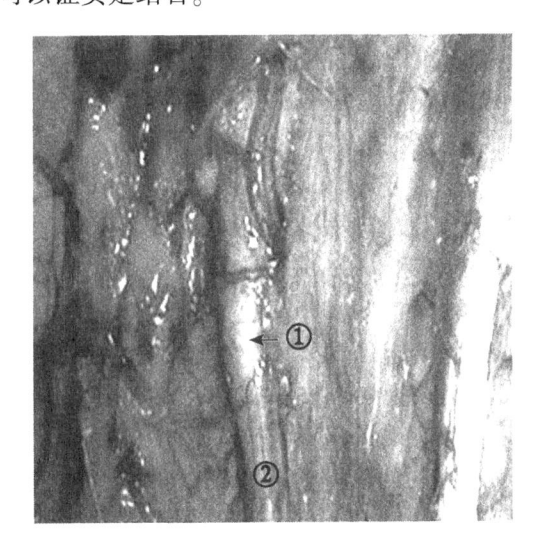

图 4-2　在腰大肌前方找到输尿管和结石
①箭头示输尿管结石位置；②输尿管结石远心端

d. 切开输尿管、取出结石：术者左手用无创抓钳固定结石及输尿管，用电钩或胆管切开刀切开结石上 2/3 输尿管壁（图 4-3），见到结石后可用电钩剜出结石或用取石钳取出结石。结石可经下腹壁 10mm Trocar 取出，如较大，可先置入拾物袋，待手术结束时，再经下腹壁 Trocar 处切口取出。

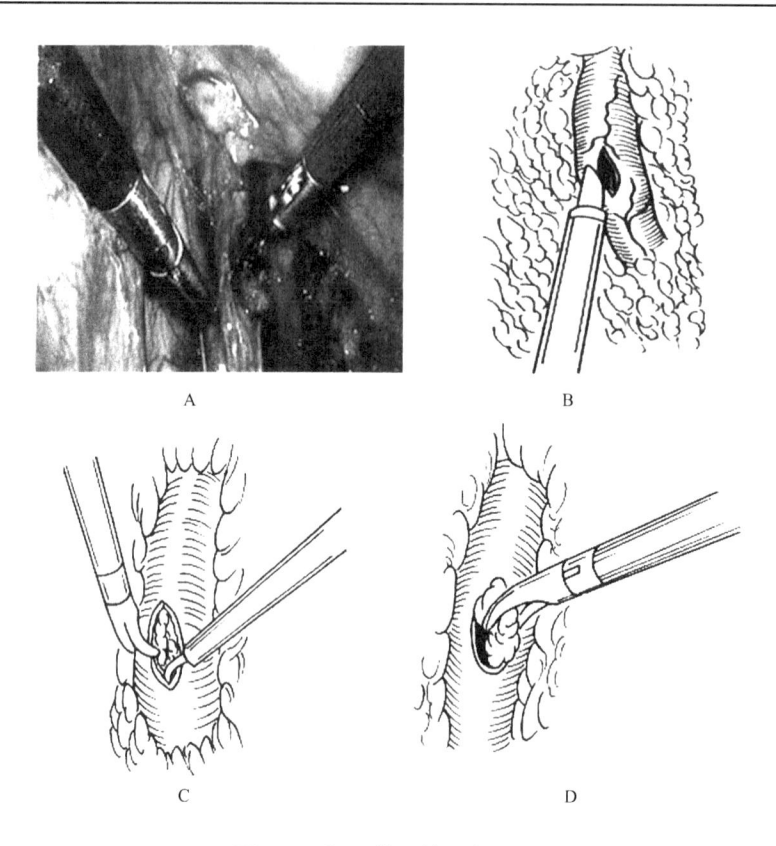

图 4-3 切开输尿管准备取石

A. 找到目标输尿管；B. 切开输尿管；C. 游离结石；D. 取出结石

e. 放置输尿管内支架管、缝合输尿管壁：检查输尿管切口处有无炎性肉芽组织，并将其切除送检。然后置入双"J"管于输尿管作内支架，用 3-0 无创可吸收线间断缝合输尿管切口。生理盐水冲洗手术野，并将气腹压降到 5mmHg，检查无出血，经 10mm Trocar 放置腹膜后引流管。

2）经腹腔途径腹腔镜输尿管切开取石术：患者取 60°侧卧位，在脐水平腹直肌外缘切开皮肤，长约 3cm，钝性分离进入腹腔后，插入 10mm Trocar。注入 CO_2 建立气腹，压力为 12mmHg。电视监视下，分别于锁骨中线髂前上棘水平、锁骨中线肋弓下插入 5mm、10mm Trocar。必要时可在腋中线肋弓下插入 5mm Trocar，供助手协助暴露。

沿 Toldt 线切开侧腹膜，将结肠翻向内侧。切开肾筋膜，从腰大肌前方找到输尿管和结石后，按前法进行操作。

手术前也可留置输尿管导管，以便术中容易寻找输尿管，但要注意插管时不要将结石推入肾盂。术后保证输尿管支架管引流通畅。或者用缝线连续缝合关闭侧腹膜切口。

（3）术后处理：术后 24h 引流物少于 10mL 时，可拔除腹腔或腹膜后引流管。术后第 2 天拔除尿管，术后 1 周左右患者可以出院。双"J"管可在术后 1 个月后拔除。

6. 妊娠合并输尿管结石的治疗　妊娠期输尿管结石是指从妊娠开始到分娩结束期间妊娠妇女发生的输尿管结石。输尿管结石的发生率约为肾结石的 2 倍，占上尿路结石的 2/3，74% 为磷酸钙结石，26% 为草酸钙结石；24%~30% 病例孕前有尿结石病史。腰部或腹部疼痛是妊娠症状性尿结石最常见的症状之一，发生率为 85%~100%。妊娠输尿管结石大多发生在妊娠中、晚期（妊娠 14~34 周），结石位输尿管中、上段占 58%，输尿管下段占 42%，妊娠期输尿管结石的主要临床症状包括腰痛、镜下血尿、尿路感染和发热等。

选择诊断输尿管结石的方法必须同时考虑对孕妇及胎儿的安全性，大多数研究证实，超声检查仍是诊断输尿管结石第一线的检查方法，对妊娠期输尿管结石的诊断准确率为 24%~80%。普通超声诊断妊娠输尿管结石准确率偏低的原因主要是由于超声难于准确鉴别输尿管生理性与病理性梗阻的区别，与普通超声相比，彩色多普勒超声通过对肾血流的检测，可提高生理性与病理性输尿管梗阻鉴别的准确性；此外，运用改变阻力指数经阴道超声可提高输尿管下段结石诊断准确率，在中晚期妊娠应用限制性静脉尿路造影诊断输尿管结石准确率可达 100%，磁共振尿路成像技术在鉴别诊断生理性与病理性输尿管梗阻方面有较高的准确性。

大多数症状性妊娠输尿管结石通过解痉、镇痛、抗感染治疗可得到缓解，70%~80% 妊娠期输尿管结石可自行排出，需要进行外科干预治疗的病例占 10%；外科干预治疗的指征是：较难控制的肾绞痛、持续发热和因疼痛造成子宫收缩诱发先兆流产等；由于外科干预对妊娠期妇女与胎儿存在的潜在危害性尚不十分清楚，大多数专家认为，妊娠期输尿管结石的治疗以非手术治疗较妥，间苯三酚具有高选择性缓解痉挛段平滑肌作用，可较为安全地应用于妊娠期输尿管结石所致肾绞痛的治疗。输尿管镜取石技术可作为妊娠症状性输尿管结石备选治疗方案，据当前文献报道，较少发生产科与泌尿科并发症。原因是妊娠期输尿管存在生理性扩张，在进行输尿管镜操作时，一般不需要行输尿管被动扩张。多中心研究认为，输尿管镜技术可适用于妊娠任何时期、任何部位的输尿管结石治疗，单次取石成功率可达 91%，总的结石清除率为 89%，输尿管损伤、尿路感染、流产等病例报道较少见。术后留置输尿管导管至少 72h，有利于缓解输尿管结石梗阻所致疼痛、发热等症状。

对于病情较复杂的妊娠输尿管结石，采取输尿管置管引流或经皮穿刺肾造瘘引流是比较稳妥的治疗方法。但是，放置输尿管双"J"管引流需要反复更换导管，可能导致尿路继发性感染或结石形成。因此，当梗阻因素解除、感染控制后应尽早拔除双"J"管。SWL、PNL 和开放手术等技术较少在妊娠合并输尿管结石处理中使用。

7. "石街"的微创治疗　"石街"为大量碎石在输尿管与男性尿道内堆积没有及时排出，堆积形成"石街"，阻碍尿液排出，以输尿管"石街"为多见。输尿管"石街"形成的原因有：①一次粉碎结石过多；②结石未能粉碎为很小的碎片；③两次碎石间隔时间太短；④输尿管有炎症、息肉、狭窄和结石等梗阻；⑤碎石后患者过早大量活动；⑥ESWL 引起肾功能损害,排出碎石块的动力减弱;⑦ESWL术后综合治疗关注不够。如果"石街"形成3周后不及时处理,功能恢复将会受到影响;如果"石街"完全堵塞输尿管,6周后肾功能将会完全丧失。

在对较大的肾结石进行 ESWL 之前常规放置双"J"管,"石街"的发生率明显降低。对于有感染迹象的患者,给予抗生素治疗,并尽早予以充分引流。通过经皮肾穿刺造瘘术置肾造瘘管通常能使结石碎片排出。对于输尿管远端的"石街"可以用输尿管镜碎石以便将其最前端的结石击碎。总之,以 URSL 治疗为主,联合 ESWL、PCNL 是治疗复杂性输尿管"石街"的好方法(表4-1)。

表4-1 "石街"的治疗方案

结石的位置	无梗阻	有梗阻	和(或)有症状
上段输尿管	ESWL	[A]1. PCNL	1. PCNL
		2. 支架管	2. ESWL
		3. ESWL	
中段输尿管	ESWL	1. PCNL	1. PCNL
		2. 支架管	2. ESWL
		3. ESWL	
下段输尿管	1. ESWL	1. PCNL	PCNL
	2. URSL	2. ESWL	
		3. URSL	

注:[A] 数字表明治疗方案选择顺序。

8. 双侧输尿管结石的治疗原则 双侧上尿路同时存在结石者占泌尿系结石患者的15%,传统的治疗方法一般是对两侧结石进行分期手术治疗,随着体外碎石、腔内碎石设备的更新与泌尿外科微创技术的进步,对于部分一般状况较好、结石清除相对容易的上尿路结石患者,可以同期行微创手术治疗双侧上尿路结石。

双侧上尿路结石的治疗原则:①双侧输尿管结石,如果总肾功能正常或处于肾功能不全代偿期,血肌酐值<178.0μmol/L,先处理梗阻严重一侧的结石;如果总肾功能较差,处于氮质血症或尿毒症期,先治疗肾功能较好一侧的结石,条件允许,可同时行对侧经皮肾穿刺造瘘,或同时处理双侧结石。②双侧输尿管结石的客观情况相似,先处理主观症状较重或技术上容易处理的一侧结石。③一侧输尿管结石,另一侧肾结石,先处理输尿管结石,处理过程中建议参考总肾功能、分肾功能与患者一般情况。④双侧肾结石,一般先治疗容易处理且安全的一侧,如果肾功能处于氮质血症或尿毒症期,梗阻严重,建议先行经皮肾穿刺造瘘,待肾功能与患者一般情况改善后再处理结石。⑤孤立肾上尿路结石或双侧上尿路结石致急性梗阻性无尿,只要患者情况许可,应及时外科处理,如不能耐受手术,应积极试行输尿管逆行插管或经皮肾穿刺造瘘术,待患者一般情况好转后再选择适当治疗方法。⑥对于肾功能处

于尿毒症期，并有水、电解质和酸碱平衡紊乱的患者，建议先行血液透析，尽快纠正其内环境的紊乱，并同时行输尿管逆行插管或经皮肾穿刺造瘘术引流肾，待病情稳定后再处理结石。

9. 腔镜碎石术后并发症及处理　腔镜碎石术并发症的发生率与所用的设备、术者的技术水平和患者本身的条件等因素有关。

（1）近期并发症及其处理

1）血尿：一般不严重，为输尿管黏膜挫伤造成，可自愈。

2）胁腹疼痛：多由术中灌注压力过高造成，仅需对症处理或不需处理。

3）发热：术后体温>38℃，原因：①术前尿路感染或肾积脓。②结石体积大、结石返回肾盂内等因素增加了手术时间，视野不清加大了冲水压力。体外研究表明压力>35mmHg 会引起持续的肾盂静脉、淋巴管反流，当存在感染或冲洗温度较高时，更低的压力即可造成反流。处理方法：①针对术前尿培养、药敏结果应用抗生素，控制尿路感染。如术前怀疑肾积脓，先行肾造瘘术，二期处理输尿管结石以避免发生脓毒症。②术中如发现梗阻近端尿液浑浊，应回抽尿液，查看有无脓尿并送细菌培养和抗酸染色检查，呋喃西林或生理盐水冲洗，必要时加用抗生素。尽量缩短手术时间，减小冲水压力。

4）黏膜下损伤：放置双"J"支架管引流1~2周。

5）假道：放置双"J"支架管引流4~6周。

6）穿孔：为主要的急性并发症之一，小的穿孔可放置双"J"管引流2~4周，如穿孔严重，应进行输尿管端端吻合术等进行输尿管修复。

7）输尿管黏膜撕脱：为最严重的急性并发症之一，应积极行手术重建（如自体肾移植、输尿管膀胱吻合术或回肠代输尿管术等）。

8）尿漏：一般1周左右能自行停止，如漏尿量大、时间长，多有输尿管支架阻塞，应注意保持通畅。如支架管拔除后出现持续腹痛或腰痛，多为尿漏所致，应尽快施行输尿管插管引流。

（2）远期并发症及其处理：输尿管狭窄为主要的远期并发症之一，其发生率为0.6%~1%，输尿管黏膜损伤、假道形成或者穿孔、输尿管结石嵌顿伴息肉形成、多次ESWL致输尿管黏膜破坏等是输尿管狭窄的主要危险因素。远期并发症及其处理如下。①输尿管狭窄：输尿管狭窄（激光）切开或狭窄段切除端端吻合术。②输尿管闭塞：如术后发生输尿管狭窄，视具体情况可采用输尿管镜扩张或输尿管镜内切开、输尿管气囊扩张术，必要时行输尿管狭窄段切除端端吻合术。下段闭塞，应行输尿管膀胱再植术。③输尿管反流：轻度者每3~6个月行B超检查，了解是否存在肾积水和（或）输尿管扩张；重度者宜行输尿管膀胱再植术。

（王月山）

第五章

膀胱疾病

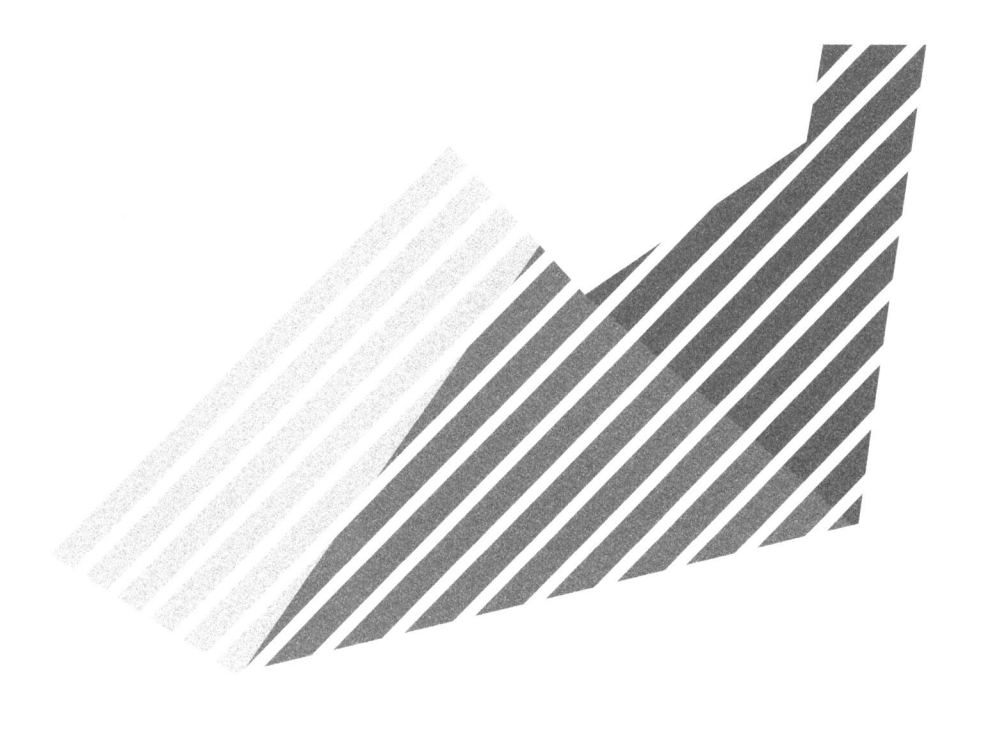

第一节 细菌性膀胱炎

一、急性细菌性膀胱炎

1. 病因　膀胱炎的高发人群包括4种，学龄期少女、育龄妇女、男性前列腺增生者、老年人。膀胱炎由多种因素引起：①膀胱内在因素，如膀胱内有结石、异物、肿瘤和留置导尿管等，破坏了膀胱黏膜防御能力，有利于细菌的侵入。②膀胱颈部以下的尿路梗阻，引起排尿障碍，失去了尿液的冲洗作用，残余尿则成为细菌生长的良好培养基。③神经系统损害，如神经系统疾病或盆腔广泛手术（子宫或直肠切除术）后，损伤支配膀胱的神经，造成排尿困难而引起感染。

膀胱感染的途径以上行性最常见，女性发病率高于男性，因女性尿道短，尿道外口解剖异常，常被邻近阴道和肛门的内容物所污染，即粪便-会阴-尿路感染途径。性交时摩擦损伤尿道，尿道远段1/3处的细菌被挤入膀胱；也可能因性激素变化，引起阴道和尿道黏膜防御机制障碍而导致膀胱炎。另外阴道内使用杀精子药会改变阴道内环境，致使病菌易于生长繁殖，成为尿路感染的病原菌。

男性前列腺精囊炎、女性尿道旁腺炎亦可引起膀胱炎。尿道内应用器械检查或治疗时，细菌可随之进入膀胱。最近青少年男性膀胱炎发病率有增高趋势，主要危险因素是包皮过长，性伴侣患有阴道炎症，以及男性同性恋者。下行性感染是指膀胱炎继发于肾感染。膀胱感染亦可由邻近器官感染经淋巴传播或直接蔓延所引起，但临床较少见。

膀胱炎致病菌由革兰阴性杆菌引起者最多见，占70%以上。在革兰阴性杆菌中，以大肠埃希菌为主，占80%；其他还有副大肠埃希菌（指哈夫尼亚菌、枸橼酸杆菌、亚利桑那沙门菌以及无定型变形杆菌）、克雷伯杆菌、产气肠杆菌、铜绿假单胞菌、变形杆菌、肺炎杆菌等。革兰阳性菌引起的感染较少见，占20%，其中包括葡萄球菌（金黄色葡萄球菌、表皮葡萄球菌）、链球菌、粪链球菌等，其他少见的病原菌有沙雷菌、类杆菌、产碱杆菌、酵母菌、白色念珠菌、新型隐球菌等。

2. 病理　在急性膀胱炎早期，膀胱黏膜充血水肿，白细胞浸润，可有斑片状出血，以膀胱三角区和尿道内口处最明显。后期的膀胱黏膜脆性增加，易出血，表面呈颗粒状，局部有浅表溃疡，内含渗出物，但一般不累及肌层，经抗生素治疗后可不留痕迹。

镜下所见，除黏膜水肿外，还有黏膜脱落，毛细血管明显扩张，白细胞浸润可延伸至肌层。

3. 临床症状　急性膀胱炎可突然发生或缓慢发生，排尿时尿道有烧灼痛，疼痛多出现在排尿终末，痛感在会阴部或耻骨上区，亦可向股部、腰骶部放射。若同时有尿潴留，则表现为持续性胀痛，且常伴尿频、尿急（多与尿痛同时存在），尿频严重时类似尿失禁。

少数极度尿频和尿痛患者伴有膀胱尿道的痉挛，患者极为痛苦，但并无全身感染的表现。如体温升高则表示肾或其他器官亦有炎症。尿浑浊，尿液中有脓细胞，有时会出现血尿，常在排尿终末时明显。耻骨上膀胱区有轻度压痛。

女性患者急性膀胱炎发生在新婚后，称之为"蜜月膀胱炎"。急性膀胱炎的病程较短，如及时治疗，症状多在1周消失。

4. 诊断　急性膀胱炎的诊断，除根据病史及体征外，还需做中段尿液检查，尿液中常有大量脓细胞和红细胞。将尿液涂片行革兰染色检查，初步明确细菌的性质，同时行细菌培养、菌落计数和抗生素敏感试验，为治疗提供更准确的依据。急性膀胱炎的患者血液中白细胞计数可升高。急性膀胱炎时忌行膀胱镜检查。

5. 鉴别诊断

（1）急性膀胱炎需与急性肾盂肾炎区别：后者除有膀胱刺激症状外，还有寒战、高热等全身症状和肾区叩痛。少数女患者急性膀胱炎时伴有膀胱输尿管反流，因感染上行导致急性肾盂肾炎，但在成年人比较少见。

（2）急性膀胱炎需与结核性膀胱炎进行鉴别：结核性膀胱炎发展缓慢，呈慢性膀胱炎症状，对抗生素治疗的反应不佳，尿液中可找到抗酸杆菌，结核菌素试验阳性，尿pH提示酸性尿者，均应考虑膀胱结核。尿路造影显示患侧肾有结核所致的改变。

（3）急性膀胱炎与间质性膀胱炎的区别：后者尿液清晰，极少部分患者有少量脓细胞，无细菌，膀胱充盈时有剧痛，胆碱能抑制药、解痉药、肌松药治疗后症状缓解，尿培养阴性。耻骨上膀胱区可触及饱满而有压痛的膀胱。

（4）嗜酸性膀胱炎：临床表现与一般膀胱炎相似，区别在于前者尿中有嗜酸粒细胞，并大量浸润膀胱黏膜。

（5）急性膀胱炎与腺性膀胱炎的鉴别诊断：腺性膀胱炎常经久不愈，好发于女性，经抗感染治疗后镜下血尿及尿频常无改善，主要依靠膀胱镜检查和活体组织检查。

6. 治疗　急性膀胱炎，需卧床休息，多饮水（每日2 000mL左右），避免刺激性食物（如辛辣食物及酒类），热水坐浴可改善会阴部血液循环，减轻症状。用碳酸氢钠或枸橼酸钾等碱性药物，可降低尿液酸度，缓解膀胱痉挛。

黄酮哌酯盐（泌尿灵）100mg，口服，3次/天，可解除痉挛，减轻排尿刺激症状。

根据尿液细菌培养结果，选用敏感抗生素。喹诺酮类为广谱抗生素，对多种革兰阴性、阳性菌均有效，耐药菌株少，可治疗单纯性膀胱炎。单纯性急性膀胱炎国外提倡单次剂量或3日疗程，目前采用最多的治疗方案是3日短程疗法，避免不必要的长期服药而产生不良反应，但要加强预防复发的措施。若症状不消失，尿脓细胞继续存在，培养仍为阳性，应考虑细菌耐药或有感染的诱因，要及时更换合适的抗生素，延长应用时间以期早日达到彻底治愈。急性膀胱炎亦可应用中成药银花泌炎灵片，每次4片，3次/天，口服，配合喹诺酮类抗生素则疗效更理想。

急性膀胱炎经及时而适当治疗后，都能迅速治愈。

预防和预后：要注意个人卫生，使致病细菌不能潜伏在外阴部。性生活后易引起女性膀胱炎，建议性生活后和次日早晨用力排尿；若同时服磺胺药物或呋喃妥因，也有预防作用。

二、慢性细菌性膀胱炎

慢性膀胱炎是以革兰阴性杆菌（如大肠埃希菌）为主的非特异感染引起的膀胱壁慢性炎症性疾病。以女性多见，各年龄均可发病，尤其多见于中老年人。

1. 病因　常见病因有尿道狭窄、膀胱颈梗阻、尿道膀胱结石、异物、肿瘤及生殖系统感染等，在女性可由尿道口梗阻、前庭大腺脓肿、处女膜伞、尿道口处女膜融合等引起。也有因急性膀胱炎未彻底治疗或多次发生再感染而转变为慢性膀胱炎。

慢性膀胱炎常为继发感染，多并发于其他病变，在机体抵抗力降低时可急性发作。

2. 病理　慢性膀胱炎的病理变化与急性膀胱炎大致相似，但黏膜充血较轻，出血和渗出较少，化脓性变化较广泛，黏膜苍白变薄，有的呈颗粒状或束状，表面不平，有小结节和小梁形成。黏膜溃疡较浅，边缘不规则，基底呈肉芽肿状，可有假膜样渗出物覆盖，或有尿盐附着。少数病例因膀胱壁纤维化致膀胱容量缩小。

3. 临床症状　慢性膀胱炎的症状大致与急性膀胱炎类似，但程度较轻，通常无明显体征，或出现非特异性体征，肉眼血尿少见。特点为持续性、反复性的膀胱刺激征，尿液浑浊，病程较长。

4. 诊断　慢性膀胱炎作为一个独立的疾病是很少见的，常继发于泌尿生殖系统的其他病变，对慢性膀胱炎的诊断，需详细进行全面的泌尿生殖系统检查，以明确有无慢性肾感染。男性患者需排除包皮炎、前列腺精囊炎，女性患者应排除尿道炎、尿道憩室、膀胱膨出等，还应做妇科检查，排除阴道炎、宫颈炎和尿道口处女膜伞或处女膜融合等情况。尿液浑浊，尿液分析可发现有意义的菌尿症，尿培养一般为阳性，但脓尿少见。

膀胱镜检查表现为膀胱黏膜失去其正常的浅橘黄色光泽，变成暗红色。较严重的水肿呈高低不平外观。更严重时黏膜僵硬，失去弹性。慢性膀胱炎症引起的溃疡底部较浅，表面有脓性分泌物覆盖，溃疡周围有明显充血。

慢性膀胱炎须与以下几种疾病进行鉴别：

（1）结核性膀胱炎：对抗生素治疗的反应不佳，尿液中可找到抗酸杆菌，尿路造影显示患侧肾有结核所致的改变。

（2）间质性膀胱炎：患者尿液清晰，极少部分患者有少量脓细胞，无细菌，膀胱充盈时有剧痛，耻骨上膀胱区可触及饱满而有压痛的膀胱。

（3）嗜酸性膀胱炎：临床表现与一般膀胱炎相似，区别在于前者尿中有嗜酸性粒细胞，并大量浸润膀胱黏膜。慢性膀胱炎与腺性膀胱炎的鉴别诊断，主要依靠膀胱镜检查和活体组织检查。

5. 治疗

（1）对症处理。

（2）消除原发病变，如尿路梗阻、结石、异物、肿瘤及生殖系统感染等。

（3）选择有效、敏感的抗生素进行治疗。

（4）保持排尿通畅，增加营养，提高机体免疫力。

（5）对久治不愈或反复发作的慢性膀胱炎，在感染控制后则需要做详细全面的泌尿系统检查。对神经系统疾病引起的尿潴留和膀胱炎，根据其功能障碍类型，进行治疗。针对妇科疾病，如阴道炎、宫颈炎和尿道口处女膜伞或处女膜融合等进行有效治疗。

（6）根据细菌培养结果选择敏感抗生素加入生理盐水行膀胱内间歇冲洗，每次冲洗500mL，每6小时一次，连续冲洗，7~9天为1个疗程。亦可连续冲洗2~3个疗程，疗效满意。方法：膀胱内置入F16号三腔气囊尿管，尿管的出水管道连接无菌尿袋，进水管道连输液器接头，滴速为每分钟30滴。

（7）中药治疗：①银花泌炎灵片（吉林华康制药），4片，口服，3次/天。②三金片3片，口服，3次/天。该病的基本预防措施同急性膀胱炎，预防和治疗原发病甚为重要。如能清除原发病灶，解除梗阻，并对症治疗，多数病例能获得痊愈，但病程较长。

（秦　捷）

第二节　间质性膀胱炎

间质性膀胱炎（IC）是指无明确原因的一种膀胱壁慢性非细菌性炎症状态，表现为以尿频、尿急、夜尿增多等刺激症状及膀胱或盆腔疼痛为主的临床症状，尿细菌培养常为阴性。

间质性膀胱炎被认为是一种不明原因的综合病症，诊断上相当困难，常不能完全治愈。间质性膀胱炎可能是由不同原因所产生的一个共同结果。

间质性膀胱炎主要发生于女性，一般为良性进程，但部分患者可严重影响生活质量。其发病率呈逐年上升趋势，且病因复杂，发病机制不十分清楚，是困扰泌尿外科医生的一种常见病。

一、流行病学

IC可发生于任何年龄，儿童少见，女性多于男性。IC发病率逐年上升，调查表明，IC发病率远高于既往估计。一部分IC被误诊为尿路感染、非细菌性前列腺炎及前列腺增生等疾病。

二、发病原因及发病机制

IC发病机制不清楚，主要有以下几种学说：

1. 隐匿性感染　虽然还没有从患者中检测出明确的病原体，但有证据表明IC患者尿中微生物（包括细菌、病毒、真菌）明显高于正常对照组。大多数人认为感染可能不是 IC 发病的主要原因，但它可能通过间接机制引起自身免疫反应，导致损伤。有人认为非细菌性感染是 IC 的原因之一，但缺乏有力的病原学依据。可能是与其他致病因素共同作用的结果。

2. 肥大细胞浸润　肥大细胞的活化与聚集是 IC 主要的病理生理改变。肥大细胞多聚集于神经周围，在急性应激状态下，肥大细胞活化并脱颗粒，释放多种血管活性物质，如组胺、细胞因子、前列腺素、胰蛋白酶等，可引起严重的炎症反应。有 20%～65% 的患者膀胱中有肥大细胞的活化。细菌性膀胱炎的肥大细胞主要位于黏膜下层，而 IC 的肥大细胞位于膀胱黏膜下层及逼尿肌中，且功能活跃，肥大细胞释放组胺，引起血管扩张、充血，炎细胞渗出、趋化刺激 C 类神经纤维，引起神经肽的释放。

3. 黏膜上皮通透性改变　黏膜上皮通透性改变被认为是 IC 炎症及疼痛症状的原因。Niku 等发现 IC 患者膀胱黏膜上葡聚糖（GAG）层明显减少，导致膀胱黏膜通透性增高，化学物质渗透至黏膜下层，导致接触性损伤及炎症，刺激疼痛神经，导致疼痛症状。

4. 自身免疫性疾病　IC 是一种自身免疫性疾病的理由：①患者同时患其他自身免疫性疾病的比例较高。②患者中对药物过敏的病例占 26%～70%。③许多患者组织学检查伴有结缔组织的病变。④应用免疫抑制药治疗有一定疗效。

5. 膀胱黏膜屏障破坏　移行上皮细胞上的氨基多糖层具有保护层的作用，能够阻止尿液及其中有害成分损害黏膜下的神经和肌肉。膀胱黏膜屏障损害后上皮细胞功能紊乱，渗透性改变，结果尿中潜在的毒性物质进入膀胱肌肉中，使感觉神经除极，引起尿频、尿急等临床症状。这种潜在的毒性物质中主要是钾离子，钾离子并不损伤或渗透正常尿路上皮，但对膀胱肌层有毒性作用。

6. 尿液异常　尿液中的一些小分子量的阳性离子与肝素结合，损伤尿路上皮及其平滑肌细胞，对膀胱造成损害，如抗增殖因子（APF）。

7. 其他　缺氧、精神紧张等，一些医生认为，部分患者儿童时期排尿障碍是其成年后发生 IC 的原因。

8. 神经源性炎症反应　在应激状态，如寒冷、创伤、毒素、药物作用下，交感神经兴奋，释放血管活性物质，引起局部炎症和痛觉过敏；血管活性物质也可进一步活化肥大细胞，使血管扩张、膀胱黏膜损害引起炎症反应。

三、病理

间质性膀胱炎病理检查的作用只在于排除其他疾病，包括原位癌、结核、嗜酸性膀胱炎等，而对于诊断间质性膀胱炎，病理检查并不能提供多少支持。

IC 患者膀胱的病理变化可以分为两个时期。早期在膀胱镜下少量充水后可见黏膜外观正常或仅有部分充血，但是经过再次注水扩张后可见广泛膀胱黏膜下点状出血或片状出血。在组织学上无明显改变，黏膜与肌层内亦无明显肥大细胞增多。到后期黏膜与肌肉内可见多种炎性细胞浸润，如浆细胞、嗜酸性粒细胞、单核细胞、淋巴细胞与肥大细胞。有研究发现，肥大细胞在黏膜与肌层内有所不同，前者较大，其内组胺成分增多，且具有迁移能力。

电镜下可见典型血管内皮细胞受损伴有基膜及弹性组织的新生，并可以看到嗜酸性粒细胞及肥大细胞脱颗粒现象。炎性细胞可以浸润膀胱全层及肌肉神经组织，肌束及肌内胶原组织增多，严重的纤维化可以致膀胱容量缩小。

过去将膀胱点状出血或 Hunner 溃疡视为 IC 特异性的病理改变，但后来发现点状出血可见于膀胱灌注化疗药后，也见于膀胱其他病变及一些正常的妇女，一般根据膀胱镜下表现将 IC 分为溃疡型及非溃疡型，但须注意 10% 的 IC 镜检下无异常。

四、临床表现

IC 多发生于 30~50 岁的中年女性，<30 岁者 25%，18 岁以下罕见，亦可累及儿童。间质性膀胱炎的特点是发病较急，进展较快，但在出现典型症状后病情通常会维持一段时间，即使不经积极治疗，50% 的患者症状会逐渐缓解，但不久又复发。其症状可分为膀胱刺激症状和疼痛症状两个症状群，主要表现为严重的尿频、尿急、尿痛等膀胱刺激症状和耻骨上区疼痛，也可有尿道疼痛、会阴和阴道疼痛，60% 患者有性交痛。疼痛十分剧烈，与膀胱充盈有关，排尿后症状可缓解。不典型的患者症状可表现为下腹坠胀或压迫感，月经前或排卵期症状加重。体格检查通常无异常发现，部分患者有耻骨上区压痛，阴道指诊膀胱有触痛。

患者膀胱刺激症状和疼痛症状两个症状群可同时具备，亦可只以一种为主。症状与其他的膀胱炎症相似但更顽固、持续时间更长。

五、诊断

1. 关于 IC 的诊断标准　IC 临床少见，易误诊，需要排除很多症状相似的疾病，因而诊断比较困难。而不同的医生诊断的标准也可能不同，结果导致诊断上的混乱。

关于 IC 的诊断标准如下：

必须条件：①膀胱区或下腹部、耻骨上疼痛伴尿频。②麻醉下水扩张后见黏膜下点状出血或 Hunner 溃疡。在全身麻醉或持续硬膜外阻滞下，膀胱注水至 80~100cmH$_2$O 压力，保持 1~2 分钟，共两次后行膀胱镜检，应发现弥漫性黏膜下点状出血，范围超过三个象限，每个象限超过 10 个，且不在膀胱镜经过的部位。

应排除的情况如下：

（1）清醒状态下膀胱容量>350mL。

（2）以 30~100mL/min 注水至 150mL 时无尿意。

（3）膀胱灌注时有周期性不自主收缩。

（4）症状不超过 9 个月。

（5）无夜尿增多。

（6）抗生素、抗微生物药、抗胆碱能或解痉药治疗有效。

（7）清醒时每天排尿少于8次。

（8）3个月内有前列腺炎或细菌性膀胱炎。

（9）膀胱或下尿路结石；或有活动性生殖器疱疹。

（10）子宫、阴道、尿道肿瘤。

（11）尿道憩室。

（12）环磷酰胺或其他化学性膀胱炎。

（13）结核性膀胱炎。

（14）放射性膀胱炎。

（15）良性、恶性膀胱肿瘤。

（16）阴道炎。

（17）年龄<18岁。

2. 常用的膀胱镜检查　膀胱镜检查是诊断该病的重要方法。膀胱在注水充盈时有疼痛，少数患者甚至比较剧烈。故需在局部麻醉下进行，镜检可见膀胱壁溃疡数量多少各异，血管点状扩张或呈放射状排列，黏膜亦有小的表浅溃疡，尤其是膀胱前壁和顶部，或见到瘢痕、裂隙或渗血或瘀斑；膀胱扩张后更明显。膀胱容量减少。活检可见黏膜及肌层中肥大细胞数目明显增多为其特殊的病理表现。

3. 综合病史、体检及辅助检查进行诊断　临床上诊断需依靠病史、体检、排尿日记、尿液分析、尿培养、尿动力学、膀胱镜检查及病理组织学检查综合评估。

4. 黏膜屏障破坏是间质性膀胱炎发病机制　有研究者提出了一种筛选和诊断IC的方法——钾离子敏感试验（PST），方法是分别用无菌溶液和0.4mmol/L钾溶液行膀胱灌注，并记录尿路刺激症状的程度。正常人由于有完整的GAG层保护不会出现症状，IC患者因为GAG层缺陷，钾离子透过移行上皮，到达深层组织，产生刺激症状和不良反应。PST阳性率为75%，操作简单且几乎无损伤，有较大应用价值，但仍有25%的患者不能检出，且假阳性率较高，因而其应用价值存在许多争议。急性膀胱炎和放射性膀胱炎患者其膀胱上皮的通透性均增加，可产生阳性反应。

5. 盆腔疼痛、尿急与尿频症状评分系统（PUF）　有研究设计了盆腔疼痛与尿急、尿频症状评分系统（PUF），PUF 10～14者的PST阳性率为74%，PUF≥20者的PST阳性率达91%，因此PUF也可作为IC筛选的有效工具。

6. 具备以下三点者IC筛选诊断可能性较大：

（1）有慢性膀胱刺激症状，如尿频、尿痛、尿急、夜尿增多。

（2）无菌尿、尿细胞学检查阴性。

（3）膀胱镜检查特征性改变。

7. X 线检查 膀胱造影可显示膀胱容量减少，有时发现膀胱输尿管反流。静脉肾盂造影（IVU）显示上尿路功能及形态均正常。

8. B 超 可提示膀胱容量减少，肾积水等改变。

有研究者提出：凡长期患有尿路感染症状、久治不愈的中老年女性，除外菌尿及尿细胞学改变后，均应考虑到 IC 之可能，应及时行膀胱镜检查。

六、治疗

间质性膀胱炎的治疗方法较多，但目前尚无完全治愈该病的方法。治疗的目的是缓解其症状，治愈非常困难，应向患者说明治疗的目的只是缓解症状，改善生活质量，很难达到完全缓解和根治。每一种治疗方法并非适用于所有的患者，几种方法联合应用可取得较好的效果。

1. 一般性治疗

（1）改变饮食习惯：如避免刺激性食物和饮料，对食物过敏的患者尤为重要。但并非所有的患者都有食物过敏史，且过于严格的饮食控制可能导致营养不良，因此饮食调节的治疗方案应该个体化。

（2）减轻心理压力。

（3）加强身体锻炼。

（4）膀胱训练：多饮水，每日至少 1 500mL，排尿前要憋尿 5~10 分钟，在服用解痉药生效后逐渐增加膀胱容量。

2. 膀胱水囊扩张 在硬膜外阻滞或全身麻醉下进行，有效率为 20%~30%，症状缓解可达数周至数月。其原理可能为损伤膀胱黏膜神经末梢。Glemain 等观察到延长扩张时间达 3 小时，疗效更好。可作为一线治疗，对膀胱容量<200mL 者效果不佳，逼尿肌高敏状态无效。

治疗中注意注水过程中要逐渐加量，缓慢进行，防止膀胱破裂。

3. 口服药物治疗

（1）三环抗抑郁药物：抗抑郁药物对于膀胱放松，减少膀胱的紧张有帮助，因此患者可以在情绪及膀胱发炎反应方面得到缓解。阿米替林是一种三环类抗抑郁药，用于治疗间质性膀胱炎。

作用机制：①阻断突触前神经末梢对去甲肾上腺素及 5-羟色胺的再摄取，并阻滞其受体，可达到镇痛目的。②阻滞 H_1 受体有镇静、抗感染作用。③对抗胆碱与兴奋 β 受体，可以降低膀胱逼尿肌张力。初始剂量为 25mg，睡前服，3 周内逐渐增加到 75mg（每晚一次），最大可至 100mg。

（2）阿片受体拮抗药：盐酸纳美芬是一种新的阿片受体拮抗药，可以抑制肥大细胞脱颗粒释放组胺、5-羟色胺、白三烯和细胞素等。初始剂量从 0.5mg，2 次/天逐渐增加到 60mg，2 次/天。初期每周增加 2mg，到 3 个月后可每周增加 10mg。服药初期都有不良反应，失眠最常见，少数患者有消化道症状如恶心、腹胀等，可以自行消失。

（3）钙通道阻滞药：钙通道阻滞药可以松弛膀胱逼尿肌及血管平滑肌，改善膀胱壁血供。硝苯地平开始剂量为10mg，3次/天；若能耐受，可缓慢增加到20mg，3次/天。血压正常者服用缓释剂型，血压不易下降与波动，疗程为3个月，疗效约1个月或以后出现。

（4）其他药物：如糖皮质激素类药物、抗癫痫药物、抗胆碱药物、麻醉药、解痉药、镇静药等。一般联合使用，以增加疗效。

4. **膀胱药物灌注** 膀胱内灌注的优点：直接作用于膀胱的药物浓度较高；不易经由膀胱吸收，全身不良反应少；且不经由肝、肠胃、肾的吸收或排泄，因而药物交互作用少。缺点是有导尿的并发症，如疼痛、感染等。常用药物如下：

（1）硝酸银：是最早使用的膀胱灌注药物，有效率为50%~79%；以其杀菌、收敛、腐蚀作用治疗IC，禁用于有输尿管反流者与近期内膀胱活检者。浓度1/2 000、1/1 000、1/100、2/100，1%以上需用麻醉，每次量50~80mL，停留2~10分钟，间隔6~8周。

（2）卡介苗（BCG）：BCG造成明显黏膜剥落，作用机制仍尚未完全清楚，可能是经由强化免疫系统达成。

（3）二甲基亚砜与肝素：二甲基亚砜（DMSO）具有抗感染、镇痛、抑菌作用，可迅速穿透细胞膜。肝素可增强GAG层的保护作用，同时有抑制细胞增殖和抗感染、抗黏附作用。ATP是膀胱损伤性神经递质，由膀胱扩张后上皮细胞伸张时激活释放来传递膀胱感觉，在间质性膀胱炎时，ATP释放增加，这个过程可以被二甲基亚砜与肝素阻断。故可以解释二甲基亚砜与肝素对间质性膀胱炎超敏症状的治疗作用。

以50%二甲基亚砜50mL加生理盐水50mL，每2周灌注一次，每次15分钟，疗程在8周以上。一组研究资料显示，经过治疗2个月后间歇1个月，试验组93%表现客观好转，53%主观好转，相应地仅用盐水灌注的结果为35%与18%。停止治疗复发率为35%~40%，再继续治疗有效，应在尿路感染被控制及行膀胱活检间隔一段时间后进行，除了呼吸有大蒜味外没有其他不良反应。

肝素25 000U加入生理盐水10mL膀胱灌注，每周3次，每次保留1小时。许多患者治疗4~6个月后才出现疗效，没有出现不良反应，特别是没有出现凝血障碍。现在主张采用"鸡尾酒疗法"，溶液由50%DMSO 50mL、$NaHCO_3$ 10mL（浓度75mg/mL）、曲安西龙40mg、肝素1万~2万U配制而成。膀胱灌注30~50mL溶液，保留30~60分钟后排空。

5. **外科手术治疗** 只有在所有非手术治疗无效时，方可考虑采用外科手术治疗。如果患者已经变成慢性间质性膀胱炎，同时其膀胱容量已经缩小至150mL以下，患者的下尿路症状又因为膀胱挛缩而变得十分严重时，可以考虑行膀胱切除术或肠道膀胱扩大整形术。

（1）经尿道电切（TUR）、电凝及激光治疗或膀胱部分切除术：适用于膀胱壁病变局限，特别是Hunner溃疡病变，但是这种病变比较局限的病例很少见。尽管术后症状可以得到改善，但是复发率也高。Peeker 对 103 例溃疡型 IC 行 TUR 治疗，92 例有效，40%疗效持续超过 3 年，复发者再次 TUR 治疗，疗效仍好。Nd：YAG 激光的效果相似，缓解率达 100%，创伤小，但复发率高，再次治疗仍然有效。

（2）膀胱扩大成形术：不仅扩大了膀胱，而且置换了大部分病变的膀胱壁，膀胱病变部分切除应充分彻底，必须紧靠三角区与膀胱颈，使剩下的边缘仅够与肠管吻合。短期治疗效果较好，但有较高的复发率，最终需膀胱全切术。

（3）骶神经根电极片永久置入：于骶神经根置入神经调节装置，可长期显著改善 IC 患者的严重症状。

（4）膀胱松解术：优于其他神经切断术，原因是它不损伤膀胱底的感觉或括约肌的功能，可以安全地应用于麻醉下能扩张膀胱到正常适当容量的患者。

（5）膀胱切除加尿流改道：在其他治疗方法失败后可应用膀胱全切及尿流改道术。

（秦　捷）

第三节　压力性尿失禁

压力性尿失禁（stress urinary incontinence，SUI）是指喷嚏、咳嗽或运动等腹压增高时出现不自主的尿液自尿道外口漏出。此病多发于女性，发病率占女性尿失禁的 50%。偶发尿失禁不应视为病态，只有频繁发作的尿失禁才是病理现象。

一、病因及发病机制

压力性尿失禁的病因很复杂，较明确的高危因素有年龄、生育、盆腔脏器脱垂、肥胖、种族和遗传因素；可能相关的危险因素有雌激素水平下降、子宫切除术后、吸烟和高强度体力活动等；其他可能的相关因素有便秘、肠道功能紊乱、咖啡因摄入和慢性咳嗽等。

发病机制有以下研究：

1. 神经机制　产伤及盆腔手术等妇科手术史可引起支配尿道括约肌的自主神经（盆神经）或体神经（阴部神经）发生异常。

2. 解剖机制

（1）尿道固有括约肌发生退变或受损，控尿能力下降。

（2）膀胱颈及后尿道下移导致腹压增高时，膀胱与尿道间的绝对压力差。

（3）雌激素水平降低等因素会影响尿道黏膜发育，导致其水封能力下降。

3. 功能机制　正常女性腹压增加时，可产生膀胱颈及尿道外括约肌的主动收缩，以关闭膀胱颈及尿道。这种收缩早于膀胱内压升高 250ms，在压力性尿失禁患者中可观察到收缩峰值降低，收缩长度缩短。

二、临床表现

主要表现为咳嗽、打喷嚏、大笑、运动、提重物或体位改变等腹压突然增加时不自主溢尿,伴有或不伴有尿频、尿急或急迫性尿失禁。

三、诊断

压力性尿失禁的诊断主要依据主观症状和客观检查,并需排除其他疾病。诊断步骤包括确定诊断、程度诊断、分型诊断及并发症诊断。

(一)确定诊断

确定有无压力性尿失禁。

1. 详细询问病史

(1) 既往病史,婚育史,阴道手术、尿道手术及外伤史及有无诱发尿失禁的因素。

(2) 全身状况:一般情况、智力、有无发热等。

(3) 有无压力性尿失禁症状:大笑、咳嗽或行走等各种程度的腹压增加时尿液溢出;停止加压动作时尿流随即终止。

(4) 有无泌尿系其他症状:疼痛、血尿、排尿困难、尿路刺激症状、下腹或腰腹部不适等。

2. 体格检查

(1) 一般状态及全身体检:神经系统检查应包括下肢肌力、会阴部感觉、肛门括约肌张力及病理特征等;腹部检查要注意有无尿潴留体征。

(2) 专科检查:有无盆腔脏器膨出及程度;外阴部有无感染体征;双合诊了解子宫情况及盆底肌收缩力等;直肠指诊检查肛门括约肌肌力及有无直肠膨出。

(3) 特殊检查:如压力诱发试验,患者取截石位,观察尿道口,在其咳嗽或用力增加腹压时尿液溢出,而患者并无排尿感;停止加压后,尿流立即停止,则为阳性。

3. 其他检查

(1) 一般实验室检查:如血、尿常规,尿培养及肝、肾功能等。

(2) 超声检查:可以测定膀胱颈的位置和膨出程度,同时测量最大功能性膀胱容量和膀胱残余尿量等。

(3) X线检查:在斜位下行排尿性膀胱尿道造影。压力性尿失禁的典型表现为尿道膀胱后角消失,膀胱颈下降,腹压增加时膀胱颈呈开放状态。

(4) 尿流动力学检查:膀胱压力测定可排除不稳定性膀胱和无张力性膀胱,且可以判断压力性尿失禁的程度。压力性尿失禁时逼尿肌反射正常,最大尿流率明显增加,而膀胱内压明显降低,轻度者膀胱内压力为 $60 \sim 80 cmH_2O$,中度者为 $25 \sim 60 cmH_2O$,重度者低

于 $20cmH_2O$。

(5) 漏尿点压（LPP）测定：将测压管放入膀胱并充盈膀胱，记录发生尿漏时的膀胱内压力，此压力即为漏尿点压。轻度尿失禁者漏尿点压一般高于 $120cmH_2O$，重度者低于 $60cmH_2O$。

(6) 膀胱镜检查：怀疑膀胱内有肿瘤、憩室、膀胱阴道瘘等疾病时，需做此检查。

(二) 程度诊断

1. 根据临床症状可分为轻度、中度、中度　轻度：一般活动及夜间无尿失禁，腹压增加时偶发尿失禁，不需携带尿垫；中度：腹压增加及起立活动时，有频繁的尿失禁，需要携带尿垫生活；重度：起立活动或卧位体位变化时即有尿失禁，严重影响患者的生活及社交活动。

2. 国际尿失禁咨询委员会尿失禁问卷表简表（ICI-Q-SF）。

3. 尿垫试验　推荐 1 小时尿垫试验。

(1) 轻度：1 小时漏尿≤1g。

(2) 中度：1g<1 小时漏尿<10g。

(3) 重度：10g≤1 小时漏尿<50g。

(4) 极重度：1 小时漏尿≥50g。

(三) 分型诊断

分型诊断并非必须，对于临床表现与体格检查不相符及经初步治疗疗效不佳者，建议进行尿失禁分型。

1. 影像尿动力学　将压力性尿失禁分为解剖型和尿道固有括约肌缺陷型（ISD）。最大尿道闭合压（maximum urethral closure pressure，MUCP）<$20cmH_2O$ 或 <$30cmH_2O$ 提示 ISD 型。

2. 腹压尿漏点压（ALPP）分型

Ⅰ型压力性尿失禁：ALPP≥$90cmH_2O$。

Ⅱ型压力性尿失禁：ALPP $60\sim90cmH_2O$。

Ⅲ型压力性尿失禁：ALPP≤$60cmH_2O$。

(四) 有无膀胱过度活动症、盆腔脏器脱垂及排尿困难等常见并发症

因各型尿失禁的治疗方案不尽相同，亦有必要鉴别不同类型的尿失禁。

1. 急迫性尿失禁　患者有尿频、尿急、尿痛，往往来不及到厕所即已有尿液流出。由神经源性膀胱或膀胱内部病变使逼尿肌发生无抑制性收缩所致。

2. 充盈性尿失禁　膀胱过度充盈使尿液不断地由尿道口流出，而患者无排尿感觉。下腹膨隆，可扪及胀满的膀胱。

3. 真性尿失禁　膀胱空虚无排尿感，系由尿道括约肌松弛致使的尿液不自觉由尿道口流出。

四、治疗

（一）非手术治疗

1. 药物治疗　主要针对轻至中度压力性尿失禁的女性患者，其治疗作用主要是增加尿道阻力及增加尿道黏膜表面张力，以达到增强控尿能力的目的。药物治疗一般与行为治疗或物理治疗联合应用，提高疗效。

（1）α受体激动剂：作用于外周交感神经系统，兴奋膀胱颈和后尿道的α受体，使该处的平滑肌收缩，提高尿道闭合压，改善尿失禁症状。2000年美国FDA禁止将苯丙醇胺（去甲麻黄素）用于压力性尿失禁治疗。盐酸米多君，每次2.5~5mg，每日2~3次，每天剂量不超过10mg。主要不良反应包括高血压、心悸、头痛和肢端发冷等，严重者可发生脑卒中。

（2）β受体拮抗剂：可以阻断尿道β受体，增强去甲肾上腺素对β受体的作用。如普萘洛尔10~20mg，每日3次。

（3）度洛西汀：抑制肾上腺素能神经末梢的去甲肾上腺素和5-羟色胺再吸收，增加骶髓阴部神经核内的5-羟色胺和去甲肾上腺素浓度，从而刺激阴部神经，增加尿道横纹肌张力。用法：40~60mg，每日2次。不良反应有恶心、口干、无力、头痛、失眠、便秘等。

（4）雌激素：促进尿道黏膜、黏膜下血管丛及结缔组织增生，从而加强尿道封闭机制。适用于绝经后或雌激素水平低下的不适宜手术的病人或轻度压力性尿失禁的患者。用法：局部外用雌激素膏或口服。

（5）其他：有研究表明，应用β受体激动剂如克罗特仑，虽将降低尿道压力，但却可以增加尿道张力，可以有效治疗女性压力性尿失禁，且效果优于盆底肌功能锻炼。

2. 行为治疗和物理治疗　目的在于加强盆底肌肉及尿道周围肌肉的张力，使尿道阻力增加，增强控尿能力。

（1）减肥：体重减轻5%~10%，尿失禁次数将减少50%以上。

（2）盆底肌训练：又称凯格尔运动，目前尚无统一的训练方法，共识是必须使盆底肌达到相当的训练量才可能有效。可参照的方法有：持续收缩盆底肌（提肛运动）2~6秒，松弛休息2~6秒，如此反复10~15次。每日训练3~8次，持续8周以上或更长。

（3）阴道托：可抬起尿道中段，增加尿道阻力。适用于各种暂时不能接受其他治疗的患者，可暂时控制尿失禁症状。不良反应包括腹痛、阴道炎和阴道出血等。

（4）生物反馈治疗：通过放置在阴道或尿道内的压力感受器，将患者盆底肌肉收缩产生的压力传给计算机控制系统，再通过模拟的图像、声、光等信号将信息反馈给患者，指导患者进行正确的盆底肌训练。这实际上是协助凯格尔运动。

（5）电刺激治疗：通过放置在阴道和直肠内的电极，给予一定的电刺激，使盆底肌肉被动性收缩，达到锻炼盆底肌肉、增强其控尿能力的目的。可与生物反馈治疗同时配合进行。

（6）体外磁疗：与电刺激治疗原理基本相似，不同之处在于利用外部磁场进行刺激。

（二）手术治疗

手术治疗的主要适应证包括：①非手术治疗效果不佳或不能坚持，不能耐受的患者。②中至重度压力性尿失禁，严重影响生活质量的患者。③生活质量要求较高的患者。④伴有盆腔脏器脱垂等盆底功能病变需行盆底重建者，应同时行抗压力性尿失禁手术。

1. 无张力尿道悬吊术　DeLancey 于 1994 年提出尿道中段吊床理论，认为腹压增加时，伴随腹压增加引起的尿道中段闭合压上升，是控尿的主要机制之一。该术式通过采用各种材料的吊带悬吊于尿道中段下，以固定尿道和增加尿道闭合压，从而改善或治愈压力性尿失禁，17 年疗效仍维持在 85% 左右。我国较常用为 TVT 和 TVT-O，其他还有 IVS、TOT 等。主要并发症包括排尿困难、膀胱穿孔、阴道或尿道的吊带侵蚀、大腿根部局部疼痛等。

2. 骶耻骨韧带尿道膀胱悬吊术（Burch 手术）和腹腔镜下膀胱颈吊带（Sling）术　通过提高膀胱颈和后尿道至正常解剖水平，而达到治疗目的，治愈率 80% 左右，但创伤大，并发症发生率相对尿道中段悬吊术增加。

3. 膀胱颈填充物注射治疗　将填充剂注射于尿道内口黏膜下，使尿道腔变窄、拉长以提高尿道阻力延长功能性尿道长度，增加尿道内口的闭合，达到治疗目的。主要适用于膀胱内括约肌缺陷的压力性尿失禁。填充物有自体脂肪、胶原牛蛋白、肌源性干细胞、硅油等。

4. 人工尿道括约肌植入手术　将人工尿道括约肌置入近端尿道周围，从而产生对尿道的环行压迫，达到治疗目的。但对于盆腔纤维化明显，如多次手术、尿外渗、盆腔放疗的患者不易使用。

（罗永舟）

第四节　膀胱结石

膀胱结石为泌尿系统的常见病、多发病之一。公元前，人们即开始了膀胱结石的治疗，并且采用的手术方法多种多样，但是手术死亡率极高。膀胱结石在性别方面差异也很大，一般好发于男性，男女比例为 10∶1。膀胱结石的发病率有明显的地区和年龄差异。总的来说，在经济不发达地区，膀胱结石以婴幼儿为常见，主要由营养不良所致。近来，膀胱结石的总发病率已显著下降，多见于 50 岁以上的中老年人。

一、病因

膀胱结石分为原发性和继发性两种。原发性膀胱结石多由营养不良所致，现在除了少数发展中国家及我国一些边远地区外，其他地区该病已少见。继发性膀胱结石主要继发于下尿路梗阻、膀胱异物、泌尿系感染、代谢性疾病、肠代膀胱、膀胱外翻-尿道上裂及寄生虫性膀胱结石等。

1. **营养不良**　原发性膀胱结石主要发生于贫困饥荒年代，多见于营养缺乏、动物蛋白摄入不足人群。只要改善婴幼儿的营养，使新生儿有足够的母乳或牛乳喂养，婴幼儿膀胱结石是可以减少的。

不少小的肾和输尿管结石以及在过饱和状态下形成的尿盐沉淀，在膀胱排尿无梗阻的情况下，均可随尿排出。但当有下尿路梗阻时，如尿道狭窄、先天性畸形、前列腺增生、膀胱颈部梗阻、肿瘤、膀胱膨出、憩室等，均可使小结石和尿盐结晶，沉淀积聚而形成结石，这也是现今膀胱结石在男性小儿及老年人中最常见的重要原因。

2. **膀胱异物**　膀胱异物如子弹头、发卡、电线、圆珠笔芯等，均可作为核心，使尿盐沉积于其周围而形成结石。医源性的膀胱异物主要有长期留置的导尿管、被遗忘的输尿管支架管、不被机体吸收的残留缝线、膀胱悬吊物、由子宫内穿至膀胱的 Lippes 环等。膀胱异物可作为结石的核心而使尿盐晶体物质沉积于其周围而形成结石。

3. **尿路感染**　继发于下尿路梗阻或膀胱异物的感染，尤其是尿素分解细菌的感染，可使尿 pH 升高，促使磷酸钙、铵和镁盐的沉淀而形成膀胱结石。这种由产生尿素酶的微生物感染所引起、由磷酸镁铵和碳磷灰石组成的结石，又称为感染性结石。

4. **代谢性疾病**　结石由人体代谢产物构成，因此与新陈代谢有极密切的关系。不同类型的结石，如胱氨酸、尿酸、黄嘌呤和含钙结石各具有不同特点。

（1）胱氨酸尿症为先天性疾病，常以结石为主要临床表现。胱氨酸结石占全部尿石的 1%。当食物中胱氨酸不足或吸收障碍时，蛋氨酸可作为胱氨酸和半胱氨酸的前身参与代谢，其是人体硫的主要来源。从食物中摄取的含硫氨基酸在肝中代谢形成半胱氨酸和胱氨酸，最后形成尿素和硫酸盐排于尿中。

（2）草酸的代谢及其异常：草酸是形成含钙结石的重要因素，尿石中最多见的成分是草酸钙。草酸在人类中是代谢的终末产物，不再进一步分解。尿中草酸的来源主要（85%~90%）为内生的，其中 20%~40% 来自维生素 C。从食物中直接摄取的只占 10%~5%。

（3）钙、磷代谢及其异常：尿石种类最多的是草酸钙结石和磷酸钙结石，因此钙磷代谢在尿石形成中占有重要地位，尤其是钙代谢异常有其特殊的意义。Flocks 注意到一些尿石患者不论低钙或高钙饮食其尿钙水平均比正常人高。在国外资料中，30% 的结石患者有高尿钙，有作者统计因尿石症住院的患者中有 23.8% 为无特殊原因的高尿钙。

（4）尿酸成石的危险因素：除尿量外，尿酸量和尿的 pH 是主要因素。

（5）其他，如甲状旁腺功能亢进症、制动综合征、类肉瘤病、皮质醇症、过量使用维生素 D、口服磺胺类药物、肠大部切除、肠吻合短路及慢性消化道疾病等均可导致膀胱结石。

5. 肠道膀胱扩大术　肠道膀胱扩大术后膀胱结石的发生率高达36%~50%，主要由肠道分泌黏液所致。

6. 膀胱外翻-尿道上裂　膀胱外翻-尿道上裂患者在膀胱尿道重建术前因存在解剖及功能方面的异常，易发生膀胱结石。重建术后，手术引流管、尿路感染、尿液滞留等又增加了结石形成的危险因素。

7. 寄生虫　在埃及的血吸虫病流行区，可发生血吸虫病伴发的膀胱结石，其核心为虫卵。

二、病理

若膀胱结石表面光滑且无感染，即使在膀胱内存在相当长时间，也不至造成膀胱壁明显的病理改变。一般而言，因结石的机械性刺激，膀胱黏膜往往呈慢性炎症改变。膀胱镜观察时，最早期的改变是局部黏膜血管增多，继而黏膜充血。有继发感染时，充血更明显，且可出现大疱状水肿、出血和溃疡，在膀胱底部和结石表面，黏附有脓苔。如结石造成膀胱颈部梗阻，膀胱内可有小梁和憩室形成，并使膀胱壁增厚和肌层纤维组织增生。长期梗阻后可因反压力作用，使上尿路发生梗阻性病变，导致肾功能受损，且可因继发感染而致肾盂肾炎及输尿管炎。长期感染者可发生膀胱周围炎，使膀胱与盆部组织发生粘连，甚至发生穿孔。结石长期慢性刺激，局部上皮组织可发生增生性改变，甚至出现乳头样增生或者鳞状上皮化生，可使膀胱壁发生鳞状上皮癌。

三、临床表现

大多数膀胱结石，由于对膀胱局部的刺激、创伤、梗阻和继发感染，可产生各种症状，但也有少数病例，尤其是下尿路梗阻且已有残余尿者，结石有时虽然较大，却无明显症状，仅在做X线尿路检查时发现。

膀胱结石的主要症状为尿痛、排尿障碍和血尿。疼痛可为下腹部和会阴部钝痛，亦可为明显或剧烈疼痛，常因活动和剧烈运动而诱发或加剧。如疼痛系结石刺激膀胱底部黏膜而引起，常有尿频和尿急。排尿终末时疼痛加剧，且可伴终末血尿。患者常欲择卧位以求疼痛缓解。结石嵌于膀胱颈口，出现明显排尿困难，排尿时常呈滴沥状，亦可尿流中断或发生急性尿潴留。出现排尿困难时，患者必须改变体位或摇晃身体，才能继续排尿，此时若突然发生剧痛，可放射至阴茎、阴茎头和会阴部。尿流中断后再继续排尿时伴有血尿。

小儿患者，常疼痛难忍，大汗淋漓，大声哭叫，用手牵拉或搓揉阴茎或排尿时伴有血尿，或变换体位以减轻痛苦。疼痛有时可放射至背部和髋部，甚至可放射至足跟和足底。患者因排尿困难用力排尿时，可使尿粪同时排出，甚至可引起直肠脱垂或疝。

老年男性膀胱结石多继发于前列腺增生症，可同时伴有前列腺增生症的症状；神经性膀胱功能障碍、尿道狭窄等引起的膀胱结石亦伴有相应的症状。

膀胱结石并发感染时，出现膀胱刺激症状、血尿和脓尿。

四、诊断

膀胱结石的诊断，主要是依据病史、体检、B超、X线检查结果，必要时做膀胱镜检查。虽然不少病例可根据典型症状，如疼痛的特征，排尿时突然尿流中断和终末血尿，做出初步诊断。但这些症状绝非膀胱结石所独有。

体检对膀胱结石的诊断帮助不大，多数病例无明显的阳性体征。结石较大者，经双合诊可扪及结石。婴幼儿直肠指检有时亦可扪及结石。目前此法已被B超及X线等检查取代。

实验室检查可发现尿中有红细胞或脓细胞，伴有肾功能损害时可见血肌酐、尿素氮升高。

腹部X线平片亦是诊断膀胱结石的重要手段，结合B超检查可了解结石大小、位置、形态和数目，还可了解双肾、输尿管有无结石（图5-1，图5-2）。应注意区分腹部X线平片上的盆部静脉石、输尿管下段结石、淋巴结钙化影、肿瘤钙化影及粪石。必要时行静脉肾盂造影检查以了解上尿路情况，做膀胱尿道造影以了解膀胱及尿道情况。纯尿酸和胱氨酸结石为透X线的阴性结石，用淡的造影剂进行膀胱造影有助于诊断。

膀胱镜检查是诊断膀胱结石最可靠的方法，尤其对于透X线的结石。结石在膀胱镜下可一目了然，不仅可查清结石的大小、数目及其具体特征，还可明确有无其他病变，如前列腺增生、尿道狭窄、膀胱憩室、炎症改变、异物、癌变、先天性后尿道瓣膜及神经性膀胱功能障碍等。膀胱镜检查后，还可同时进行膀胱结石的气压弹道及钬激光碎石。

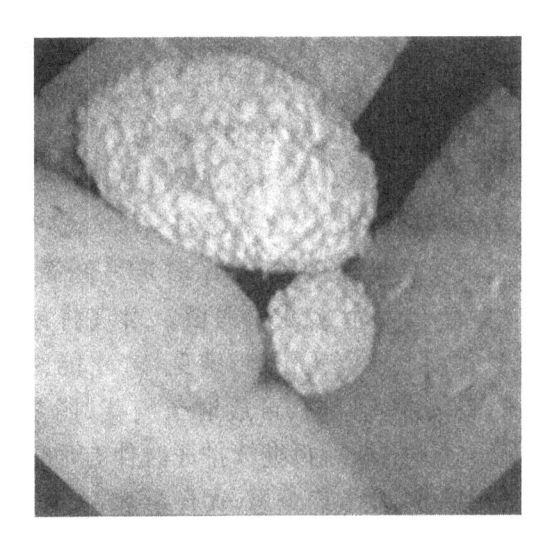

图5-1 膀胱结石膀胱镜下观

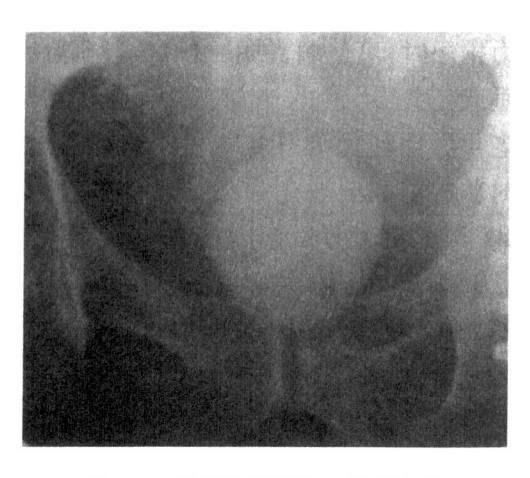

图 5-2 膀胱结石膀胱 X 线平片观

五、治疗

膀胱结石的治疗应根据结石体积大小选择合适的治疗方法。一般来说，直径<0.6cm，表面光滑，无下尿路梗阻的膀胱结石可自行排石或通过口服药物排石。但绝大多数的膀胱结石均需行外科治疗，方法包括体外冲击波碎石、内镜手术和开放性手术。手术治疗取出结石后，应做结石成分分析同时进行病因治疗，并发感染时，应用抗生素控制感染。

1. 中药排石　排石颗粒，每次 6~12g，冲服，2/d，同时服用 654-2 10mg，2/d，疗效更好。

2. 体外冲击波碎石　小儿膀胱结石多为原发性结石，可首选体外冲击波碎石术；成人原发性膀胱结石≤2.5~3cm 者亦可以采用体外冲击波碎石术。

膀胱结石进行体外冲击波碎石时多采用俯卧位或蛙式坐位，对阴囊部位应做好防护措施。由于膀胱空间大，结石易移动，碎石时应注意定位。对于较大的结石在碎石前膀胱需放置气囊尿管，如需再次碎石，间断时间应>7d。

3. 经尿道钬激光碎石术　目前比较常用，操作简便，碎石效果理想，适合 2cm 以下膀胱结石。钬激光碎石优势在于它能够将结石击破成米粒状大小，随尿排出体外。也能将>2cm 结石击碎，但较费时。

4. 经尿道气压弹道碎石术　气压弹道碎石于 1990 年首先在瑞士研制成功，至今已发展到第四代，同时兼备超声碎石和气压弹道碎石的超声气压弹道碎石清石一体机。当膀胱结石直径>2cm 时，可选用经尿道气压弹道碎石术，其碎石速度较钬激光碎石快，尤其是第四代混合动力气压弹道碎石机，可同时碎石及清理结石，碎石后需要用 Ellik 冲洗器冲洗或用取石钳将结石碎片取出，取石过程中注意动作要轻巧，防止损伤尿道及膀胱黏膜。

5. 开放性手术取石　耻骨上膀胱切开取石术不需特殊设备，简单易行，安全可靠，但随着腔镜技术的发展，目前采用开放手术取石已逐渐减少，开放手术取石不应作为膀胱结石的常规治疗方法，仅适用于需要同时处理膀胱内其他病变或结石体积>4cm 时采用。

此外，开放性手术尤其适用于患有尿道狭窄、前列腺增生、膀胱颈挛缩、膀胱憩室内结石及经腔内碎石失败者，但不适用于膀胱内有严重感染、全身情况差，如患有糖尿病或重要器官有严重器质性病变者。

（罗永舟）

第六章

前列腺疾病

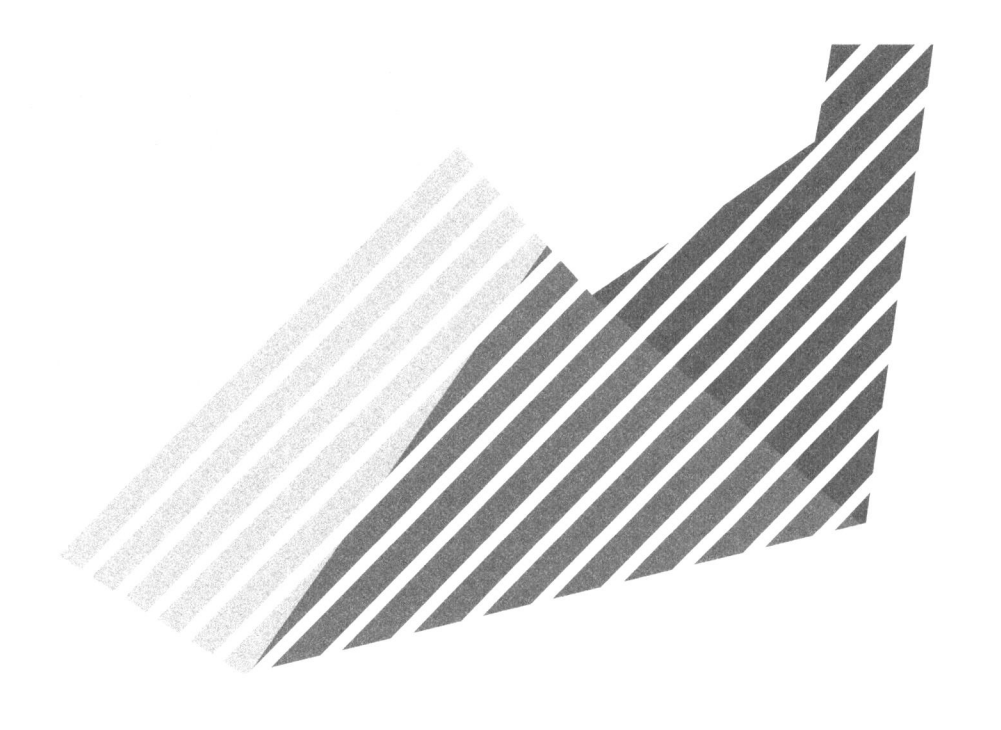

第一节 前列腺炎

一、概述

(一) 流行病学

前列腺炎是泌尿外科门诊常见与多发疾病，病情反复且治疗效果不尽如人意。部分前列腺炎可以严重影响患者的生活质量与身心健康。由于对前列腺炎的发病机制仍没有研究得十分清楚和前列腺炎患者临床表现的多样性、复杂性，使得前列腺炎的流行病学研究增加很多困难，而研究的结果受地域、饮食习惯、文化背景、季节、医生惯性思维以及研究设计方案、年龄群组选择、诊断标准的差异而影响结论的一致性。因此各国家均缺乏系统而详细的流行病学资料调查与研究，难以制订前列腺炎治疗与预防的相关医疗计划，从而对公共健康卫生事业造成巨大的经济负担。

(二) 发病率

应用不同的流行病学调查方法和选择不同的人群结构，以及地域的不同造成在文献报道中前列腺炎患病率有较大的差异，国际健康中心的健康统计表明，35%～50%的成年男性在一生的某个阶段会受到前列腺炎困扰。Pavone 等报道意大利泌尿科门诊有近 18.9%的患者因反复出现前列腺炎临床症状而就诊。在我国，前列腺炎约占泌尿男科门诊患者总数的1/3。根据尸检报告，国外前列腺炎发生率为 6.3%～73.0%。schatteman 等研究一组 238 例 PSA 增高或直肠指诊异常患者，前列腺均存有不同程度的炎症。夏同礼等研究 447 例急性猝死成人尸检前列腺标本，诊断前列腺炎 116 例，占 24.3%。Robertson 等对美国明尼苏达州的 Olmsted 社区前列腺炎发病情况调查，显示 40～79 岁的中老年男性前列腺炎发病率 9%。Collins 等对 31 681 例成年男性自我报告病史的调查结果显示前列腺炎发生率为 16%。Nickel 等应用美国国立卫生研究院前列腺炎症状评分 NIH-CPSI 对加拿大渥太华地区调查发现，2 987 名社区成年男性居民中回访率 29%，具有前列腺炎样症状 9.7%，其中 50 岁以下前列腺发病率在 11.5%，50 岁以上男性前列腺发病率为 8.5%。Mehik 等在芬兰对 2 500 例 20～59 岁男性的随机问卷研究表明，前列腺炎发病率 14.2%。Ku 等对韩国 Choongchung Suth 省社区以及 Taejeon 省参军体检的 29 017 例如年轻人的 6 940 份随机问卷调查结果表明，6%出现过耻区及会阴部疼痛不适，5.0%～10.5%出现过排尿异常，并对生活质量产生一定影响。值得注意的是，并不是所有前列腺炎样症状者都发展成或可以诊断为前列腺炎，前列腺炎的症状严重程度差异亦较大。Mettik 等对 261 例前列腺炎患者调查显示，只有 27%的患者每年出现 1 次以上的症状，16%持续出现症状。Turner 等对 357 例诊断为前列腺炎患者中的 304 例进行调查，结果只有 14.2%的患者就诊于泌尿科，0.6%的患者就诊于急诊，这些患者与就诊于基层综合门诊者相比，临床症状较多、较重，持续时间较长，NIH-CPSI 评分也较高，尤其是疼痛不适症状更明显。尽管前列腺炎的发病率很高，也是临床上诊断最多的疾病之一，但报道的发病率往往低于实际情况，原因可能包括：①该病不威胁生命，大部分慢性前列腺炎患者对自身的疾病情况不清楚，也不一定寻求医疗帮助。②前列腺炎患者的症状不典型且多样化造成误诊。③对该病的分类和诊断缺乏统一的标准。④存在无症状的前列腺炎患者。⑤医生的素质和对前列腺疾病认识的差异也可影响对前列腺炎的准确诊断。⑥有些文献资料也不十分可靠。

（三）各种类型前列腺炎的发生情况

根据 NIH 标准，前列腺炎分为急性细菌性前列腺炎（Ⅰ型）、慢性细菌性前列腺炎（Ⅱ型）、炎症性慢性骨盆疼痛综合征（ⅢA 型）、非炎症性慢性骨盆疼痛综合征（ⅢB 型）和无症状的炎性前列腺炎（Ⅳ型）。Ⅰ型前列腺炎比较少见，前列腺炎的 3 个主要类型为Ⅱ型、ⅢA 型和ⅢB 型。Ⅳ型前列腺炎由于缺乏明显的症状而不为临床重视，只有因前列腺指诊异常和（或）PSA 增高而怀疑前列腺增生和前列腺癌进行前列腺活检时或因男性不育症进行精液分析时，才偶然发现和诊断。Nickel 等对 80 例无症状的 BPH 患者进行组织活检，均存在组织学的炎症反应证据。Potts 等研究 122 例无症状的血清 PSA 增高男性，41.8% 存在前列腺炎。Carver 等在 227 例前列腺癌普查检出Ⅳ型前列腺炎 73 例，占 32.2%，并且血清的 PSA 明显高于无炎症的被普查者。国内李宏军调查 534 例患者，其中诊断前列腺炎 209 例，占 39.1%，Ⅳ型前列腺炎 135 例，占 25.3%。研究表明，Ⅳ型前列腺炎在老年男性和男性不育症中发病率较高，占不育男性中前列腺炎的半数以上。

（四）前列腺炎的年龄分布

前列腺感染可以发生在各个年龄段，以成年男性最多，是 50 岁以下男性就诊于泌尿外科最常见者。以前认为前列腺炎多发于有性活动的青壮年人，高发年龄 25～35 岁，但流行病学调查显示 36～65 岁者发病率高于 18～35 岁者，并与老年前列腺增生症患者具有很大的重叠性。夏同礼等进行尸检发现 50～59 岁前列腺炎发病率 25.4%，60～69 岁有一个发病高峰，达 36.4%，70 岁以上者为 13.8%。芬兰男性 40～49 岁组前列腺炎发病率最高，分别是 20～39 岁与 50～59 岁组的发病率的 1.7 倍和 3.1 倍，而且退休人员的发生率高达 35.6%。Collins 等估计美国每年 200 万前列腺炎患者发生于 18～50 岁占 50%，发生于 50 岁以上者占 50%。美国明尼苏达州一个社区调查显示，既往诊断为前列腺炎的患者，在随后进行的统一检查中诊断为前列腺炎的概率随着年龄的增加而明显增高，40、60 和 80 岁组患者分别为 20%、38% 和 50%。这些研究均提示，中老年男性前列腺炎的发病率也可以很高。

（五）发病的季节性

慢性前列腺炎的发病明显存在季节性。芬兰的调查显示，63% 的前列腺炎患者冬季症状明显加重，国内也有这种情况。而 Cllins 调查美国南部居民比北部居民的慢性前列腺炎发生率高1.7倍，说明过冷过热是慢性前列腺炎发病的诱因。

(六) 与其他疾病的相关性

由于慢性前列腺炎的难治性，部分患者可能会得抑郁症。Mehik等调查显示，17%的前列腺炎患者担心前列腺癌的发生明显高于健康男性。一项回顾性分析显示前列腺炎病史与前列腺癌的发生有一定相关性，但这个资料分析的数据还不完善。老年良性前列腺增生者易患尿路感染并感染前列腺，可能与前列腺炎的发生有一定关系。有报道BPH患者手术后的组织学检查，前列腺发现炎症者高达84%~98%，BPH患者既往诊断为前列腺炎比率更高；而无症状的BPH患者中，前列腺炎症组织学证据也十分常见。泌尿生殖道的炎症性疾病与前列腺炎发病也有十分重要的相关性。资料显示，性传播疾病与前列腺炎的发生具有高度相关性。慢性前列腺炎患者并发精索静脉曲张的机会往往较高，有报道达50%左右。Pavone等发现精索静脉曲张在慢性前列腺炎患者中的发生率高达14.69%，明显高于对照组的5.02%；因精索静脉曲张、痔、前列腺静脉丛扩张具有解剖学上的相关性。输精管结扎术与前列腺炎的发生无相关性。Rizzo等发现，慢性前列腺炎最常见的并发疾病是糖尿病（7.2%）、抑郁症（6.8%）。前列腺炎患者自我感觉过敏性疾病也明显高于一般人群，这也说明了感染或其他因素引起了慢性前列腺炎患者的自身免疫性介导的炎症性反应。

(七) 生活习惯和职业的影响

性生活不节制者，手淫过频及酗酒者前列腺炎的发病率较高。而规律的性生活对前列腺功能正常发挥具有重要的作用。芬兰的调查结果显示，离婚或独身的男性前列腺炎发病率明显低于已婚男性，可能与其性刺激及感染机会较少有关。Berger等研究发现过度的性生活并不会引起前列腺炎，可能与研究对象病史、年龄构成不同有关。Mehik等调查显示，43%的前列腺炎患者有勃起功能障碍，24%有性欲降低的情况。来自性伴的精神心理压力也与前列腺炎的发生有相关性。生活质量问卷显示，多数前列腺炎患者的精神和体能受到明显影响。Ku等发现部分前列腺炎患者有精神心理问题，尤其是患者抑郁和感觉体能虚弱，且常在前列腺炎样症状出现的早期阶段。某些特殊职业与前列腺炎的发生有明显相关性。赵广明等统计318例慢性前列腺炎患者，汽车司机占28.9%，占工人的46.9%。病因可能是久坐，冷热刺激，会阴部长期在湿热的条件下容易使前列腺的充血加重，经常在外留宿，增加了酗酒、嫖宿的机会，而性病后前列腺炎的发病率明显增高。

二、NIH 分类

美国国立卫生研究院（National Institutes of Health，NIH）在过去综合分类的基础上对前列腺炎进行了重新分类，并在流行病学、病原学、病理发生学和治疗方法上都有了重大的突破，重新燃起了人们对该病的极大热情。NIH分类及其基本特点如下：

1. Ⅰ型（categoryⅠ）急性细菌性前列腺炎　急性细菌性前列腺炎是一种急性尿路感染。

细菌存在于中段尿液，与引起尿路感染（urinary tract infections，UTIs）的微生物相同，主要为革兰阴性细菌。患者可表现为突发的发热性疾病，并伴有持续和明显的尿路感染症状。

2. Ⅱ型（category Ⅱ）慢性细菌性前列腺炎　Ⅱ型前列腺炎患者的前列腺存在反复复发性的感染特征，具有前列腺炎样症状，前列腺内定位分析存在病原菌。多数研究者坚持认为这一类型的前列腺炎是由已经确立的泌尿系统病原微生物引起的前列腺炎症，并伴有反复发作的下尿路感染，具有复发性UTIs的特征，但这一限定只适合约5%的慢性前列腺炎患者。在诊断Ⅱ型前列腺炎时还存在许多疑问，例如现代诊断技术在区别细菌性和非细菌性前列腺炎的能力有限；使用敏感特异的诊断技术培养所谓的特殊泌尿道病原体结果与Ⅱ型前列腺炎的相关性难以确定；前列腺内定位分析的病原体与UTIs的关系不清；许多慢性前列腺炎患者前列腺液培养可以发现革兰阳性细菌，但却不一定是存在于前列腺内的，对其致病性也存在广泛的争议；彻底消除细菌与临床症状的改善情况之间缺乏相关性。目前，对于下列前列腺炎患者的分类和治疗情况还难以有一致性意见：①没有反复发作的UTIs病史，但是在前列腺内有定位病原菌存在的证据。②有反复发作的UTIs病史，但是病原菌却不定位于前列腺内。③定位分析前列腺内具有在其他情况下的非致病性的病原菌。因此需要加强相关研究，尤其是对那些还没有接受过抗生素治疗的初诊患者前列腺内定位病原菌的诊断和分析。

3. Ⅲ型（category Ⅲ）慢性非细菌性前列腺炎/慢性骨盆疼痛综合征　Ⅲ型前列腺炎，慢性非细菌性前列腺炎/慢性骨盆疼痛综合征（chronic pelvic pain syndromes，CPPS），是前列腺炎中最常见的类型，也就是过去分类的慢性细菌性前列腺炎和前列腺痛，又可进一步分为ⅢA型（category ⅢA）和（category ⅢB）。患者的主要临床表现为盆腔区域的疼痛或不适至少持续3个月以上，可伴随各种排尿和性生活方面症状，但无UTIs病史，实验室检查不能证实感染的存在。其中ⅢA型为炎症性骨盆疼痛综合征，也称无菌性前列腺炎，在患者的精液、前列腺按摩液（expressed prostatic secretions，EPS）或前列腺按摩后尿液标本中存在有诊断意义的白细胞，是前列腺炎各种类型中最多见的一种。ⅢB型为非炎症性慢性骨盆疼痛综合征，在患者的精液、前列腺液或前列腺按摩后尿液中不存在有诊断意义的白细胞。患者的主要临床表现为盆腔区域的疼痛或不适至少持续3个月以上，可伴随各种排尿和性生活方面症状，但无UTTs病史，实验室检查不能证实感染的存在。对于如何命名Ⅲ型前列腺炎一直存在争议，目前认为非细菌性前列腺炎和前列腺痛的诊断给医师和研究者都带来了很大的困惑，给患者的情绪造成了很大的负担，因此建议不再采用。而统一使用CPPS的诊断，这样就拓宽了该病的范围，囊括了泌尿生殖系和肛周疼痛为主诉的非前列腺因素造成的疾病，因为学者们普遍认为慢性骨盆疼痛是这一类型前列腺炎患者中确定不变的因素。国外有些学者认为没有必要把ⅢA和ⅢB型前列腺炎区分开来，这是因为ⅢB型前列腺炎患者的前列腺液中有时也可含有过多的白细胞，而且这两种状态的治疗原则基本相同。

4. Ⅳ型（category Ⅳ）无症状的炎症性前列腺炎（AIP）　患者没有主观症状，因在其前列腺的活检组织、精液、前列腺液或前列腺按摩后尿液标本中偶然发现存在炎症反应的证据才得以诊断，患者前列腺液中前列腺特异性抗原（PSA）水平也可增高。多数患者是因为血清 PSA 水平升高，在进行前列腺组织的活检时没有发现癌变，却偶然发现了炎症的存在；有一些男性不育症患者在进行不育原因检查时发现精液内存在大量炎症细胞，并因此发现了前列腺内也存在炎症反应。

临床上 I、II 型前列腺炎占 5%~10%，III 型前列腺炎占 90%~95%，IV 型前列腺炎的确切发病情况还不清楚。

三、临床表现

（一）急性细菌性前列腺炎

突然发热、寒战、乏力、厌食、恶心、呕吐、后背及会阴或耻骨上区域痛、伴有尿频、尿急、尿道灼痛及排尿困难、夜尿多、全身不适并有关节痛和肌肉痛、排便痛、排便时尿道流白、性欲减退、性交痛、阳痿、血精。上述症状并非全都出现，有的早期只有发热、尿道灼感被误为感冒。直肠指诊：前列腺肿胀、触痛明显，整个或部分腺体坚韧不规则。前列腺液有大量白细胞或脓细胞以及含脂肪的巨噬细胞，培养有大量细菌生长。但急性期不应进行前列腺按摩，以免引起菌血症。急性细菌性前列腺炎通常伴有不同程度的膀胱炎，尿培养可了解致病菌及药敏情况。可并发急性尿潴留、急性精囊腺或附睾炎。

（二）慢性细菌性前列腺炎

临床表现各有不同，其可由急性细菌性前列腺炎迁延而来，然多数患者先前无急性前列腺炎病史，有些患者仅因偶尔发现无症状菌尿而诊断。大多数有不同程度的排尿刺激症状：尿痛、尿急、尿频、夜尿多，有些患者尿末流出白色黏液，会阴、肛周、耻骨上、耻区、腰骶部、腹股沟、阴囊、大腿内侧及睾丸、尿道内有不适感或疼痛，可有全身不适，疲乏，失眠等精神症状，偶有射精后疼痛、血精、早泄和阳痿。约有 1/3 的患者无临床症状，仅靠前列腺液检查诊断，偶有急性发作。膀胱镜检查和泌尿系造影皆无异常发现。CBP 患者 PSA 可升高。

（三）慢性非细菌性前列腺炎

患者数为细菌性前列腺炎的 8 倍。临床表现有时同细菌性前列腺炎，主诉有尿频、尿急、夜尿多、尿痛，感觉骨盆区、耻骨上或会阴生殖区疼痛或不适。可伴有头痛、乏力、失眠多梦、食欲缺乏、焦虑，随着病情时间延长，患者的精神症状愈加重，甚至怀疑自己得了不治之症，有时射精后痛和不适是突出特征。病理学检查无特殊发现。

虽然慢性细菌性和非细菌性前列腺炎临床特征有很多相似之处，但非细菌性前列腺炎患者前列腺液细菌培养阴性，也无尿路感染史。非细菌性前列腺炎的前列腺按摩液中白细胞和含有脂肪的巨噬细胞同样较正常多。慢性细菌性和非细菌性前列腺炎均可并发性功能减退和不孕，亦可并有免疫反应性疾病如虹膜炎、关节炎、心内膜炎、肌炎等。

（四）前列腺痛

前列腺痛是非细菌性前列腺炎的特殊类型。典型前列腺痛患者可能有前列腺炎的症状但无尿路感染的病史，前列腺液培养无细菌生长，前列腺液中大量炎症细胞，主要见于 20~45 岁的男性。主要症状是与排尿无关的"盆腔"痛，如会阴坠胀、阴茎、阴茎头、尿道痛，耻骨上下腹坠胀，腹股沟、阴囊、睾丸抽痛，下腰背痛，大腿内侧痛，个别甚至脚或肩痛，轻重不一，有的只有 2~3 个症状，精神痛苦，以致失眠。有些患者主诉间歇性尿急、尿频、夜尿多和排尿困难。刺激性排尿困难不是主要症状。许多患者意识到有不同的梗阻性排尿障碍症状，即排尿踌躇、尿流无力、尿线中断、所谓"脉冲"式排尿（"pulsating" voiding）。

泌尿生殖系和神经系统检查无特殊异常，有些患者指检时肛门括约肌较紧，前列腺和其周围组织有触痛。前列腺液细菌培养阴性，前列腺液镜检正常，膀胱镜检查有轻中度梗阻和不同程度的膀胱小梁。前列腺痛的患者 PSA 可升高。

四、诊断

1. 临床症状　诊断前列腺炎时，应详细询问病史，了解发病原因或诱因；询问疼痛性质、特点、部位、程度和排尿异常等症状；了解治疗经过和复发情况；评价疾病对生活质量的影响；了解既往史、个人史和性生活情况。

（1）Ⅰ型：常突然发病，表现为寒战、发热、疲乏无力等全身症状，伴有会阴部和耻骨上疼痛，尿路刺激症状和排尿困难，甚至急性尿潴留。

（2）Ⅱ和Ⅲ型：临床症状类似，多有疼痛和排尿异常等。Ⅱ型可表现为反复发作的下尿路感染。Ⅲ型主要表现为骨盆区域疼痛，可见于会阴、阴茎、肛周部、尿道、耻骨部或腰骶部等部位。排尿异常可表现为尿急、尿频、尿痛和夜尿增多等。由于慢性疼痛久治不愈，患者生活质量下降，并可能出现性功能障碍、焦虑、抑郁、失眠、记忆力下降等。

（3）Ⅳ型：无临床症状。

慢性前列腺炎症状评分：由于诊断慢性前列腺炎的客观指标相对缺乏并存在诸多争议，因此推荐应用 NIH-CPSI 进行症状评估。NIH-CPSI 主要包括 3 部分内容，有 9 个问题（0~43 分）。第一部分评估疼痛部位、频率和严重程度，由问题 1~4 组成（0~21 分）；第二部分为排尿症状，评估排尿不尽感和尿频的严重程度，由问题 5~6 组成（0~10 分）；第三部分评估对生活质量的影响，由问题 7~9 组成（0~12 分）。目前已被翻译成多种语言，广泛应用于慢性前列腺炎的症状和疗效评估。

2. 体检　诊断前列腺炎，应进行全面体格检查，重点是泌尿生殖系统。检查患者耻区、腰骶部、会阴部、阴茎、尿道外口、睾丸、附睾和精索等有无异常，有助于进行诊断和鉴别诊断。直肠指检对前列腺炎的诊断非常重要，且有助于鉴别会阴、直肠、神经病变或前列其他疾病，同时通过前列腺按摩获得 EPS。

（1）Ⅰ型：体检时可发现耻骨上压痛、不适感，有尿潴留者可触及耻骨上膨隆的膀胱。直肠指检可发现前列腺肿大、触痛、局部温度升高和外形不规则等。禁忌进行前列腺按摩。

（2）Ⅱ型和Ⅲ型：直肠指检可了解前列腺大小、质地、有无结节、有无压痛及其范围与程度，盆底肌肉的紧张度、盆壁有无压痛，按摩前列腺获得 EPS。直肠指检前，建议留取尿液进行常规分析和尿液细菌培养。

3. 实验室检查

（1）EPS 常规检查：EPS 常规检查通常采用湿涂片法和血细胞计数板法镜检，后者具有更好的精确度。正常的 EPS 中白细胞<10 个/HP，卵磷脂小体均匀分布于整个视野，红细胞和上皮细胞不存在或偶见。当白细胞>10 个/HP，卵磷脂小体数量减少即有诊断意义。胞质内含有吞噬的卵磷脂小体或细胞碎片等成分的巨噬细胞，也是前列腺炎的特有表现。当前列腺有细菌、真菌及滴虫等病原体感染时，可在 EPS 中检测出这些病原体。此外，为了明确区分 EPS 中白细胞等成分，可对 EPS 采用革兰染色等方法进行鉴别。如前列腺按摩后收集不到 EPS，不宜多次重复按摩，可让患者留取前列腺按摩后尿液进行分析。

（2）EPS-pH 测定：正常人 EPS 的 pH 介于 6.4~6.7，随年龄增长有升高趋势，逐渐变为碱性。在慢性细菌性前列腺炎时，EPS 的 pH 明显变为碱性，其碱性程度约比正常高 10 倍，大大影响前列腺内的抗生素浓度，影响治疗效果。前列腺炎所致的 EPS 的 pH 改变可能早于临床症状的出现，当出现临床症状时，前列腺上皮细胞的分泌功能和通透性已经改变，EPS 的 pH 已升高，在随后的病程中不会再有明显变化。故不论症状轻重，EPS 的 pH 升高提示前列腺炎症相对较重。另外，CBP 的 EPS 的 WBC 计数与 EPS 的 pH 升高的关系呈正相关，前列腺液中的白细胞参与炎症反应，白细胞越多，前列腺的细菌炎症反应越明显，上皮细胞水肿、坏死，导致前列腺上皮细胞分泌功能损害，枸橼酸分泌减少，pH 升高；同时细菌使前列腺上皮通透性增加，更多的组织液渗透到前列腺腔内，进一步稀释其中的枸橼酸，EPS 的 pH 更接近于组织液或血浆 pH。文献报道证实，慢性前列腺炎治疗后 EPS 的 pH 可明显下降，但不能恢复正常，这可能因为治疗后前列腺细菌所致的前列腺上皮通透性稍有好转，但分泌功能很难恢复正常，此结果对 CBP 的诊断和治疗有指导意义。

（3）锌的含量：精浆中的锌主要来源于前列腺，是前列腺的特征性产物，可以间接反映前列腺的功能。有人测定慢性前列腺炎患者的精浆锌含量也降低，因此，有学者提出将精浆中锌含量降低作为慢性前列腺炎的诊断指标。慢性前列腺炎患者前列腺锌及精浆锌测定结果假阳性率分别为 10% 及 17%，故前列腺液中锌降低作为慢性前列腺炎的诊断指标，比精浆中锌降低更为直接、准确和可靠。因为精液除前列腺液以外还包括精囊液等其他成分。精液的采集可直接影响检查结果的准确性和可靠性，国外也有类似报道，当前列腺液中锌含量低于 493.74μg/mL 时，就应考虑有慢性前列腺炎的可能，此时结合前列腺液常规镜检白细胞数增高/高倍视野或细菌培养结果,即可确立诊断。此外,临床观察到有些慢性前列腺炎患者虽然临床治愈,前列腺液细菌检查阴性1年以上,可是前列腺液锌含量仍持续偏低,这些患者以后易发生前列腺炎复发,这说明前列腺液锌降低时会降低身体对炎症的防御功能,抗菌能力降低,容易导致前列腺炎复发。因此也可以通过测定前列腺液中锌来评价慢性前列腺炎的治疗效果及预后。

五、治疗

(一) Ⅰ型

主要是广谱抗生素、对症治疗和支持治疗。开始时可经静脉应用抗生素,如广谱青霉素、三代头孢菌素、氨基糖苷类或氟喹诺酮等。当患者发热与疼痛严重时,必要情况下可给予退热药和止痛药,待患者的发热等症状改善后,可改用口服药物(如氟喹诺酮),疗程至少4周。症状较轻的患者也应使用抗生素2~4周。伴尿潴留者可采用细管导尿,但留置导尿时间不宜超过12小时或耻骨上膀胱穿刺造瘘引流尿液,伴前列腺囊肿者可采取外科引流,伴脓肿形成者可采取经直肠超声引导下细针穿刺引流、经尿道切开前列腺脓肿引流或经会阴穿刺引流。

(二) Ⅱ型

慢性前列腺炎的临床进展性不明确,健康教育、心理和行为辅导有积极作用。患者应戒酒,忌辛辣刺激食物;避免憋尿、久坐,注意保暖,加强体育锻炼。慢性前列腺炎的治疗目标主要是缓解疼痛、改善排尿症状和提高生活质量,疗效评价应以症状改善为主,治疗以口服抗生素为主,选择敏感药物,疗程为4~6周,其间应对患者进行阶段性的疗效评价。疗效不满意者,可改用其他敏感抗生素。目前在治疗前列腺炎的临床实践中,最常用的一线药物是抗生素,但是只有约5%的慢性前列腺炎患者有明确的细菌感染,可根据细菌培养结果和药物穿透前列腺的能力选择抗生素。药物穿透前列腺的能力取决于其离子化程度、脂溶性、蛋白结合率、相对分子质量及分子结构等。可选择的抗生素有氟喹诺酮类(如环丙沙星、左氧氟沙星、洛美沙星和莫西沙星等)、四环素类(如米诺环素等)和磺胺类(如复方新诺明)等药物。前列腺炎确诊后,抗生素治疗的疗程为4~6周,其间应对患者进行阶段性的疗效评价。疗效不满意者,可改用其他敏感抗生素,不推荐前列腺内注射抗生素的治疗方法。症状严重时也可加用植物制剂和α受体阻滞剂。

(三) ⅢA型

抗生素治疗大多为经验性治疗,理论基础是推测某些常规培养阴性的病原体导致了该型炎症的发生。因此,推荐先口服氟喹诺酮等抗生素2~4周,然后根据疗效反馈决定是否继续抗生素治疗。只在患者的临床症状确有减轻时,才建议继续应用抗生素。推荐的总疗程为4~6周。部分此型患者可能存在沙眼衣原体、溶脲脲原体或人型支原体等细胞内病原体感染，可以口服四环素类或大环内酯类抗生素治疗。

(四) ⅢB型

不推荐使用抗生素治疗，可选用α受体阻滞剂改善排尿症状和疼痛。植物制剂、非甾体抗感染镇痛药和M受体阻滞剂等也能改善相关的症状，α受体阻滞剂能松弛前列腺和膀胱等部位的平滑肌而改善下尿路症状和疼痛，因而成为治疗Ⅱ型/Ⅲ型前列腺炎的基本药物。α受体阻滞剂主要有多沙唑嗪（doxazosin）、萘哌地尔（naftopidil）、坦索罗辛（tamsulosin）和特拉唑嗪（terazosin）等。治疗中应注意该类药物导致的眩晕、直立性低血压和腹泻等不良反应，α受体阻滞剂可能对未治疗过或新诊断的前列腺炎患者疗效优于慢性、难治性患者，较长程（12~24周）治疗效果可能优于较短程治疗，低选择性药物的效果可能优于高选择性药物。α受体阻滞剂的疗程至少应在12周以上。α受体阻滞剂可与抗生素合用治疗ⅢB型前列腺炎，合用疗程应在6周以上。非甾体抗感染镇痛药是治疗Ⅲ型前列腺炎相关症状的经验性用药，其主要目的是缓解疼痛和不适。临床对照研究证实，赛来昔布对改善ⅢB型前列腺炎患者的疼痛等症状有效。植物制剂在Ⅱ型和Ⅲ型前列腺炎中的治疗作用日益受到重视，植物制剂主要指花粉类制剂与植物提取物，其药理作用较为广泛，如非特异性抗感染、抗水肿、促进膀胱逼尿肌收缩与尿道平滑肌松弛等作用。常用的植物制剂有普适泰、沙巴棕及其浸膏等。由于品种较多，其用法用量需依据患者的具体病情而定，通常疗程以月为单位，不良反应较小。一项多中心对照研究结果显示，普适泰与左氧氟沙星合用治疗ⅢB型前列腺炎效果显著优于左氧氟沙星单一治疗。另一项随机、双盲、安慰剂对照研究结果显示，与安慰剂比较，普适泰长期（6个月）治疗可以显著减轻Ⅲ型前列腺炎患者的疼痛和排尿症状。

M受体阻滞剂：对伴有膀胱过度活动症（overactive bladder，OAB）表现如尿急、尿频和夜尿但无尿路梗阻的前列腺炎患者，可以使用M受体阻滞剂（如托特罗定等）治疗。抗抑郁药及抗焦虑药：对并发抑郁、焦虑等心理障碍的慢性前列腺炎患者，在治疗前列腺炎的同时，可选择使用抗抑郁药及抗焦虑药治疗。这些药物既可以改善患者的精神症状，还可以缓解排尿异常与疼痛等躯体症状。应用时必须注意这些药物的处方规定和药物不良反应。可选择的抗抑郁药及抗焦虑药主要有三环类抗抑郁剂、选择性5-羟色胺再摄取抑制剂和苯二氮䓬类药物。

(五) Ⅳ型

一般不需治疗。如患者并发血清PSA值升高或不育症等，应注意鉴别诊断并进行相应治疗，可取得较好的临床效果。

(六) 其他治疗

1. 前列腺按摩　前列腺按摩是传统的治疗方法之一，研究显示，适当的前列腺按摩可促进前列腺腺管排空并增加局部的药物浓度，进而缓解慢性前列腺炎患者的症状，故可作为治疗难治性Ⅲ型前列腺炎的辅助疗法。Ⅰ型前列腺炎患者禁用。

2. 生物反馈治疗　研究表明，慢性前列腺炎患者存在盆底肌的协同失调或尿道外括约肌的紧张。生物反馈合并电刺激治疗可使盆底肌松弛，并使之趋于协调，同时松弛外括约肌，从而缓解慢性前列腺炎的会阴部不适及排尿症状。该治疗无创伤，为可选择性治疗方法。

3. 热疗　主要利用多种物理手段所产生的热效应，增加前列腺组织血液循环，加速新陈代谢，有利于消炎和消除组织水肿，缓解盆底肌肉痉挛等。有经尿道、直肠及会阴途径，应用微波、射频、激光等物理手段进行热疗的报道。短期内虽有一定的缓解症状作用，但无长期的随访资料。对于未婚及未生育者不推荐使用，以免损伤睾丸，影响生育功能。

4. 前列腺注射治疗/经尿道前列腺灌注　治疗尚缺乏循证医学证据，其疗效与安全性尚不确切，不建议使用。

5. 手术治疗　经尿道膀胱颈切开术、经尿道前列腺切开术等手术对于慢性前列腺炎很难起到治疗作用，仅在合用前列腺相关疾病有手术适应证时选择上述手术。如硬化性前列腺并发前列腺炎症状时可选择前列腺颈部电切，能取得良好的效果。

（申江伟）

第二节　前列腺特异性感染

一、淋菌性前列腺炎

（一）概述

淋菌性前列腺炎与男性淋病有关，多见于青壮年，由尿道淋球菌上行感染所致，是淋球菌尿道炎的并发症，临床上急性淋菌性后尿道炎几乎都有前列腺炎。大部分患者治疗后炎症可以消退，少数严重者可发展为前列腺脓肿。由于前列腺开口在后尿道，因而后尿道感染容易波及前列腺，国内的一项调查显示，患有淋病之后，淋菌性前列腺炎的发生率为6%~29%。

（二）临床表现

诊断淋菌性前列腺炎也具有前列腺炎的一般症状，患者都会出现尿频、尿急、尿不尽、尿等待、尿末滴白，同时有下腹不适，会阴不适以及腰酸、腿疼等症状。

1. 急性期　会阴部坠胀，间歇短暂的抽搐，当淋球菌侵及尿道球腺时，尤其在大小便时会阴部胀痛更为明显；若侵及膀胱颈部和三角区时，表现为尿频、尿急、尿痛；感染严重时，会出现高热、寒战、排尿困难，甚至尿潴留。

2. 慢性期　尿道有痒感，排尿时有烧灼及轻度刺痛感，尿流可变细、无力或滴沥；还可出现阳痿、早泄等性功能障碍。

3. 直肠指诊　急性期：前列腺肿胀、压痛明显，局部温度可升高，表面光滑；脓肿形成时则有饱满或波动感。慢性期：前列腺较饱满、增大、质地软、压痛不明显；病程较长者，前列腺可缩小、变硬、不均匀，有小硬结。

（三）辅助检查

前列腺液检查，前列腺液涂片见多量白细胞，卵磷脂减少，直接镜检和培养可查到淋球菌。

（四）鉴别诊断

淋菌性前列腺炎和男性淋病是不同的两种疾病，尿道口都会出现分泌物，同时伴有尿痛、尿急、会阴部疼痛、晨起排尿出现糊口等症状。男性淋病发病早期有尿痛的症状，尿道前部有烧灼感、刺痛或灼热辣痛，排尿时疼痛明显加剧，甚则向小腹或脊柱放射。夜间疼痛时，患者可发生阴茎的"痛性勃起"。经12~24小时后疼痛略微减轻，并开始排出稀薄的黏液样分泌物，量多，再经12~24小时，排出大量的脓性分泌物，24小时可排出脓汁20~50mL。2~3天后脓汁量减少，稠浓，颜色由白色变为黄白色或黄褐色，再经3~4天脓汁更少而浓稠，晨间由于脓液在尿道口聚集，形成脓膜，称为"糊口"，疼痛减轻，尿道口红肿，呈外翻状，包皮内叶也红肿，并可发展为包皮龟头炎、嵌顿包茎等。压迫尿道可流出脓汁。尿道口及舟状窝红肿充血、水肿，有时有小的、浅表性脓肿、糜烂或小溃疡。与一般泌尿系感染类似，此因炎症而引起尿道括约肌收缩，尿频尿急，以夜间为甚。另外，由于炎症波及该处的黏膜小血管，还常出现"终末血尿"，有时可有血精。两侧腹股沟淋巴结亦可受累引起红肿、疼痛、化脓，有明显压痛，并随着尿道炎症的减轻而减少，炎症消失后2~3天，淋巴结的炎症也随之消失。临床上出现会阴部坠胀疼痛，这提示病变已上行侵犯后尿道、前列腺和精囊等。个别患者还会有全身症状，如发热（体温38℃左右），全身倦怠无力、不适，食欲不振，甚至恶心、呕吐。淋病患者由于后尿道炎脓液较多，排向前列腺而引起发炎，大多为急性前列腺炎，发病突然，高热、尿频、尿急、尿痛，肛门会阴部坠胀，有压迫感和跳痛感。直肠指诊发现前列腺肿大，触痛明显，尿液混浊，周围白细胞增多。如治疗不及时，前列腺形成脓肿。

慢性淋菌性前列腺炎可无明显自觉症状，晨起排尿时有糊口现象，挤压阴茎时有少量白色分泌物排出，分泌物检查可发现上皮细胞、少数脓细胞及淋球菌，前列腺液检查有大量白细胞，卵磷脂小体减少，甚至有大量脓细胞。

（五）治疗

1. 抗菌药物的应用，使用抗菌药物应遵循的原则　①分泌物培养和药敏实验报告之前应选用对各类淋球菌株都有效的药物。②选用药敏实验报告提供的高敏药物，调整用药方案。③选用能进入前列腺屏障的碱性、脂溶性高、蛋白结合率低的药物。④联合或轮回用药可防止或延缓耐药菌株的产生。⑤注意足够剂量、时限的用药方法。⑥治愈标准：症状消失后，复查前列腺液3次，镜检白细胞均<10个/HP，培养转阴性。

2. 其他治疗 ①热水坐浴和理疗：可以减轻局部炎症，促进吸收。②前列腺按摩，每周1次，有助于炎性分泌物排出及药物弥散至腺管和腺泡。③忌酒及辛辣食物。④淋球菌培养转为阴性之前，禁忌性生活，以避免淋球菌的传播和再感染。⑤中药治疗：应用活血化瘀、清热解毒的药物治疗。⑥心理治疗：解除患者的心理障碍，以真诚取得患者的信任，说服患者劝其伴侣及时治疗。⑦预防：人对淋球菌有易感性，治愈后仍可再感染发病，应早期发现，早期治疗，并宣传性病防治知识。

（六）淋球菌的耐药问题

对于临床上常用的喹诺酮类药物，淋球菌对氧氟沙星和环丙沙星的耐药率均已超过90%，略高于国内报道，而远高于国外报道，应引起高度关注。对于大观霉素，淋球菌仍保持极高的敏感性。在头孢菌素类药物中，头孢呋辛、头孢噻肟和头孢曲松的耐药率虽较以往报道略有上升，但其敏感性仍较好，头孢西丁也表现出相当好的敏感性，敏感率达75.8%。上述结果表明，青霉素和喹诺酮类药物已不能作为淋球菌感染的治疗用药，大观霉素和头孢菌素可以选择使用。

二、滴虫性前列腺炎

（一）概述

滴虫是一种人体寄生虫，它寄生在前列腺中引起的前列腺炎，可称为滴虫性前列腺炎，也有学者将这种情况叫作前列腺滴虫症。滴虫性前列腺炎在临床上并不少见，但容易被忽视，究其原因，一方面是因为滴虫性前列腺炎的病因诊断（找到滴虫）比较困难；另一方面是由于临床医生多习惯于将前列腺炎归因于较多见的细菌感染。

作为性传播性疾病之一的滴虫性前列腺炎并非罕见，本病症状与一般前列腺炎无异，缺乏特异性。在前列腺液检查时发现毛滴虫，才能确立诊断。因此对有不洁性交史或配偶患有滴虫性阴道炎的患者，在经过抗淋病、非淋病治疗后，仍有症状者，应疑为本病，取前列腺液镜检及培养，发现阴道毛滴虫即可确诊。但前列腺液镜检阴道毛滴虫检出率低，应用培养法检出率较高。

阴道毛滴虫为性活跃期妇女阴道炎常见病原体之一。但较少引起男性症状性感染，可以通过性途径传播，引起阴道炎、尿道炎、男性前列腺炎，且20%男性带虫者无临床症状。

阴道毛滴虫致CP机制不太清楚，可能是：①与细菌的协同作用，即两者在共生的过程中产生某些物质，或给对方提供适宜的生长环境，在致病过程中相互促进。②滴虫本身即具备致病性。这已为实验所证实，不同的虫株致病力则不同。③也可能通过干扰代谢、剥夺营养导致对前列腺细胞不利的微环境，再同时伴有细菌的感染。

（二）诊断

滴虫性前列腺炎患者可有尿道口脓性分泌物，尿液恶臭味，并可出现睾丸肿大，触痛明显并放射到腹股沟及耻区，半年后均一般表现为前列腺综合征，无特异症状与体征。

对于长期抗菌治疗无效的 CP，特别是曾有过婚外性生活史或涉及不合法性交易行为的患者，应想到伴有滴虫感染的可能性。压片法简便易行、便于基层开展。但应注意：①对于诊断和治疗后的复查，直接镜检不应少于 3 次。②为提高镜检的阳性率可把蘸有前列腺液的棉拭子生理盐水洗涤离心取沉渣涂片。转速不应超过 1 500r/min，5 分钟。③标本的保温，如体外温度过低，滴虫在短时间内即失去动力而影响诊断。④伴滴虫感染的 CP 绝大多数为 18~40 岁。⑤在滴虫阳性的患者中，细菌的耐药率则高达 72%，因而病情迁延，治愈困难，其原因很可能是多种病原体在"共生"的过程中相互加强了对方的抵抗力。因此，凡是经常规抗菌治疗效果不明显的 CP，应想到有滴虫感染的可能。⑥阴道毛滴虫阳性的 CP 常规抗菌治疗效果欠佳，但厌氧菌在 CP 发病中越来越受到重视，因此无论是滴虫还是厌氧菌感染所致的 CP，甲硝唑都属首选药物。

（三）治疗

治疗仍以甲硝唑为主，性伴侣必须同时治疗，只有这样该病才能根治。WHO 专家委员会推荐 1 次口服 2g；国内王少金主张 0.2g，每日 3 次，7~10 天为 1 疗程；也有采用首剂 2g，以后 0.2g，每日 3 次，疗程 3 周的方案。既利于药物快速向前列腺内弥散，又能保证药物在前列腺内有充足的抑菌时间，酸性环境可抑制滴虫的生长、繁殖，可以采用尿道局部用药的方法，以 1∶5 000 硝酸银冲洗尿道，以治疗经常与前列腺滴虫感染同时存在的滴虫性尿道炎。前列腺按摩每周做一次，帮助前列腺液排出。治疗期间应停止性生活，同时女方也应及时治疗滴虫性阴道炎。

三、前列腺结核

（一）概述

结核病是一种可以侵犯全身的传染性疾病，临床上常见的男性生殖系结核是附睾结核，前列腺结核临床报道较少，但从病理学检查结果来看，前列腺是最常发生结核的部位。近年来，随着肺结核发病率的上升，前列腺结核的发病也呈上升趋势。患者多为中老年，大多数发生于 40~65 岁，70 岁以上者未见有该病发生。

前列腺结核发病率虽高，但因临床表现、影像学检查缺乏特异性，诊断较困难，故临床上误诊率高，早期常被误诊为前列腺癌或前列腺炎，确诊有赖于前列腺穿刺活检，但因其是有创性检查而难以常规进行。尤其是当前列腺结核与前列腺炎、前列腺增生并发存在时，更容易忽略结核的存在，故临床见到的病例远较实际为少。另外，由于有抗结核作用的喹诺酮类药物的广泛使用可能部分掩盖了病情，而使症状出现了不同程度的好转，从而忽略了结核的存在，因此临床医师更应对前列腺结核有足够的认识，对于难治性尿路感染、持续性无菌性脓尿、久治不愈的慢性前列腺炎及一些前列腺增生尤其前列腺直肠指检有韧硬结节者应排除前列腺结核或并发前列腺结核的可能。

（二）病理

前列腺结核可见于前列腺的任何部位，大多同时侵犯双侧中央腺体及外围叶，早期为卡他性炎症，可在血管周围形成细密的结核结节，随着病变进一步发展，可导致腺体组织破坏，形成结核肉芽肿，中央可发生干酪样坏死，周围有类上皮巨细胞围绕，最后可液化并形成空洞。

前列腺结核的感染途径有两种：一是经尿路感染，泌尿系其他部位有结核病灶，带有结核杆菌的尿液经前列腺导管或射精管进入腺体；二是经血液感染，身体其他部位（如肺等）有结核病灶，其结核杆菌随血液循环进入前列腺。目前，对于男性生殖系统结核究竟来自肾结核还是主要由原发感染经血行播散引起仍有争论。

前列腺结核大多同时侵犯双侧。结核杆菌进入前列腺内组织后，早期在前列腺导管及射精管部位形成结核结节，然后向其他部位扩散，可扩展到前列腺两侧叶、精囊或附睾。也可能在前列腺包膜下组织内形成结核结节，再向其他部位扩散。前列腺结核一般可形成结核肉芽肿，干酪化形成空洞，最后形成纤维化硬节。致使前列腺增大，呈结节状且不规则，与周围器官紧密粘连，坚硬度与癌肿近似。病变严重时可扩展到前列腺周围组织，使精囊正常组织消失，结核组织密集，干酪样病变广泛，并可使输精管末端狭窄。如脓肿形成，可向会阴部溃破，成为持久不愈的窦道。也可向膀胱、尿道或直肠溃破。最终前列腺结核将继发感染，或经钙化而愈合。

前列腺结核的确诊依赖组织病理学检查。典型的病理改变为上皮样肉芽肿、郎罕斯细胞和干酪样坏死。但穿刺活检存在假阴性，有时需要反复穿刺才能确诊。

（三）诊断

泌尿生殖系结核的诊断首先依靠临床表现，当病变局限于肾脏时仅表现为无痛性血尿和无菌性脓尿，随病情发展可出现膀胱刺激症状。前列腺结核表现不典型，患者仅有长时间尿频，最长达 15 年，部分患者有排尿不适。直肠指诊前列腺质硬，表面不光滑有结节，体积无明显增大；可合并附睾结核。

实验室检查可提供前列腺结核的诊断线索。尿常规检查出现红、白细胞，尿呈酸性，血沉增高者，可做进一步的检查，如尿沉渣找抗酸杆菌和尿 TBDNA 检测。关于 TBDNA 的阳性率，国外报道远较国内高（高达 94%），且特异性较高，可反复进行。放免法检测肾结核患者血清特异性抗结核抗体 IgG 的阳性率可达 100%，但未见有用于前列腺结核检测的报道。血清前列腺特异性抗原（PSA）值是诊断前列腺癌的重要指标，但前列腺结核亦可致 PSA 值升高，经抗结核治疗后 PSA 值下降，PSA 值升高可能与并发排尿困难、尿路炎症、前列腺指诊等因素有关，因此，PSA值升高对诊断本病有无意义还有待进一步研究。

影像学检查对前列腺结核的诊断具有重要的参考价值。经直肠超声探查是诊断前列腺结核的有效方法之一。前列腺结核声像图可表现为外腺区结节状低回声，病程长者可呈强回声。前列腺结核的声像图与其病理特点有关，结核病变早期由于结核结节的形成，则形成强弱相间的混合性回声，其周边血流丰富；空洞前及空洞期则形成弱回声，偶尔可探测到周边散在的血流；当结核病变发展为纤维化期时，则形成较强的高回声。同时经直肠超声探查还可引导前列腺穿刺活检，是确诊前列腺结核的有效手段之一。CT能反映前列腺结核的慢性炎症改变，当出现干酪样变时，显示腺体内密度不均，可伴钙化。

文献报道前列腺结核磁共振成像（MRI）检查的T_1WI同一地带呈空洞，T_2WI同一地带低信号强度。前列腺结核MRI表现临床报道较少，Tajima等报道了1例前列腺结核的MRI表现，病灶呈弥漫性分布，T_2WI显示结核病灶呈低信号影。Wang等研究报道MRI自旋回波序列T_1WI不能显示前列腺结核病灶，T_2WI显示结核病灶呈低信号区，Gd-DTPA增强后前列腺结核病灶显示清楚，但与前列腺癌鉴别困难。MRI具有较好的软组织分辨率和三维成像的特点，MRI功能成像可提供前列腺的病理、生化、代谢信息，因此MRI检查目前被认为是前列腺疾病理想的影像学检查方法，对于前列腺结核及前列腺癌的鉴别诊断有待进一步研究。结核菌素实验阳性对诊断有一定参考。

有人曾报道膀胱尿道镜检时发现前列腺结核有3种典型变化：①精阜近侧端尿道扩张，黏膜充血增厚。②前列腺尿道黏膜呈纵行皱褶，前列腺导管周围因瘢痕收缩而呈高尔夫球洞状。③前列腺尿道黏膜呈纵行小梁样改变。但亦有研究发现前列腺结核患者行尿道镜检12例，仅发现1例前列腺导管开口呈高尔夫球洞样，认为其检出率低，亦无特异性，仅对晚期病变的诊断有参考价值，不宜常规实施。

前列腺结核的诊断多数是通过病理检查最终确诊，因此值得提倡。

（四）鉴别诊断

虽然前列腺结核的发病在男性生殖系统结核中占第一位，但是早期诊断比较困难，容易被忽视，需要与一些常见病进行鉴别。

1. 与非特异性前列腺炎相鉴别　前列腺结核又称结核性前列腺炎，其早期临床症状与慢性前列腺炎相同，也可见前列腺液中脓细胞增多，因此临床上难以区别。尤其对于年轻患者，需结合病史及直肠指诊、前列腺液常规仔细分析，常需做尿液结核菌涂片及培养，以及精液和前列腺液的结核菌检查。除尿频外，慢性前列腺炎患者有尿不尽感，伴会阴以及腰骶部不适，直肠指诊前列腺不硬无结节感，前列腺液常规白细胞>10个/HP，卵磷脂体减少。前列腺结核由于腺体受损纤维化，前列腺液不易取出。应注意的是，对前列腺结核患者做前列腺按摩要慎重，以防引起结核病变扩散，应先做精液结核菌检查。在应用抗结核治疗后方可考虑做前列腺按摩，以行前列腺液结核菌涂片检查。

2. 与前列腺癌相鉴别　对于年龄较大的患者需与前列腺癌相鉴别，前列腺癌患者 PSA 检查结果一般偏高，前列腺结核也可引起前列腺增大、有坚硬的结节且固定，不易与前列腺癌区别，但二者最终鉴别有待于前列腺病理活检。实际上，直肠指诊时，前列腺癌的肿块质地较结核更为坚硬，且有大小不等的结节。若癌肿已侵犯至前列腺包膜外，则肿块固定。

3. 与前列腺凝结物相鉴别　在 X 线平片上，可见前列腺钙化影，这可以是前列腺结核的表现，也可以是前列腺凝结物的表现。但前列腺结核常伴有附睾、输精管结核，可扪及附睾肿大或输精管有串珠状结节病变。再结合前列腺液检查，两者不难鉴别。

（五）治疗

前列腺结核的治疗和全身结核病的治疗方法相同，必须包括全身治疗和抗结核药物治疗。前列腺结核用抗结核药物治疗有较好的效果，一般不需手术治疗。前列腺结核一旦确诊，除了充足休息、适当营养、避免劳累等，还应行正规抗结核治疗。目前国内多采用异烟肼（INH）+利福平（RFP）+吡嗪酰胺（PZA）方案，而国外采用异烟肼（INH）+利福平（RFP）+乙胺丁醇（EMB）方案，疗程半年。术前 2 周的控制性治疗应以标准短期抗结核药物作为首选，采用异烟肼（INH）+利福平（RFP）+吡嗪酰胺（PZA）+乙胺丁醇（EMB）治疗 2 周，对经抗结核治疗 2~4 周症状改善不明显者，可改行手术治疗。鉴于手术中存在结核杆菌扩散的危险，应选择创伤小的手术方式，一般不主张行前列腺切除术，因为前列腺结核用现代抗结核药物治疗大多能控制病变，而且这类手术需将前列腺连同附睾、输精管、精囊等一并切除，手术范围大，有一定危险，甚至术后会引起结核性会阴尿道瘘，伤口不愈合。可以采用经尿道前列腺切除术（TURP）或 TVP 治疗，治疗效果良好，术后继续抗结核治疗，排尿症状均可以得到改善。只有当前列腺结核严重、广泛空洞形成、干酪样变性或造成尿路梗阻，用一般药物治疗不能缓解时，或者前列腺结核寒性脓肿已引起尿道、会阴部窦道时，可考虑做前列腺切除术。对于前列腺结核伴有附睾结核的病例，如果药物治疗无效，可考虑做附睾切除术，对前列腺结核的治疗也有好处，附睾切除后，前列腺结核多可逐渐愈合。

治愈的标准是尿液或前列腺液结核菌涂片和培养均为阴性，泌尿生殖系统结核症状及体征全部消失。

四、真菌性前列腺炎

（一）概述

慢性前列腺炎是男性泌尿生殖系统常见病，大多数慢性前列腺炎患者没有急性炎症过程，由于目前广泛地使用抗生素、皮质激素、免疫抑制药物等，导致真菌感染日益增多，而各种抗真菌药物的滥用，大大提高了真菌感染的复发和治疗的难度。

一般认为，真菌常潜伏在人体的口腔、肠道、皮肤和阴道内，作为寄生菌并不引起任何症状，而当寄生菌与宿主之间内环境的稳定性失调，特别是在抗生素的干扰或宿主的免疫功能减低时，寄生菌可转化为致病菌。从理论上讲，由于女性外阴、阴道的真菌感染是常见的感染源，通过长期的性接触，真菌可经男性泌尿生殖道逆行感染到前列腺，从而引起慢性前列腺炎；尤其是某些慢性前列腺炎患者，因长期使用抗生素或反复直接向前列腺内注射抗生素、糖皮质激素等，易引起菌群失调，免疫力下降，从而增加了真菌进入前列腺的机会，更易诱发前列腺真菌感染。

研究表明，在前列腺真菌感染中，白色念珠菌和热带念珠菌感染率高，分别占46.12%和30.14%，光滑念珠菌占13.13%，平滑念珠菌、克柔念珠菌及其他真菌分别为4.14%、2.15%及3.12%。分离出的菌株对两性霉素B（AMB）、制霉菌素（NYS）、伊曲康唑（ITRA）和酮康唑的耐药率低，而对氟尿嘧啶、氟康唑和咪康唑的耐药率较高，分别是22.13%、34.18%和25.13%。

由于前列腺组织学上某些特定因素，导致慢性前列腺炎治疗不理想，难以根治。病原体耐药性的发展与抗菌药物的使用密切相关，而临床上却大量滥用抗生素，耐药性的产生成为重要相关因素。提示临床对真菌引起的慢性前列腺炎应根据药敏试验结果而使用药物治疗，不要盲目经验性的广泛大量使用氟康唑，且吡咯类药物间存在交叉耐药问题，以免造成多重耐药菌株产生。

（二）诊断

目前尚无前列腺真菌感染的确诊标准，人们在诊断尿路真菌感染时，一般以尿液培养真菌菌落>10 000个/毫升为诊断标准，但有研究表明，真菌性前列腺炎患者前列腺液真菌培养菌落在50 000个/毫升以上，因此，有理由认为真菌是这些慢性前列腺炎的病原体，或因慢性前列腺炎长期使用广谱抗生素等而继发前列腺真菌感染。

目前临床工作中，前列腺液真菌的分离培养还没有引起临床医生和临床检验工作者的足够重视，因此临床上较易漏诊和误诊。对长期使用抗生素且久治不愈的慢性前列腺炎患者和泌尿系感染的患者，除做常规细菌培养外还应注意真菌培养和药物敏感试验，以防误诊和漏诊，减少多重耐药及深部真菌感染的可能。

（三）治疗

对于那些使用抗生素治疗时间长、治疗效果差的慢性前列腺炎患者，要考虑有前列腺真菌感染，尤其是继发真菌感染的可能。对这些病例，除了行前列腺液常规检查及普通细菌培养外，还应特别注意观察前列腺液有无真菌假菌丝等，必要时作前列腺液真菌培养，一旦诊断成立，应立即停用广谱抗生素、停止穿刺插管等治疗，给予有效、足量的抗真菌药物治疗。

氟康唑具有良好的耐受性和药代动力学效应，是治疗泌尿生殖系真菌感染较理想的药物。

五、非淋菌性前列腺炎

（一）概述

除了淋球菌以外，由其他病原体引起的尿道炎统称为非淋菌性尿道炎（NGU），它是当今国内、国外最常见的性传播疾病之一，也可能与淋病并发或交叉感染。好发于青、中年性旺盛期，25岁以下占60%。男性可并发附睾炎，附睾肿大，发硬且有触痛，有的还可并发睾丸炎、前列腺炎等。病原体也可侵犯睾丸和附睾而造成男性不育。本病直接诊断方法较少而难，临床上也易漏诊，病原体携带者多见，这些都是造成流行的因素。目前，通常被称为非淋菌性尿道炎的是衣原体（40%~50%）、支原体（20%~30%）及一些尚不明致病病原体（10%~20%，如阴道毛滴虫、白色念珠菌和单纯疱疹病毒）引起的尿道炎。这类尿道炎中，已知其病原体的，则称为真菌性尿道炎和滴虫性尿道炎等，而不再包括在非淋菌性或非特异性尿道炎之内。

其主要病原体是沙眼衣原体（CT）和解脲支原体（UU），前者占40%~60%，后者占20%~40%。以目前常用的培养方法，尿道分泌物可培养出衣原体。研究发现，男性中40%非淋病性尿道炎和35岁以下多数急性附睾炎均由CT引起。在NGU症状不典型或治疗不彻底时，CT及UU便在侵袭尿道黏膜或黏膜下尿道腺体的基础上向上蔓延引起前列腺炎、附睾炎。CT、UU所致的尿道炎症状比淋菌性尿道炎轻，多为尿道刺痛、痒、灼热不适，尿道流少量黏液，CT、UU性前列腺炎的临床表现与一般前列腺炎非常相似，因此，仅从临床表现和EPS镜检很难区别，多被漏诊。应重视开展慢性非细菌性前列腺炎病原体的检查，以提高前列腺炎的诊断和治愈率。

（二）病原学

支原体是男性生殖泌尿道感染中常见的一类原核微生物，其缺乏细胞壁，呈高度多形性，是在无生命培养基中能生长繁殖的最小原核微生物，能产生尿素分解酶分解尿素。因其缺乏坚硬的细胞膜，对青霉素耐药，对细胞膜有亲和性，生长繁殖时需要类固醇物质。目前人类能够测到的支原体共有15种，对人致病的主要有肺炎支原体、解脲支原体、人型支原体和生殖道支原体。解脲支原体能引起男性非淋球菌性尿道炎、前列腺炎、附睾炎等。前列腺是管泡状腺，由许多腺泡和腺管组成，腺上皮形态不一，有单层柱状上皮细胞及假复层柱状上皮。支原体是能独立生活的最小原核细胞型微生物，故可定居在上皮细胞，对宿主细胞产生直接毒性作用。人型支原体对外界环境抵抗力弱，45℃ 15分钟即可被杀死。对肥皂、酒精、四环素、红霉素敏感。

衣原体为革兰阴性病原体，是一种专性细胞内微生物，没有合成高能化合物ATP、GTP的能力，必须由宿主细胞提供，因而成为能量寄生物，是自然界中传播很广泛的病原体。衣原体与病毒不同，它具有两型核酸：DNA和RNA，并以二等增生法进行繁殖。与立克次体不同，除了不能合成高能化合物外，还在于没有细胞色素，没有呼吸性电子链的其他组分以及独特的发育周期。衣原体的生长发育周期分两个阶段：原生小体（elementary body），是发育周期的感染阶段；网状小体（initial body），是在感染细胞内的繁殖阶段。原生小体先附着于易感细胞的表面，然后通过细胞的吞噬作用进入细胞内，形成网状小体在细胞内繁殖，以后形成包涵体，同时对组织产生炎症变化而引起一系列的临床症状。衣原体的全部生长发育约48小时（有的72小时），完成生长周期后，网状小体重新组织，在一对一的基础上缩合成原生小体，后者从空泡中释放再感染其他细胞。在整个约48小时的生长发育周期中，衣原体始终处于一个吞噬体中，直到细胞严重损伤和细胞死亡。原生小体在电镜下呈球形，直径（200~300）×10^{-3}μm，DNA紧密连接并呈锥状电子密度，分子质量（6~11）×10^5Da，明显小于细菌和立克次体，是大的痘病毒的3~5倍。网状小体呈圆形或椭圆形。

衣原体属有两个种：沙眼衣原体（*Chlamydia trachomatis*）和鹦鹉热衣原体。后者引起禽类疾病，偶尔波及人；前者引起人类疾病。两者具有共同的组抗原-脂多糖复合物。两者的区别是沙眼衣原体的包涵体中含有糖原，碘染色可以着色，并对磺胺敏感；而鹦鹉热衣原体的包涵体中不含有糖原，对磺胺不敏感。通过微量免疫荧光法，沙眼衣原体又分为15个血清型。其中，A、B、Ba、C血清型是沙眼的病原体；L_1、L_2、L_3血清型是性病性淋巴肉芽肿的病原体；D、E、F、G、H、I、J、K 8种血清型引起生殖系统感染和散发的结膜炎。除L_1、L_2、L_3以外，其余毒力较低，易感染结膜组织，特别是柱状上皮细胞。

（三）诊断

本病的临床表现变化多端，病因及发病机制未被完全阐明，常用的诊断方法不够详尽。许多临床医生在治疗前列腺炎的过程中感到棘手和困惑，治疗存在一定的盲目性，往往偏重抗菌药物治疗，大多数患者对治疗效果不满意。目前已经认识到前列腺炎是具有独特形式的综合征。这些综合征各有独特的原因、临床特点和结果，因此只有对它们进行准确的诊断，才能在治疗上区别对待，选择合适的方案，才有可能收到较好的效果。

非淋菌性尿道炎潜伏期：1~4周。男性非淋菌性尿道炎症状比淋病轻，起病不如淋病急，症状拖延，时轻时重。尿道有刺痒感或灼热感，偶有刺痛感，尿道口有分泌物，但较淋病的分泌物稀薄，为清稀状水样黏液性或淡黄色黏膜脓性，分泌物量也较淋病少，尿道分泌物涂片及培养淋球菌均阴性。在长时间未排尿或晨起首次排尿前才逸出少量分泌物，有时仅表现为晨起痂膜封住尿道口（呈黏糊状，称糊口，痂膜易被尿流冲掉。）或裤裆有分泌物附着。检查时有的需由后向前按挤前尿道才可能有少许分泌物由尿道口溢出。有时患者有症状无分泌物，也可无症状而有分泌物。有时患者无任何自觉症状，初诊时很易被漏诊。

1. 解脲支原体培养　按摩出的前列腺液以无菌操作接种于液体培养基（内含尿素及指示剂），在37℃温箱内，培养18~24小时。观察结果，如透明变色即有解脲支原体生长。

2. 衣原体检测　采用单克隆抗体免疫荧光法。标本以镜下见亮绿色，具有典型大小、边界清晰的圆形颗粒为阳性。

3. 药敏试验　将生长出的解脲支原体环接种于内含定量的抗生素液体培养基内，37℃培养48小时，如培养基透明变色即对某种抗生素抗药，如经培养仍无变化者，则对某种抗生素敏感。

（四）鉴别诊断

在诊断非淋菌性前列腺炎时，常常需要与淋菌性前列腺炎、慢性细菌性前列腺炎相鉴别。非淋菌性前列腺炎的特点是症状较淋病为轻，潜伏期较淋病为长，分泌物较淋病为清稀，常呈水样透明，排尿困难也没有淋病严重。常与淋病同时感染。前者先出现淋病症状，经抗淋病治疗后，淋球菌被青霉素杀死，而衣原体、支原体依然存在，在感染1~3周后发病。临床上很易被误认为淋病未治愈或复发。处理不当或治疗不及时可引起并发症，如急性附睾炎、前列腺炎、结肠炎、咽炎。而慢性前列腺炎也常常伴有尿道的不适和尿道口出现分泌物，但慢性前列腺炎主要是会阴不适，排尿不畅，尿道口分泌物为前列腺液。

（五）治疗

该病通过性传播，治疗期间一定要重视配偶或性伴侣的同时检查、同时治疗。非淋菌性前列腺炎是完全可以治愈的，但是应得到正规的治疗。应针对病原体治疗，如条件不允许，用广谱抗生素治疗。应遵循规则用药的原则，根据不同病情选用相应的抗生素治疗。治疗非淋菌性前列腺炎的常用西药是：

1. 四环素　每次0.5g，每天4次，至少服7天。一般2~3周。或四环素合剂（由3种四环素合成，每片含盐酸地美环素69mg，盐酸金霉素115.5mg，盐酸四环素115.5mg）1~2片，口服，2次/日，连服2~3周。

2. 多西环素　首次口服0.2g，以后每次0.1g，每日2次，共服7~10天。

3. 阿奇霉素　首次0.5g，以后每次0.25g，每天1次，共服5天。或1g一次，顿服。

4. 米诺环素　0.2g即可，每次0.1g，每天2次，共服7~10天。患者服用后部分有头晕、心悸、胃脘不适、恶心、呕吐等不良反应。

5. 红霉素　每天口服0.25~0.5g，每天3~4次，7~10天一疗程。

6. 罗红霉素　每次0.3g，每天1次，共服7天。或每次0.15g，每天2次，共服7天。有7%的患者出现不良反应。

（申江伟）

第三节　前列腺增生症

前列腺增生症是男性老年的常见病，其发病率随年龄增加而逐渐递增。随着我国人民生活和卫生健康不断提高，平均寿命显著增长，因此发病率数字相应增高。大多数发病的年龄在50岁以上，在50岁以前虽可发生，但较少见（40~49岁仅占10%，60~69岁可达75%，亦有报告高达85%），80岁以上男性前列腺增生发生率几乎升高至90%。实际上的发病率较报告的为高，因有一部分人虽前列腺发生增生而未就医。法国曾进行一项调查，55岁以上男性中有180万患者出现泌尿压迫症状，而其中仅20%在接受治疗。

一、概述

（一）病理解剖

前列腺由围绕在尿道的尿道腺体和在尿道腺体外层的前列腺腺体所组成。可分为三组：①尿道腺组。②尿道下腺组。③前列腺组。在正常的前列腺中，前列腺占据前列腺外环的大部分，其他两组则处于极小的中心部位，因此可把前列腺分为内外两层，内层为尿道腺组和尿道下腺组，外层为前列腺组，在这两层之间为纤维膜（图6-1）。前列腺增生主要是发生在内层，围绕尿道（从膀胱颈部至精阜一段的后尿道）的尿道腺和尿道下腺组以及结缔组织。平滑肌组织逐渐增生肥大，向外压迫和包围外层的前列腺组而形成"外科性包膜"（图6-2）。前列腺增生的"外科性包膜"厚2~5mm，包膜与增生腺体之间有明显界限，亦易于钝性剥离。临床上将前列腺分成左、右、前、中、后，五叶。前列腺的增生可局限于前列腺的一部分，亦可全部，大多发生于紧接尿道的两侧叶和中叶，很少发生于前叶，从不发生于后叶。一般可将病变分为三类：①单叶增生。②两侧叶增生。③三叶增生（两侧叶和中叶）。而Randall将增生分成八种类型：①侧叶型，腺体向尿道周围及膀胱内增大，但不向膀胱内突出，亦不向膀胱颈屈曲。②中叶型，腺体向膀胱内突出，使膀胱三角底部抬高。③侧叶及中叶型，向尿道周围增大，亦向膀胱内突出。④颈下叶型，常向膀胱内突出，且有蒂。⑤侧叶及颈下叶型，尿道周围增大且明显向膀胱内突出。⑥侧叶、中叶及颈下叶型。⑦前叶型。⑧三角下叶型。

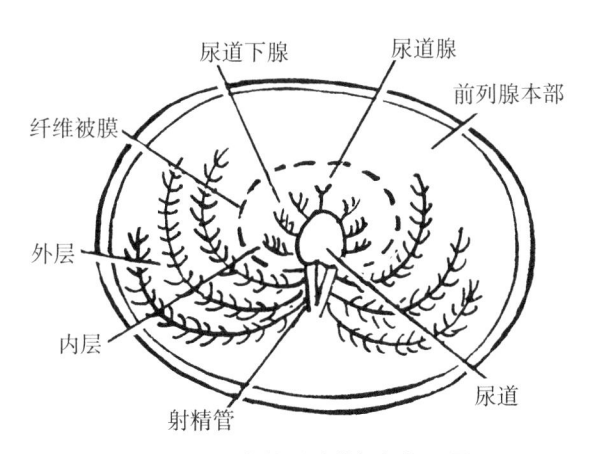

图6-1 正常前列腺的解剖切面图

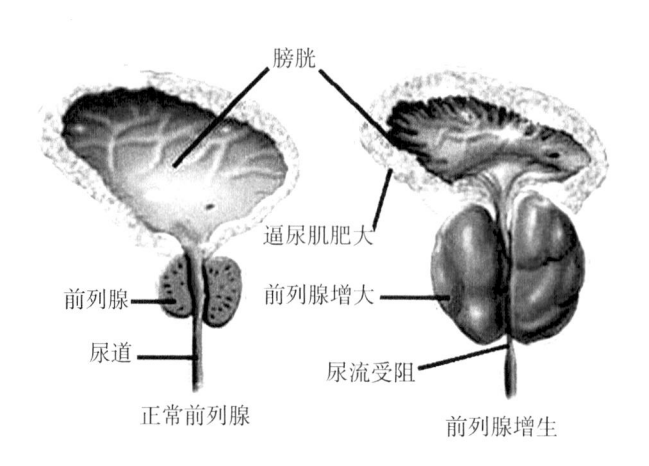

图 6-2 肥大的前列腺切面图

Fanks 根据增生组织的不同，分为五类：①间质（纤维或肌纤维）型。②纤维肌型。③平滑肌型。④纤维腺样瘤。⑤纤维肌腺样瘤。

（二）病理生理

前列腺增生引起的病理生理变化主要是由于增生的腺体压迫膀胱颈部和后尿道而造式前列腺部尿道变长、受压，而导致膀胱颈和尿道梗阻。在梗阻后可使尿道、膀胱及肾脏产生一系列功能上的紊乱和病理改变。前列腺增生程度与产生的尿路梗阻程度并不一定成正比，主要取决于增生部分对后尿道的压迫程度。有时增生部分仅 10g 左右，却引起严重的梗阻。如中叶增生时，膀胱底部抬高，向膀胱内突出，排尿时呈活瓣作用，阻塞尿道内口，使膀胱内尿液不能排空。常见的两侧叶增生时，可使后尿道受压延长，前列腺部尿道弯曲，造成排尿时的梗阻。

梗阻早期，膀胱逼尿肌处于正常，排尿并无影响。随着梗阻的发展，膀胱逼尿肌产生增生肥厚以增加膀胱的张力，克服尿道的梗阻，以致膀胱壁肌束增生形成小梁，小梁与小梁之间形成小室或憩室。当逼尿肌增生肥厚至一定程度仍不能克服尿道梗阻时，则逐步在膀胱内产生尿液潴留及逼尿肌张力减弱，由于反压而影响输尿管及肾盂，使之扩张积水造成肾功能减退。尿液在泌尿道的潴留常可继发泌尿系感染及凝结物的形成。在少数病例中，中叶增生可使膀胱逼尿肌功能受损而产生假性或真性尿失禁。

（三）发病机制

关于前列腺增生的发病机制，到目前为止尚未完全研究清楚，但年龄是一个决定性因素，从青春期结束至 40 岁这一阶段前列腺大小几乎不变（约20g）。此后，前列腺体积开始逐渐增加。曾提出有性生活过度、后尿道炎症未加彻底治愈、睾丸功能异常、前列腺动脉硬化、盆腔充血和肿瘤等 10 余种学说。由于各学者的学术观点不同，研究方法各异，故至今未能完全统一看法。目前，以性激素平衡失调的内分泌学说受到公认。

1. **肿瘤学说** Virchow 曾提出前列腺与子宫在胚胎中是同一来源，因此前列腺增生与子宫肌瘤相似，为"肌瘤"或"腺瘤"。而 Deming、Moore 等指出了这一同源学说的错误。新生物与增生（肥大）的定义有所不同。新生物是组织的异常肿块，细胞不一致的过度生长，而增生则是组织细胞的肥大，以代偿同类组织的功能不足，或由于内分泌对于组织正常控制的扰乱而发生，因此前列腺增生不属于新生物。

2. **动脉硬化学说** Guyon 所提出，根据前列腺解剖学的研究发现，前列腺中心（内层）2/3 与周围 1/3 的动脉血供是分开的。由于前列腺的周围部分血供因患者年龄关系受到限制而萎缩，但腺体中心部分血供正常，因而产生代偿性增生。Flocks 应用动脉注射方法进行检查，发现增生腺体的周围血管并无明显损害。Moore 进行组织学方面的检查，并未发现腺体中有血管硬化和缺血改变的差别，亦未发现前列腺增生或萎缩与血管病变的程度相符合。

3. **炎症学说** Ciechanowki 首先提出前列腺慢性炎症有引起前列腺增生的作用。以后的 Pomeroy、Hirsch 等亦确认前列腺增生患者常有前列腺炎、后尿道炎、膀胱炎等存在。但 Cabox、Smith 等认为慢性炎症可使腺体发生纤维化，并可限制前列腺的增大，而不应发生前列腺增生。而 Ducreux 证实前列腺增生患者中确有慢性炎症存在，但仅占 10%。因此，慢性炎症并不是前列腺增生的真正原因。

4. **胆固醇积聚学说** Carl P. Shaffner 在动物实验中发现大鼠的前列腺合成胆固醇的速度与肝脏相似，但无肝脏的调节合成反馈现象，因此可导致前列腺中含有大量的胆固醇，并可随年龄的增高胆固醇在前列腺中的积聚更多，因其性生活逐步减弱，从前列腺排出胆固醇减少而发生潴留。前列腺和血液内的高胆固醇可使前列腺增生，反之可使其缩小。有研究证实口服多烯大环内酯类药物，可使肠道内与外源性胆固醇结合，从而抑制胆固醇在肠壁的吸收。在动物实验中发现应用此药后，前列腺出现缩小现象，且前列腺分泌减少，血清睾酮浓度亦降低。

5. **内分泌学说** 前列腺的发育与正常生理功能需要有足够的雄激素来维持，在青春后期方始发育完全，并具有分泌功能。若在幼年时期切除睾丸，或者睾丸发育不良而引起雄激素不足，则前列腺就不能正常发育。若前列腺发育已属正常，而在以后发生雄激素不足（如睾丸切除、垂体切除、肾上腺切除等），则可使前列腺萎缩，分泌功能减少，前列腺细胞的生长和分化被阻止。在动物身上观察到切除睾丸可使其前列腺萎缩；而萎缩的前列腺用睾酮可使其再增大，分泌功能也可恢复。Topchan 认为雄激素分泌过多是产生前列腺增生的原因，老年人睾丸萎缩而间质细胞（Leydig 细胞）增生，雄激素水平反而增高。现已证明雄激素在前列腺内的主要作用是通过双氢睾酮（dihydrotestosterone，DHT）来实现的。双氢睾酮是由睾酮经 5α-还原酶转化，特异地与前列腺细胞受体相结合而形成的。正常与增生的前列腺内双氢睾酮的含量有显著差别，后者是前者的 5 倍，前列腺腺体的内层是外层的 3~4 倍，并集中于细胞核，较细胞液增高 3~4 倍。1986 年 Treter 用核素 ^{3}H 标记的雄激素摄入研究，发现雄激素在前列腺中的摄入量较股直肌的含量高 20 倍。这就更进一步用定量的方法肯定雄激素对前列腺增生的作用。各种实验研究已都证实前列腺增生的发病必须要有发育成熟而有功能的睾丸存在。Moore 用动物证实，睾丸如不具有正常的功能，则前列腺增生就不可能发生。在临床观察中并没有发现前列腺增生在青年人中发生，也没有发现在青年时期已去除睾丸（太监）或类似去除睾丸（睾丸萎缩）的患者身上发生前列腺增生症。

在内分泌学说中除了雄性激素的理论外，也有认为雌激素对前列腺有影响。Lacassagne 认为雌激素可能为前列腺增生的病因。Fingerhut 报道应用己烯雌酚长期治疗雄性实验鼠，结果是前列腺和尿道周围腺体均出现类似前列腺增生的临床特征。亦有许多学者在动物体上观察到用大量雌激素后，前列腺的腺组织、结缔组织和平滑肌显著增生。

在胚胎上 Lowsley 发现前列腺后叶是独立的，和两侧叶分开。解剖上前列腺的前面几叶谓"髓质部"，后叶为"皮质部"。在生理上这两部分的前列腺对雌激素的作用也不一致。在人体上应用雌激素后可使前列腺的前面几叶（髓质部）退化，而后叶（皮质部）并无影响。Huggins 认为这是在雌激素的影响下，体内雄激素的作用降低所致。综合上述情况，结合临床上前列腺增生多发生于两侧叶和中叶，而不发生于后叶等现象，说明性激素对前列腺的影响很大，前列腺增生与性激素的紊乱有密切关系。

6. 生长因子学说　近期研究表明，雄激素并不直接影响前列腺的生长，而双氢睾酮与前列腺上的受体结合促进分泌诱导因子，该因子就能调节前列腺组织的分化和生长。这些生长因子为多肽类（氨基链），它们通过自分泌或旁分泌机制而发挥作用。现已发现有 4 大类生长因子：①转化生长因子 β（TGF-β）。②表皮生长因子（EGF）。③碱性成纤维细胞生长因子（b-FGF）。④角化细胞生长因子（KGF）。这 4 类生长因子与前列腺的发育有关。

生长因子，特别是 b-FGF，也可能是 TGF-β 可再活化胚胎组织生长机制。前列腺纤维肌肉性机制对 TGF-β 的抑制作用变得不敏感。而后，b-FGF 对基质细胞产生刺激作用，导致尿道周围纤维性结节形成。许多研究已证实，在前列腺增生内生长因子失去平衡，b-FGF、TGF-β 及 EGF 水平较正常前列腺组织中为高。KGF 和 EGF 的表达超过 TGF-β，可能使前列腺内腺性上皮细胞出现增生。家兔实验已证实，尿道梗阻后，b-FGF 的表达增加并诱发成纤维细胞增生。

纵观以上学说，激素与生长因子特别是包括 b-FGF 在内的刺激因子之间失去平衡被广泛认为是前列腺增生的归因因素。但其具体的发病机制还不明确。

二、临床表现

前列腺增生症的症状是由于增生的腺体压迫膀胱颈和后尿道而逐步产生的梗阻和一系列并发症的症状。疾病的初期症状不明显，以后逐渐出现。主要症状有以下几种。

1. 尿频、尿急　为早期症状，排尿频率增加，每次尿量减少，尤其在夜间，部分患者甚至超过白天，文献报道有 85.2%~98.4% 的患者有尿频、夜尿。尿频为膀胱颈部充血所致。由于腺体逐渐增生，对膀胱颈和后尿道的压迫日益加重，致使膀胱内的尿液不易排空而出现残余尿，造成膀胱的有效容量减小，使尿频症状更为明显。另外膀胱颈部梗阻后，若有膀胱炎、膀胱凝结物等并发症时，均可增加尿频的症状。同时还可出现尿急现象，这是由于膀胱不稳定所致，患者迫不及待要排尿而不能自控。

2. 排尿困难　前列腺逐渐增大，梗阻程度亦逐步增加。尿液的排出受到影响。开始时尿液不能立即排出，需要等待一些时候才能排出。以后患者需要增加腹压才能排尿，同时可出现尿线无力，尿流变细，进而尿液不能成线而呈淋漓点滴并有中断。排尿后仍有排尿不尽感，膀胱内有残余尿存在。文献统计 69.2%~87% 患者有这类症状。

3. 急性尿潴留　其发生率约占 30%。在排尿困难的基础上，可由于气候冷暖变化、劳累或饮酒等因素，使前列腺局部和膀胱颈部发生充血、水肿，引起急性的完全性梗阻。膀胱内尿液不能排出，产生急性尿潴留。患者膀胱膨胀，下腹疼痛。

4. 尿失禁　前列腺增生后梗阻症状逐步加重，膀胱内的残余尿量亦随之增加，当残余尿量达到膀胱容量时即为尿潴留状态。在夜间熟睡时，盆底骨骼肌松弛，尿液可自行流出，发生遗尿现象。当膀胱内尿液的压力超过尿道内的阻力时，尿液从尿道外口溢出，引起充盈性尿失禁，为假性尿失禁。少数病例因增生的腺体而影响膀胱及括约肌功能，可产生真性尿失禁。尿失禁发病率为 1.8%。

5. 血尿　由于膀胱颈部的充血或并发炎症、凝结物时，可以出现不同程度的镜下血尿或肉眼血尿，发病率为 6.6%~29.2%。若腺体表面扩张的血管发生破裂，则可发生大量出血，并有血块充满膀胱，在膀胱区产生剧痛。

6. 后期症状　梗阻的程度严重，病程延长可造成肾积水、肾衰竭、酸中毒，而引起一系列胃肠道、心血管和精神等症状。

7. 并发症　为了克服膀胱颈部增生腺体的阻力而增加腹压协助排尿，可引起痔疮、脱肛、血便、疝和下肢静脉曲张等并发症。文献报告还有并发活动性肺结核、肺气肿、糖尿病、动脉硬化等疾病。

三、诊断

凡 50 岁以上的老年男性，有排尿踌躇、夜尿增加等现象时均应怀疑有前列腺增生的可能，需要进行一系列的检查，以明确诊断。为了评价前列腺增生的进展和治疗的效果，国际评委会得到世界卫生组织的支持，已经同意采用美国泌尿协会测定委员会所制定的症状评估法，并将其作为世界性的官方评估方法，用以对前列腺疾病患者的病情做评估。

国际前列腺症状评分（I-PSS）方式是由患者根据有关泌尿系统症状的七个调查问题做出的回答而给予评分。每个问题，患者都有五个答案来表示症状的严重程度，以 0~5 的计分法来计算，总得分在 0~35 分，可将患者分为下列几类。

0~7 分：几乎没有症状或轻微症状；

8~19分：有中度症状；

20~35分：严重症状。

生活质量评分0~6分为患者自我评分，用来反映病情的进展程度。

1. **直肠指检** 直肠指检是诊断前列腺增生的最简单而极为重要的检查步骤。检查时，选择侧卧位、站立弯腰位、胸膝位或妇科检查位，要排空膀胱尿液。若膀胱膨大，可使前列腺的上界摸不清楚。在直肠的前方可以摸清前列腺长度和宽度、表面是否光滑、质地和中央沟的深浅等情况。前列腺的正常大小如栗子。

前列腺增生时，在直肠内可摸到两侧叶或中叶有增大（前后径或横径增大），表面光滑，可向直肠内膨出，质地中等，韧度有弹性感，两侧叶之间的中央沟变浅或消失。

有时前列腺中叶或颈下叶突向膀胱，同样可以产生严重的阻塞，引起典型的前列腺增生的症状，但在直肠内不能摸到增生的腺体。因此，患者有明显的膀胱颈梗阻现象，而直肠指检前列腺不大时，还不能否定前列腺增生的诊断，尚需进行其他检查才能明确。

在进行直肠指检时，还应注意肛门括约肌的张力，对除外神经源性膀胱引起的排尿困难有所帮助。

2. **残余尿测定** 残余尿量的多少可估计膀胱颈部梗阻的程度，是决定是否需要手术治疗的重要指标之一。检查时令患者尽量排空膀胱中的尿液，以后立即测定膀胱内是否存在尿液。测定的方法有下列几种。

（1）超声波测定法：在耻区耻骨上用超声波探测膀胱的三个方向，前后径、纵径及横径的平段长度（cm），将三个数据相乘。若在100mL以内，为实数毫升数；若在100mL以上，则需乘常数"0.7"后为残余尿量。此法简便，患者无痛苦，所得结果虽有时不够准确，但有参考价值。

（2）导尿法：排尿后立刻在严密无菌条件下进行导尿，放出的尿液量即为残余尿量。此法最为准确可靠，但可能引起黏膜损伤出血、感染等，应谨慎进行，严密预防。若导出残余尿量甚多，则导尿管应予保留作引流，以利感染的控制和肾功能的恢复。

（3）分泌排泄法：若做静脉肾盂造影，则在造影剂分泌至膀胱后摄片，排空后再摄片比较，留在膀胱内的造影剂则为残余尿量。

一般认为残余尿量在60mL以上，则为手术摘除前列腺的指征之一。

3. **膀胱镜检查** 膀胱镜检查可以直接看到膀胱颈部前列腺增生的部位和程度，从而决定治疗的方针以及手术的方法。因为最多是两侧叶增生，故颈部的变化大都为两侧受到压迫，使膀胱颈部变形呈倒"V"形。还可以看到膀胱内的其他病变，如小梁、小室、憩室、凝结物、肿瘤等，对决定手术也有参考作用。由于前列腺增生可使尿道延长、弯曲、膀胱颈抬高，因此在进行膀胱镜操作时应特别注意，防止引起损伤出血（放入时要随尿道弯曲而进入，不能使劲硬推，不能过早转弯）。

4. 膀胱造影　当直肠指检不能明确诊断，或在膀胱内疑有其他病变时，此项检查有其必要。其检查方法有二。

（1）逆行插导尿管法：在无菌操作下，插入尿道导尿管，放空膀胱内残余尿后，注入造影剂（12.5%碘化钠或醋碘苯酸钠或泛影葡胺）200mL充盈膀胱，摄取X线片。为预防感染，亦可在造影剂内加入少量抗菌药物，如1%新霉素或庆大霉素等。

（2）分泌排泄法：作静脉肾盂造影，当造影剂从肾脏分泌排泄至膀胱而达到一定数量后，摄取膀胱造影X线片。若肾功能减退，非蛋白氮在70mg/dl以上，尿素氮在35mg/dl以上，则不能进行。

膀胱造影的X线摄片必须按常规进行，需摄取膀胱区正位、左斜、右斜及排尿后膀胱区正位四个方位。

前列腺增生膀胱造影X线表现：

（1）膀胱底部抬高，呈弧形向上凸出。膀胱被推向上移位，膀胱出口处的边缘与耻骨联合距离增宽，似有充盈缺损现象。

（2）前列腺部尿道延长，如病变在中叶，则前列腺部尿道上部向前移位，下部向后弯曲。

（3）膀胱内可见小梁、小室或憩室存在。

5. 超声波断层显像（ultrasonography）　超声诊断仪器有A型、B型、P型（PPI型）和BP型（是B型和PPI型的联合）。前列腺疾病的超声诊断，以P型超声诊断最为适宜，可描绘腺体的形态和性质。而A型仅能探测其厚度及内部回声；B型及BP型则需经腹部探查。

前列腺的超声探测有两个途径。

（1）经腹壁法：在耻骨上经前腹壁探测前列腺。

（2）经直肠法：将附有水囊的直肠用超声探头插入肛门，注水排气后探测前列腺。直肠用超声探头有两种。一为可作360°圆周扫描的单探头，可探得前列腺横切面图；另一种为线阵探头，探测时只需略微转动探测方向，即可全面探测到前列腺，得到前列腺的纵切面图。

前列腺增生症超声图：超声图上前列腺腺体明显增大，在横切面图上前列腺的厚径和横径各达到或超过3cm和4cm，边界整齐，内部光点均匀。外层腺体被压缩，内外腺体的厚度比例为2∶1、3∶1或4∶1。腺体往往向膀胱突出。在纵切图上更容易看到其向膀胱突出的程度。前列腺中叶增生，从直肠指检常常不能摸到其增大部分，但在纵切面超声图上容易发现其向膀胱突出。膀胱壁有明显小梁、小室形成者，在纵切面超声图上能见到膀胱壁高低不平，若在膀胱内并发膀胱凝结物或膀胱憩室时，则超声图有相应的表现。

6. 尿流率检查（uroflowmetry）　在排尿过程中，尿液排出的速率有一定的规律性，可构成一条尿流曲线。现在临床应用的尿流率就是将排尿过程的尿流曲线客观地记录下来。尿流率主要是检查下尿路有无梗阻。据统计，下尿路梗阻中，71%属前列腺增生。尿流率的各项参数，包括最大尿流率、平均尿流率、2秒钟尿流率、最大尿流率时间、尿流时间和尿总量等，一般认为最大尿流率是与梗阻最相关的指标，每秒在25mL以上者可以排除下尿路膀胱颈的梗阻，每秒在10~25mL者有梗阻可疑，每秒10mL以下者提示有梗阻存在。尿流率的正常曲线：开始排尿后尿流率快速增加，在1/3尿流时间以内达到最大尿流率。梗阻曲线：为达到最大尿流率时间延迟，到达顶峰后下降十分缓慢。若有严重梗阻，则呈低平曲线。前列腺增生症引起的下尿路膀胱颈梗阻，尿流率检查呈现最大尿流率、尿流时间和尿总量有明显下降。

7. CT检查 CT用于泌尿男性生殖系疾病的诊断较其他影像诊断方法有一定优越性。正常前列腺位于耻骨联合的后下方，CT表现为圆形或椭圆形，边界光整。增生的表现为前列腺的横径及前后径增大，两侧叶增生时显示前列腺前部丰满、宽大；中叶增生时，可向上突入膀胱颈下部，显示为充液的低密度膀胱后部有一密度较高的圆形结节影。前列腺增生常显示前列腺边缘仍光整，一般无小结节凸起。

8. 前列腺造影 Sugiura及Oka等在1969年、1972年先后报告应用经直肠做前列腺造影诊断前列腺增生，对某些特殊病例有诊断价值。检查方法为低位腰麻后取截石位，穿刺针直接从直肠进入前列腺，快速注入稀肾上腺素溶液（2μg/mL），再经同一针头缓慢注入70%造影剂加四环素溶液（20mL∶250mg）4~10mL后摄片。

9. 血浆锌测定 正常前列腺内含有高组织浓度的锌，在前列腺增生时，锌的含量明显增高。虽然血浆锌水平的高低与前列腺大小之间没有关系，但它可作为诊断前列腺增生的临床指标之一。

10. 其他检查 包括尿常规、肾功能测定以及必要时某些特殊检查，如静脉肾盂造影。

四、鉴别诊断

在患有前列腺方面或排尿困难疾病的老年病例中，均需要考虑与前列腺增生相鉴别。

1. 前列腺方面 癌、结核、凝结物、囊肿、纤维化和血吸虫病。
2. 膀胱方面 肿瘤、凝结物、膀胱三角区肥厚、神经源性膀胱和输尿管囊肿。
3. 膀胱颈部方面 颈部挛缩。
4. 尿道方面 精阜肥大、尿道狭窄（炎症性或外伤性）、肿瘤、凝结物。

以上疾病可以通过各种疾病的特有症状、既往史、体格检查，尤其是前列腺局部的发现，以及特殊的化检，如尿液中寻找肿瘤细胞、前列腺特异抗原（PSA）测定、酸性磷酸酶测定、膀胱镜或尿道镜检查、膀胱造影、精囊造影，甚至前列腺穿刺活检前列腺造影等检查，大多可以做出鉴别。特别是神经源性膀胱的存在与否，非常重要。因为年龄比较大的患者有尿潴留的症状，常常可以有神经源性或者肌肉源性的排尿影响，以致在前列腺增生得到彻底治疗后，仍不能恢复其正常的排尿。因此，在手术前注意这些情况，对手术的效果，症状的解除，可有充分的估计。

五、治疗

前列腺增生不引起梗阻则不需治疗，可暂予观察。但若已影响正常生理功能（有相当量的残余尿存在），有明显的排尿症状则应尽早治疗。治疗方法如下。

（一）中医疗法

排尿困难在祖国医学中称为癃闭。初病为溺闭，久病为溺癃。病因较多，治法亦因之而异。

1. 泻心中之火而兼利其膀胱，可用麦冬、茯苓、莲子、车前子煎服。

2. 为膀胱火旺，治疗不必泄肾火，而应利膀胱，用导水散（王不留行、泽泻、白术水煎汤服）。

3. 为命门火寒，治疗必须助命门火，用八味地黄丸。

4. 小便不通系阴亏之至，治疗为补其至阴，用纯阴化阳汤（熟地、玄参、肉桂、车前子煎服）。

5. 小便不出为肺气干燥，治疗应当益其肺气，用生脉散（人参31g、麦冬31g、北五味3g、黄芩6g煎服）。

6. 饮食失节，伤其胃气，亦可导致小便不通，故治疗应提其至阳之气，用补中益气汤。

（二）激素治疗

激素治疗对于早期病例有一定效果，但应用的方法意见颇不一致。一般多用雌激素治疗，但也有应用雄激素而使症状减轻者。现在有应用抗雄激素或孕激素类的药物得到很好效果者。

1. 雄激素疗法　Meullner等指出雄激素的主要作用为增加膀胱逼尿肌的张力，减少前列腺局部的充血，增进残余尿的排出。治疗量：丙酸睾酮25mg，肌内注射，每周2~3次，共10次。以后改为10mg，肌内注射，每周2次，共10次，总量350~500mg。若必要半年后可重复治疗。有急性尿潴留者，25mg每天1次肌内注射，持续5~6天或直到自动排尿为止。由于对雄激素治疗的意见不统一，效果也不十分好，故有人试用雌激素和雄激素合并治疗，或者单独应用雌激素治疗。

2. 合并应用雌激素和雄激素的疗法　Woodmff做动物试验证明，雌雄激素同时应用，其量为2：1，则前列腺无变化；增加雌激素用量，则前列腺萎缩；增加雄激素量则前列腺增大。Glass用丙酸睾酮5~10mg加己烯雌酚0.25mg治疗前列腺增生23例，观察3个月~4年，有20例症状进步明显。Kaufman等应用雄激素25mg和雌激素1.25mg治疗8例，每周肌内注射3次，共6个月。结果残余尿量减少者15例，腺体缩小者14例，无一例继续增大。Baner应用3/4的雄激素加1/4雌激素治疗前列腺增生，可使膀胱张力增高，排尿速度增快，腺体缩小。

3. 雌激素治疗　目前主张用雌激素治疗前列腺增生比较广泛，并得到良好疗效，使腺体缩小，质地变韧，排尿症状可有不同程度的改进。Synestrol用法为每天40～60mg肌内注射，2个月为一疗程。国产雌激素Oestriol用法：每天服用5～10mg，平均总量为97.5mg。

Ende报道前列腺增生并发急性尿潴留患者17例，应用Premarin静脉治疗一个时期后获得痊愈，经1年以上随访，16例未复发。

上海第九制药厂人工合成一种雌激素，名为戊酸雌二醇（estradiol valerate），每支10mg，肌内注射，每周1～2次，1～2个月为一疗程。除应用在一些妇科疾患外，还可用于男性前列腺增生和前列腺癌。

4. 抗雄性激素疗法　抗雄性激素醋酸环丙孕酮（cyproterone acetate），是类固醇性抗雄性激素，既可降低血浆睾酮，也能阻断前列腺细胞的雄激素结合，因此有类似雌激素的作用，但其不良反应较雌激素为小，仅10%～15%的男子有乳房肥大症状，且这一现象常会自动消失。Vahlensieck和Godle报道12例，每天口服100mg，共4个月，全部病例的排尿困难症状好转，残余尿减少。Scott报道13例，每天口服50mg，共3个月，同样取得很好效果，症状显著减轻，无不良反应发生。抗雄性激素除醋酸环丙氯地黄体酮外，还有多种，如羟基黄体素己酸（己酸羟孕酮，hydroxyprogesterone caproate，delalutin）：主要作用是抑制垂体催乳激素（LH）及睾酮分泌。剂量为每周3g，期限为1.5～14个月。Geller报道10例中有2例治疗2个月后，慢性尿潴留解除，残余尿量降至50mL以下，组织学检查前列腺的增生组织有萎缩。己酸孕诺酮（gestonorone caproate）：Palanca等报告30例应用其肌内注射，200mg，每7天1次，2～3个月为一疗程，治疗后梗阻症状好转，78%病例残余尿量明显下降。其他抗雄性激素有醋酸氯地黄体酮、烯丙雌烯醇、异乙诺酮（oxendolone）等，特别是醋酸氯地黄体酮及己酸孕诺酮，不但使临床症状有改善，而且直肠超声检查前列腺有体积缩小和重量减低的客观依据。

5. 孕激素疗法　孕激素近年来应用较多，可抑制雄激素的细胞结合及核摄取，或抑制5α-还原酶而干扰双氢睾酮形成。黄体酮注射液20mg肌内注射，每日1～2次。大剂量甲羟孕酮片（provera）100mg口服，每日一次。还有16-己酸黄体酮、16-羟-19-去甲己酸黄体酮、甲地黄体酮、二甲脱氢黄体酮等。

除上述激素类药物外，治疗前列腺增生的性激素药物还有黄体生成素释放激素（LHRH），如亮丙瑞林（lopron），1mg每天皮下注射1次；雄激素受体拮抗剂，如缓退瘤（flutamide），为口服非甾体抗雄激素药，250mg每日三次；亮丙瑞林（enantone），为缓释长效微胶囊制剂，3.75mg肌内注射，每月一次；诺雷德（zoladex），为圆柱状制剂，3.6mg每月皮下注射一次。这些药物疗效较好，但不良反应较大，近一半患者有消化道症状、乳房增大和肝脏损害等，而且由于价格昂贵，不能广泛使用。

（三）α肾上腺素能受体阻滞剂

Khanna 等实验证实，α肾上腺素能受体兴奋剂可增加尿道关闭压，α肾上腺素能受体阻滞剂则降低尿道最大关闭压。还有报道α肾上腺素能受体阻滞剂除了能改善排尿情况外，也可改善尿频、尿急症状，膀胱测压可显示逼尿肌不稳定状况改善，尿道最大关闭压下降。据统计可以改善70%患者的症状。

这类常用的α肾上腺素能受体阻滞剂可分以下几种类型。

1. 非选择性α肾上腺素能受体阻滞剂（又称α_1、α_2受体阻滞剂）　前列腺增生症所产生的动力性梗阻与该处的平滑肌收缩有关，前列腺内除α_1受体外尚有α_2受体存在，α_1受体存在于前列腺基质内，α_2受体存在于前列腺包膜内，对于α_1受体和α_2受体均有作用的药物如下。

（1）酚苄明（phenoxy-benzamine）：即苯苄胺，可阻滞α_1和α_2肾上腺素能受体，口服有效，每天5～10mg，体内可积蓄7～10天，30%有头晕、低血压、心动过速、鼻塞和逆行射精或射精缺乏等不良反应。其中2/3的患者可耐受或调整剂量后可耐受。

（2）酚妥拉明（phentolamine）：又名苄胺唑啉（regitine），是对α_1、α_2受体均有效的阻滞剂，主要用于阻断急性尿潴留的早期发生，口服吸收不良，需大量稀释后缓慢静脉滴注，成人有效量为10mg，滴注时需监护血压、脉搏，快速滴注有一定危险，故使用有限。

（3）百里胺（thymoxamine）：即莫西赛利（moxisylyte），临床双盲试验证明其对前列腺增生患者有效，亦可用于雷诺病和肢端发绀症。

2. 选择性α_1肾上腺素能受体阻滞剂　经生理及药理学研究证明，前列腺内虽然存在α_1和α_2两种受体，但前列腺细胞主要发挥α_1受体的作用，且发现前列腺内α_1受体占98%，存在于前列腺基质内。因此在临床上用α_1受体阻滞剂治疗前列腺增生更有针对性，具有这类效用的药物有以下几种。

（1）哌唑嗪（prazosin）：即脉宁平，是一个应用较早、作用较明确的选择性α_1受体阻滞剂，临床应用可明显改善前列腺梗阻，缓解膀胱刺激症状的效果。为防止快速低血压反应，首次剂量0.5mg，如反应少可改为常规剂量1mg。

（2）麦角溴胭脂（nicergoline）：即尼麦角林，为α_1受体阻滞剂，对前列腺增生有效，且可改善脑循环和减低血小板凝集。用法：5mg，每日三次口服；2.5～5mg，1次肌内注射或静注。

（3）酮色林（ketanserin）：又称凯坦色林。一般将此药看作5-羟色胺受体的拮抗剂，但同样具有α_1肾上腺素能受体阻滞剂的良好作用。临床上对急性尿潴留患者有效，检查证明尿流率明显增加和尿道关闭压降低。剂量为20mg，每日两次口服。

（4）曲马唑嗪（trimazosin）：25～30mg，每日1～3次口服，现在较少用。

(5) 吲哚拉明（indoramin）：25mg，每日两次口服，最大剂量可达200mg/d。

(6) 阿夫唑嗪（alfazosin）：商品名为桑塔（xatral），是一个喹钠唑啉类衍生物，它是 α_1 肾上腺素能受体阻滞剂，能高选择性地阻断膀胱颈、前列腺包膜及其腺体和尿道等部位的 α_1 肾上腺素能受体，降低后尿道平滑肌张力，从而改善排尿梗阻症状及刺激症状，临床应用有效率为83.4%。用法：2.5mg，每日两次口服，可增至每日三次口服。不良反应发生率低，常见的有胃肠道症状及直立性低血压。

3. 选择性长效 α_1 肾上腺素能受体阻滞剂　为 α_1 肾上腺素能受体阻滞剂的缓释剂，具有缓慢释放的作用，维持药物作用时间较长，有以下几种药物。

(1) 特拉唑嗪（terazosin）：又称四喃唑嗪，商品名为高特灵，国内生产的商品名为马沙尼。其有松弛膀胱颈及前列腺平滑肌的作用，而不影响逼尿肌的功能，能迅速解除前列腺增生的梗阻症状。不良反应有直立性低血压，因此首次应从小剂量开始，以后逐渐增加，以求获得最大效应。用法：1mg，每晚1次，若无反应1周后可增加至2~4mg每晚1次，最大剂量为每日5~10mg。

(2) 多沙唑嗪（doxazosin）：0.5mg，每日服1次，根据情况1~2周后逐渐增加至2mg，每日服用1次。

4. 高选择性 α_{1A} 肾上腺素能受体阻滞剂　经研究表明人类前列腺内的 α_1 受体具有选择性，分为 α_{1A}、α_{1B} 及 α_{1C} 三种亚型。在前列腺基质平滑肌、前列腺包膜、膀胱颈部和近端尿道的 α_1 受体中约有90%以上为 α_{1A} 亚型受体。坦索罗辛是目前已知对这类亚型受体有效的药物，商品名为哈乐，它可以超选择性地阻断 α_{1A} 受体，是一种缓释剂，对前列腺增生的治疗更有专一性，能松弛前列腺、尿道、膀胱颈部的平滑肌，减轻膀胱颈出口处的梗阻而不影响膀胱逼尿肌的收缩，故可以迅速改善排尿障碍症状。有效率为85.1%，不良反应较小，仅为2.2%。用法：0.2mg，每日1次口服。

（四）抑制胆固醇类药

在前列腺增生的组织中，胆固醇含量明显增高，胆固醇及其代谢物等导致组织坏死，经内分泌刺激使组织再生而引起增生。

美帕曲星（mepartricin）是半合成聚烯抗霉菌药。它具有：①在肠肝循环中使雌激素和胆固醇结合，限制其重吸收，减少前列腺内胆固醇积存。②减少血浆雌激素水平，使基质刺激作用减少，继而使双氢睾酮活性、雌激素受体活性减少，因此起到对前列腺增生的治疗作用。用药方法：美帕曲星1片，每日三次口服；现有强力美帕曲星片，40mg，每天一次口服。

（五）植物类药

植物类药含有植物固醇，其药理机制可能是：①干扰腺体的前列腺素合成和代谢，产生抗感染效应。②降低性激素结合球蛋白浓度。③对增生细胞有直接细胞毒作用。④减少5α-

还原酶活性，减少双氢睾酮的生成。

临床上应用的植物类药有以下几种。

1. 前列平（pigenil） 为非洲刺李树皮提取的亲脂性物质，天然活性成分有植物甾醇、五环三萜、阿魏酸酯等。其药理作用系消肿、消炎，降低血胆固醇，抑制前列腺素合成，抑制睾酮在腺体内的活性。用量为50~100mg，每日两次，饭前服。

2. 伯泌松（permixon） 该药是从矮小的美洲棕榈中提取的n-乙烷类固醇提取物，其作用机制证明包括对体外及体内的5α-还原酶的Ⅰ型和Ⅱ型同工酶都有抑制作用，并可阻止前列腺细胞中双氢睾酮与细胞雄激素受体的结合。前列腺增生患者服用后可减缓前列腺重量的增加，改善排尿困难，减少排尿频率，减少尿后残尿量和增加尿流率。不良反应少，仅2%。服用量为160mg，每天两次口服。

3. 通尿灵（tadenan） 是从非洲臀果木（非洲的一种李属植物）树皮中提取的脂质甾醇复合物。许多研究已证实前列腺增生内生长因子失去平衡，b-FGF、TGF β及EGF水平较正常前列腺组织为高。b-FGF的表达增高诱发成纤维细胞增生。而动物实验中证实非洲臀果木对前列腺中由b-FGF所致的成纤维细胞增生产生明显的抑制作用，有抗增殖和特性。临床服用通尿灵后对前列腺有抗感染、消肿，降低毛细血管外渗功效，降低膀胱的兴奋性，提高收缩性的作用。明显改善泌尿前症状，减少残尿量，增加尿流率。用法：50mg，每天两次，饭前口服，6~8个月为一疗程。不良反应较少，约3%，大多为胃肠反应。

4. 保前列（cefasabal） 其主要成分是锯叶棕果、一枝黄花和七叶树种子的提取物。具有肾上腺素能的拮抗作用以及改善血管通透性和抗感染作用。用药方法：每次1~2片（每片0.25g），每天三次，口服。

5. 护前列（urgenin） 内含干锯叶棕和干子雏花叶的浸出物。能减轻前列腺充血、疼痛及膀胱刺激症状，用法：1~2片，每日两次，口服。

（六）花粉制剂

1. 舍尼通 舍尼通是由瑞典Phamacia Aller-gon AB公司生产的一种天然植物性药物。其主要成分为脂溶性EA-10和水溶性T-60（P-5），其作用机制系特异性阻断5α-双氢睾酮和前列腺雄激素受体结合，具有单一选择性，从而抑制了前列腺组织增生的上皮细胞和成纤维细胞的增殖。动物实验和临床应用表明其可收缩膀胱逼尿肌，增加膀胱内压，加强排尿力量，降低膀胱颈和尿道张力，提高尿流率，缓解临床症状。有效率达81.5%，无主观不良反应。用法：早晚各一次，每次1片，口服。（每片的药物含量为P-5 70mg和EA-10 4mg，其他非活性成分为微晶纤维素297.5mg，共计371.5mg）

2. 尿通 为复方制剂，各成分起协同作用，能引起结缔组织胶体状态生理化学变化，并且产生纤维变化和胶原蛋白硬化，从而对前列腺增生的排尿困难、尿频、尿急、尿潴留等症状有改善作用。用法：2粒，每日三次，饭后服。

3. 前列康　本药系由植物花粉制成的口服片剂，含有氨基酸、酶、维生素及微量元素等，对前列腺增生患者可改善症状，减少尿频、尿急、尿终滴沥及残余尿量。用法：建议3片，每日三次，口服，1个月为1个疗程，一般可服3~4个疗程。

（七）多烯大环内酯类

强力甲帕酶素（ipertrofan，益列康宁）是一种聚烯类的半合成衍生物，从金色链霉菌株培养基中分离而得，该药能有效地影响脂肪代谢，使胆固醇选择性地在肠道水平和一些甾体类激素结合形成不可逆的化合物，从而抑制肠肝循环中的吸收，减少前列腺腺泡内胆固醇、雌激素、雄激素的沉着量，改善前列腺增生症状，减少残余尿，提高最大尿流率。用法：每日1片（40mg），饭后服。60天为一疗程。

（八）5α-还原酶抑制剂

前列腺腺体是一个雄激素依赖性器官，它的成长、发育和功能的维持都需要睾丸提供足够水平的雄激素。若双侧睾丸切除，则前列腺发生萎缩，细胞凋亡。当给予足够的外源性睾酮后萎缩的前列腺又可恢复正常。而体内的睾酮需在5α-还原酶的作用下，才能转化为双氢睾酮，发挥出雄性激素对前列腺的作用，刺激前列腺增生。双氢睾酮也必须与雄激素受体结合后才能发挥出效应，5α-还原酶缺乏及雄激素受体突变均不能发生前列腺增生。现在知道人体内有两类5α-还原酶，5α-还原酶Ⅰ型存在于皮肤和肝脏中；5α-还原酶Ⅱ型则存在于附睾、前列腺及肝脏中。

1. 保列治（proscar）　美国默沙东公司研制的保列治是一种合成4-氮甾体化合物，为特异性强有力的Ⅱ型5α-还原酶抑制剂，能选择性地抑制5α-还原酶，阻止睾酮向双氢睾酮转化。临床研究药物能缩小前列腺体积，增加尿流率，改善排尿症状。服用剂量为每天5mg，一次口服，对前列腺体积超过40mL以上尤为适用。患者需长期服用，停药3个月后前列腺体积又可恢复至治疗前水平。不良反应较少，仅0.5%~1%，主要为消化道和生殖道症状。

2. 爱普列特（epristeride）　是国内开发的一种新型反竞争性5α-还原酶抑制剂，它可与5α-还原酶、NPDD形成不可逆三元复合物，从而抑制睾酮向双氢睾酮的转化。可以选择性抑制Ⅱ型5α-还原酶，达到治疗前列腺增生的目的。用法：5mg，每日两次，口服。

（九）前列腺内药物注射治疗

应用药物直接注射于前列腺增生组织内，经动物实验和临床观察有一定的疗效。注射药物：石炭酸9mL，冰醋酸9mL，甘油18mL，蒸馏水450mL。混合分装，每安瓿3mL，消毒备用。注射方法：左侧卧位，右腿弯曲，左腿伸直，会阴部局部麻醉后，一指进入肛门，摸到前列腺顶部，用腰椎穿刺针（20号）在麻醉处穿入直到前列腺腺体，注射药物时要回抽无血液或尿液，注射时稍有阻力。每5天注射一次，有尿潴留者要留置导尿。

并发症：轻度膀胱炎、尿道炎、附睾睾丸炎。

取得良好疗效的关键是注射部位准确，必须把"冰石甘液"注射到压迫尿道的增生腺体内，使腺体发生变性、坏死、缩小，而后尿道通畅。

（十）物理治疗

指采用各种物理的方法，使前列腺局部的水肿、充血缓解，组织萎缩，改善排尿症状。这种方法仍在不断发展和改进中，将来也许会成为治疗前列腺增生的有效方法之一。

1. 冷冻疗法　Soanes、Gonder 首先报道。应用制冷剂（液氮或笑气）将前列腺部降温至零下 169~190℃，使用特制的尿道探杆，其头部 4cm 处可降温，其余部分均为绝缘。将头部降温区对准前列腺部冷冻前列腺组织，使之严重脱水和细胞破裂。在 7 天后缩成海绵状坏死块，最后使整块腺体缩小。Green（1970）报道 40 例取得良好效果，他认为对一般情况不宜手术的患者有指征。优点：①损伤小。②可局部麻醉进行。③出血少。④操作时间短。⑤有出血倾向者亦可进行。国内在浙江、上海等地亦已开展此项治疗方法。

2. 温热疗法　采用多种不同的电源装置产生的热效应，作用在前列腺局部，使前列腺达到热凝固、坏死、切割、气化等治疗目的。治疗局部的温度必须高于体温。根据治疗的目的，一般分成三个不同温度段。

（1）腔内微波治疗：根据电磁频率分 2 450MHz 及 915MHz 两频微波治疗机。应用类似无线的气囊、导管，在尿道前列腺部的温度维持在 45~47℃ 1 小时，因这种治疗属于理疗范畴，仅使增生部位水肿、炎症改善，不能使腺体缩小，故远期效果不满意，仅适用于梗阻不严重的早期病例。

（2）腔内射频治疗：①治疗仪的电磁波频率为 0.2MHz，其加温方式与微波不同，治疗温度>70℃，治疗时间为 1 小时，在尿道前列腺部治疗后，尿道有坏死组织排出。B 超检查腺体缩小，尿道增宽，症状明显改善，有效率 80%，中叶增生效果不佳。②尿道针刺前列腺消融，是高温射频治疗前列腺增生的另一种方式，其尿道内电极改成针状，治疗时将针状电极刺入前列腺增生组织内，加温至 80℃ 以上，使该处组织凝固坏死，继而吸收、纤维化，最后使前列腺缩小达到治疗目的。

（3）激光治疗：激光是一种特殊的光波，用光纤维直接将光照向前列腺增生组织，局部温度可达 100~400℃，使增生组织迅速凝固、坏死气化、消融，从而解除机械性梗阻。目前多用 Nd/YAG 激光和 KTP/YAG 半导体激光光源。应用的光纤维以前为末端直接射出，1992 年后相继引进侧射式非接触式激光头和接触式激光头两种。①接触式激光头，一次接触仅气化 1~2mm 深度，较大的增生腺体完全气化需时较长是其缺点。②非接触式激光头，激光束呈 45°~90°侧向射出至增生腺体，不能与组织接触，否则激光头会被组织黏附、覆盖，影响照射效果。其照射深度可达 1cm 以上，范围也广。经验较少者不易掌握。③联合疗法，先以非接触式激光照射，再用接触式激光头气化，可达到治疗时间短、深度深又可立即排尿的效果。④滚轮式电极气化治疗，是经尿道电切除前列腺的改进术式，将原应用的祥状电极端改装成滚轮电极，治疗时在直视下将滚轮在增生腺体上前后滚动，由于应用功率高达300W左右，故组织立即被气化，而达到治疗目的。

（4）高能聚焦超声治疗：利用聚焦超声使增生腺体部加温达80℃而产生治疗效果。聚焦方式有两种。一种为阵列式，将压电晶体排成盘状，使超声能量聚焦在一起。另一种为通过声透镜聚焦，既有聚焦超声功能，又有探测腺体大小扫描功能。治疗时插入肛门，在电脑监控下加温治疗。

（十一）前列腺部支架治疗

前列腺增生首先引起膀胱流出道梗阻（bladder outflow obstruction，BOO）。造成的因素有机械性的也有动力性的。前列腺增大的腺体压迫尿道，排尿阻力增加。1980年Fabian首先用金属螺旋支架置入尿道治疗下尿路梗阻，这支架的缺点是尿液接触形成结壳现象及前后移动。迄今已有多种形式不同材料支架问世。可分为两类：①暂时性非上皮化支架，多数作者认为这种支架可用于不宜手术的高危患者，作为一种暂时治疗，可改善排尿症状。②永久性尿路上皮可覆盖支架，为一种新型的前列腺内螺旋支架，是由钛镍记忆合金编制成的网状圆筒状支架。它在冷水中呈压缩状态，在45℃左右的热水中可膨胀成原设计的直径大小。置入尿道后，大多数患者在1~2天后可自行排尿，但术后可出现尿急、尿频、会阴不适、血尿等，一般在8周内逐渐消失。约6个月后，网状支架大部分被黏膜覆盖。长期随访结果亦有一些并发症出现，如尿路上皮严重增殖反应、位置不佳、支架移动、感染、顽固性刺激症状以及前列腺尿道部的弯曲不规则、变形等，而使圆筒状支架不能紧密相贴形成"桥效应（bridge effect）"，甚至凝结物产生，最终不得不将支架重新取出。取出时需将支架表面的上皮用低电流电切镜切除，用活检钳取出支架。

（十二）气囊扩张术

为应用带有气囊的尿道探子、扩张器裂开前列腺联合部，扩张前列腺尿道部，降低尿道阻力，改善前列腺增生排尿症状的一种方法。一般气囊扩张时可达3~4个大气压（一个大气压=14.7psi）。扩张直径达25~30mm，即75~90Fr。导管在麻醉后放入，确定气囊位置，维持扩张10分钟。扩张后常见有出血和膀胱痉挛现象。Moseley报道77例，其中87%症状评分降低50%以上。气囊扩张术方法简便安全，住院时间短，适于高危不宜手术，腺体大小不超过40g的中叶增生，残余尿少于200mL，后尿道狭窄的患者。但疗效不能完全肯定，维持有效时间不长，然而不妨碍以后其他方法治疗。

（十三）急性尿潴留的处理

前列腺增生患者，65%有急性尿潴留症状，常突然产生，患者尿意窘迫，非常痛苦，必须设法立即解除。在解除急性尿潴留时，应将膀胱中的尿液逐步放出，切勿骤然排空，尤其并发尿毒症的病例，膀胱突然排空，可使血流动力学突然改变，发生大量肾出血、膀胱出血或膀胱周围出血，引发心力衰竭、休克，还可引起尿闭及电解质的不平衡。Parsons研究，在引流后 3 天内需注意电解质不平衡的变化，必要时需补充钾、钠、氯等电解质，在处理急性尿潴留的同时，还需予以镇痛和控制或预防感染。

解除急性尿潴留的方法有下列几种。

1. 耻区　会阴部热敷。
2. 针灸　取中极、膀胱俞、三焦俞、阴陵泉。
3. 导尿　在无菌操作下进行导尿。

弯头前列腺橡皮导尿管比普通导尿管容易放入。导尿管放入后，估计仍有发病可能者，应予以保留一个短时期。有的在放保留导尿管后，同时用雌激素治疗。王历耕报告 31 例中，有 10 例急性尿潴留患者，在应用保留导尿管的同时服用己烯雌酚，治疗 24~48 小时，拔除导尿管后能自行排尿。己烯雌酚的用量：第一天 20mg（每 6 小时 5mg），第 2~3 天 15mg（每 8 小时 5mg），第 4~5 天 10mg（每 6 小时 2.5mg），第 6~7 天 6mg（2mg，一日 3 次），第 8~30 天 3mg（1mg，一日 3 次）。

4. 药物治疗　Ende 报告 17 例前列腺增生并发急性尿潴留患者应用 Premarin 静脉注射治疗一个时期均得到痊愈，随访 1 年以上，16 例未复发。

有学者报告有急性尿潴留者，应用雄激素 25mg，每天肌内注射 1 次，持续 5~6 天或至能自动排尿为止。

5. 耻骨上膀胱穿刺　导尿管无法插入而又无其他方法解决急性尿潴留时，行耻骨上膀胱穿刺是一个暂时的急救办法。Castro 测定前列腺增生患者，在排尿时的膀胱内压高达 24kPa（180mmHg），急性尿潴留时的膀胱内压将更高。在穿刺抽出尿液后，尿潴留缓解，膀胱内压力减低，但梗阻并未解除。当尿液重新潴留于膀胱中，膀胱内压再次升高时，尿液可从穿刺针的径道渗出至耻骨后膀胱周围造成尿外渗，可引起蜂窝组织炎等急性感染。因此，膀胱穿刺后，应立刻考虑到解决再次尿潴留的办法，否则不宜进行耻骨上膀胱穿刺。

6. 膀胱造口术　前列腺增生致急性尿潴留，导尿管无法插入而又无前列腺摘除术的条件时，可进行膀胱造口术，以解决急性尿潴留。在行造口手术时，耻骨上切口不宜太低，不能太大，膀胱周围分离不要太广，以免切口周围、耻骨后间隙瘢痕粘连过广，造成以后前列腺摘除术的困难。但在切开膀胱后，应该用手指常规探查膀胱内颈部前列腺的情况以及有无凝结物等，对以后选择手术方法有所参考。现在有耻骨上穿刺造口术，方法较为简单。

7. 急症前列腺摘除术　对前列腺增生患者进行前列腺摘除术，一般都需要一定时期的准备。但现在由于抗感染等条件的改进，进行前列腺摘除的时期较以前可大大提前，甚至进行急症前列腺摘除手术。手术的适应证如下：①患者一般情况良好，无尿毒症及酸中毒的临床征象。②无严重的心血管及肺部疾病。③非蛋白氮在 50mg 以下。④CO_2 结合力在正常范围内。⑤进行膀胱切开探查时，静脉注射靛胭脂检查，两侧输尿管管口在 8 分钟内排出蓝色尿液。

（十四）手术治疗

1. **手术指征** ①前列腺增生有进行性排尿困难，非手术治疗未能取得疗效。②慢性尿潴留，残余尿量超过 60mL 以上，而采用其他治疗未能奏效者，现在有许多作者都采用尿流率测定、膀胱测压、尿道测压等膀胱功能检查决定手术与否，当逼尿肌处于代偿阶段，即应视为手术指征。③由于梗阻而诱发膀胱憩室或凝结物、肾及输尿管积水。④由于梗阻引起慢性或反复发作泌尿系感染。⑤前列腺增生伴有出血，尤其是量多而反复出血者。⑥急性尿潴留未能缓解者。

2. **术前准备** 因前列腺增生的患者都是老年患者，常有慢性病或隐匿性疾病存在。前列腺增生后的排尿困难、尿液潴留可使肾功能减退，诱发感染及心血管系统功能障碍，同时手术的创伤亦较大，容易发生并发症。因此，手术前必须做好准备，提高手术疗效，减少并发症，降低病死率。彻底引流尿液，一般引流 7 天左右均能使肾功能恢复到足以耐受手术的程度（血尿素氮、肌酐在正常范围内，酚红排泄 2 小时在 40% 以上）。有尿毒症、酸中毒、心肺疾病而短期不能耐受手术，要长期保留导尿管引流以求改善的患者，则要做双侧输精管结扎术，以防附睾炎。否则需做膀胱造口术，争取做二期前列腺摘除术。此外，要做尿培养菌落计数和药物敏感度，在彻底引流的基础上加强使用抗生素，一般均可基本控制感染。不少病例还可得到心血管系统的改善，使血压下降至正常。还需做出凝血时间的测定，用于术中或术后发生出血时做治疗的参考。

3. **手术方式** 目前普遍采用的有四种：①耻骨上前列腺摘除术。②耻骨后前列腺摘除术。③经会阴前列腺摘除术。④经尿道前列腺电切术。

由于前列腺增生后产生不同的病理变化，各种前列腺摘除手术方法也有它各自的特点，因此不能用单一的手术方法解决所有的前列腺增生病例。现将各种手术的优缺点简述如下：

（1）耻骨上前列腺摘除术：耻骨上经膀胱摘除前列腺为 1887 年 Pachard 首先采用。此法适用于绝大多数前列腺增生病例，尤其对腺体很大、向膀胱内突出者最为适用。若膀胱内并发凝结物或有其他病变（如肿瘤等）则更为合适，因为在摘除前列腺的同时可处理膀胱内的其他病变。但手术的创伤大，前列腺窝内出血不易完全控制，还需要做膀胱造瘘术，故恢复时间较长。

手术注意点：①前列腺摘除后，膀胱颈部后唇要常规做楔形切除，使膀胱三角与尿道内口间无门槛状分隔，同时还应注意输尿管间嵴有无肥厚，若有则应做楔形切除。②前列腺摘除后，在前列腺窝边缘 5 点、7 点两处常规缝扎止血，要注意防止缝扎到输尿管开口，尤其是前列腺比较大，前列腺摘除后膀胱颈部比较宽，输尿管开口很接近边缘容易缝扎损伤。③前列腺窝的止血问题，前列腺摘除后，窝内应用热盐水纱布压迫止血 5~10 分钟或更长。若再有出血点，可用可吸收线缝扎止血。前列腺窝内再用双腔气囊导尿管牵引压迫止血。Oddo 还改进成葫芦形气囊导尿管，可以同时压迫前列腺窝和膀胱颈部，可减轻双腔气囊导尿管需要牵引的痛苦。有些学者认为前列腺摘除后，前列腺窝会自动收缩而出血自止，因此改用缝合主血的方法，使前列腺窝与膀胱暂时分开，渗血不致回流入膀胱内。Hrymtschah 用肠线"8"字缝合止血，并横位缝合前列腺窝，仅能通过留置导管。Pena 改用双整气囊导尿管在膀胱颈部用 Perl 伽线做荷包缝合，导尿管头位于荷包中，露在膀胱内，Perlon 线在伤口外结扎，3天后放松，共46例，效果良好。其中2例在放松后有大出血，重新拉紧荷包缝线后又止血，效果良好。④耻骨上膀胱造口问题，耻骨上膀胱切开后，一般均需做膀胱造口，由于近几年来操作技术的不断提高，一期缝合膀胱可取得很好的效果。但在技术不熟练，止血不满意，术前有感染，有残余尿时间长而估计膀胱逼尿肌的张力比较差的病例中，则仍以安置耻骨上膀胱造瘘管较为安全。为了保证膀胱切口愈合良好，减少感染和漏尿的机会，可将膀胱切口全部缝合，在膀胱切口的侧壁上另做小切口以安置导管，引流膀胱。⑤术后冲洗，手术后进行膀胱冲洗，膀胱血块堵塞非常重要。采用封闭式连续滴注冲洗。冲洗液从导尿管进，膀胱造瘘管出。根据渗血的程度，调整连续冲洗的速度。⑥双侧输精管结扎术，为预防术后的附睾炎，可常规行双侧输精管结扎术。

（2）耻骨后前列腺摘除术：对此手术 Von、Stockum、Jacobs 等在1909年、1912年、1923年、1933年已有报道。当时由于止血困难、易于感染等因素未能推广，直到1945年，Millin 在止血和感染问题基本得到解决后才被很快采用。该手术的特点：①可在直视下操作，摘除腺体，不损伤膀胱。②前列腺窝止血简单可靠。③术后形成尿瘘的机会少。④术后护理方便，治疗日程缩短。⑤手术对中等大小的前列腺最为合适，较大或较小的腺体操作比较困难，尤其在体型过胖的患者中显露不佳。⑥耻骨后静脉丛分布不规则，容易损伤出血，且止血困难，尤其是耻骨后有粘连者不适宜进行此项手术。⑦前列腺虽中等增生，但并发前列腺炎、膀胱炎或有膀胱内病变如凝结物，皆不能采用此项手术。⑧术后可能出现耻骨炎、尿道狭窄和术后出血等并发症。

为了克服上述的某些缺点，一些学者对此手术创造了许多改良方法：Dettmar 改用肠线连续缝合膀胱颈部黏膜，把导尿管挤压在最低位，可使止血更趋完善。Ward、Hand 和 Bouepue 等改用了前列腺包膜膀胱颈部联合纵向切口，可充分暴露前列腺腺体和完全止血。Leadbetter 又改进了手术方法，在前列腺包膜上做2cm纵切口，以后斜向膀胱前壁延长切口如"7"。术中如发现膀胱内口有狭窄，则在前列腺与膀胱交界处的切口向膀胱前壁再做对称的切开如"Y"。在缝合切口时可做"V"形缝合，可使尿道内口、膀胱颈部扩大，以利排尿。另有保留尿道的耻骨后前列腺摘除术，手术的显露前列腺和包膜与 Millin 手术相同，找到包膜和腺瘤的分离平面，侧叶游离后，用剪刀在腺体与尿道间做钝性分离，避免损伤尿道，切除腺体。若误伤尿道壁，应予修补。

（3）经会阴前列腺摘除术：Guthrie 在1834年首次报道由会阴正中途径摘除前列腺。1903年 Young 改进了会阴部切口，描述了局部解剖关系、保护器官损伤的要点，同时还改进了手术器械等措施，并报告了 128 例术后无死亡，因此有人把 Young 作为此项手术的创始人。但此手术比较复杂，容易损伤尿道括约肌和直肠，形成尿道直肠瘘、会阴直肠瘘和尿失禁，同时还因为会阴部的创伤而可引起阳痿，因此选用此手术较少。但对某些前列腺癌患者，则需行经会阴前列腺根治手术。

（4）经尿道前列腺切除术：100 多年前就有人应用尿道刀、尿道钻孔器等将梗阻的前列腺切除。但是直到 Mac Calthy 将膀胱镜和电极圈连合在一起制成手术膀胱镜后，才能在直视下切除增生的前列腺。经过数十年的经验总结，虽然少数作者如 Nesbit 认为可以将增生的前列腺彻底切除，但多数认为此手术为姑息性手术，仅能将前列腺的增生部分切除，暂时解决尿道梗阻，解决排尿困难，增生复发的机会较多。但现在由于电切镜的不断改进，电切技术的不断熟练，已能将前列腺全部切除，直到前列腺外科包膜之内。目前国外采用此项手术较为广泛，国内也有许多医院有此器械。由于术中需用大量水冲洗，可能使液体进入血液，引起稀释性低钠、休克或溶血性反应及肾衰竭等危险，因而明确病例的手术适应证极为重要。

一般国外报告的手术适应证为：①阻塞在后尿道的尿道内型前列腺增生，估计前列腺腺体重量不超过 50g，手术能在 1 小时内完成者。②前列腺纤维病变，正中嵴。③前列腺切除后有部分前列腺组织残留而有梗阻者。④高年而一般情况不良，不能做彻底前列腺切除手术者。

除上述四种手术外，还有采取其他途径进行前列腺切除手术，如骶骨旁前列腺切除手术。手术有一定的复杂性与困难，故仅在对此手术有一定熟练程度的医师和少数特殊的病例中才采用，而不能广泛用于一般患者。Shafik 报道经耻骨下前列腺切除术，在耻骨区阴茎根部切断阴茎悬韧带及尿生殖膈，在耻骨下后方将前列腺包膜横向切开摘除前列腺，共做 42 例，术后无继发性出血、狭窄及尿失禁。

综合上述各种手术，一般学者认为耻骨上及耻骨后前列腺切除术较为实用，基本上可以解决各种类型的前列腺增生，机动性较大，患者遇到危急情况时可作膀胱造口，暂时解决排尿问题。若发现有肿瘤，也可扩大手术范围。并发症也并不比其他手术途径为多。

国内外介绍了一些其他的处理前列腺增生的方法。如 Shafik 报告从耻骨后纵向切开前列腺包膜及其下的前列腺组织，使后尿道黏膜向外膨出，治疗前列腺增生取得良好效果。此法手术简单，并发症少，即使全身情况较差，并发心脏、血管疾患和肺、肾疾患，亦能承受此项手术。作者报告 8 例，治疗显效率达 91%。国内亦有同样报告，均得到很好效果，显效率达 89%，故有一定的优越性。

4. 前列腺增生手术的常见并发症及其防治

（1）出血：前列腺手术的止血不像一般外科手术那样彻底，术后较易出血，因此许多学者采用各种止血方法以求达到完全止血。可以采用的止血措施有下列几种：①前列腺窝热盐水纱布条填塞压迫。②双腔或三腔气囊导管（Foley 导管）前列腺窝压迫。③膀胱颈部及前列腺窝肠线缝扎止血。④前列腺窝内局部用药（如肾上腺素、神经垂体素等）。⑤前列腺部局部降温。⑥控制性低血压。⑦髂内动脉结扎。⑧全身止血药的应用。⑨前列腺窝内止血药局部应用（如吸收性明胶海绵、复方铝溶液等）。

（2）感染：前列腺切除手术后的感染可有三方面。①泌尿道感染。②生殖道感染。③耻骨感染。在预防及处理方面需严格掌握无菌操作，减少不必要的检查，合理使用导管，密封冲洗引流系统以及局部和全身应用抗菌消炎药物，术中操作轻巧，常规进行双侧输精管结扎术等，可以减少和预防附睾炎的发生。

（3）尿失禁：在各种前列腺手术方法中都可发生。但是在耻骨后前列腺切除手术中较少发生。主要由外括约肌和神经的损伤引起。为了避免损伤外括约肌，手术应轻巧，前列腺分离后与尿道连着时，要用剪刀在尽量靠近前列腺处剪断。万一发生，可采用会阴部尿道括约肌修补术。

（4）尿瘘：发生原因为手术时损伤直肠，手术时膀胱颈部未做楔形切除或不完全的前列腺切除，造成膀胱颈部梗阻，以致膀胱与腹壁、会阴或直肠形成瘘管。因此，手术时要注意保护尿道与直肠，前列腺切除后要检查是否完整，膀胱颈后唇有无门槛状梗阻，前列腺窝内有无活瓣状组织。若有上述情况，要及时切除，以免术后造成尿瘘。

（5）尿道狭窄：耻骨后前列腺切除术者较多见，耻骨上前列腺切除术最少见。狭窄部位有舟状窝、尿道口、前尿道和球部、膜部尿道。主要是留置导尿管较粗，尿道周围有炎症所致。预防方法为放置较软细的导管，时间要短。发生狭窄后的处理为尿道扩张或经尿道做狭窄部电切。

（6）性功能影响：经会阴前列腺切除术对性功能的影响最多。一般统计 49.7% 性功能无变化；46.2% 性功能有影响，且多数不能恢复；4.1% 有性功能增强。对性功能的影响可能与患者年龄有关。

（申江伟）

第四节　前列腺癌

前列腺癌发病率呈明显的地理和种族差异，如加勒比海及斯堪的纳维亚地区最高，东亚地区最低，相差百倍以上。在美国，前列腺癌是男性发病率最高的恶性肿瘤，尤其是非裔美国人。亚洲前列腺癌发病率远低于欧美国家，但是近年来呈上升趋势，且增长速度已超过欧美发达国家。

一、病因和发病机制

（一）病因

前列腺癌流行病学研究表明，年龄是最明显的危险因子，随着年龄增长，前列腺癌发病率也明显升高。另一个重要危险因子是遗传,如果一个直系亲属(兄弟或父亲)患前列腺癌,其本人患前列腺癌的危险性会增加 1 倍;两个或两个以上直系亲属患前列腺癌,相对危险性增至 5~11 倍;有前列腺癌家族史的人比无家族史的患病年龄要提早 6~7 年。

慢性炎症引起细胞的过度增殖来修复损伤的组织,容易导致前列腺癌的发生。有组织病理学和临床流行病学的证据显示,慢性炎症在前列腺癌的发生发展中起着一定的作用。为了支持这一观点,已经有研究显示非甾体消炎药可以降低前列腺癌的发生风险。

日本男性前列腺癌发生率是北美男性的 1/30,可是北美的日本移民生活 1~2 代后,其后裔的前列腺癌死亡率达到当地居民的 1/2。这表明,饮食和环境因素在前列腺癌发展中也起重要作用。重要的危险因素包括高动物脂肪饮食、红色肉类的消耗量、肥胖、吸烟量、白酒饮用量和低植物摄入量等。大豆及豆制品、绿茶、番茄、红葡萄酒等有可能降低前列腺癌发病率。前列腺癌与机体内维生素 E、维生素 D、胡萝卜素、硒等水平低下关系密切,而与总蛋白质、糖类、镁、锌、铁、铜等无相关性。这些危险因素并不能确定为存在因果关系的病因。不过,重视这些危险因素,在降低前列腺癌的发生率上还是有一定的效果。

前列腺癌发病危险因子还包括性活动和职业等社会因素。性活动方面:首次遗精年龄越小,危险性越大;有手淫习惯者危险性较高;再婚者危险性最高;性传播疾病,尤其是淋病,可增加前列腺癌的危险性 2~3 倍等。性行为活跃者,体内有较高的睾酮水平,或许促进了前列腺癌的发展。输精管结扎术与前列腺癌之间的关系仍有争议。职业方面:如农民和从事镉职业的工人等,患前列腺癌的机会大。

遗传因素决定了临床前列腺癌的发生发展,外源性因素可能影响潜伏型前列腺癌发展至临床型前列腺癌的进程。外源性因素只是危险性因子,具体作用仍是未来前列腺癌流行病学研究的重点。

(二) 发病机制

前列腺癌是遗传易感性肿瘤。近几年围绕前列腺癌的发病机制开展了大量富有成效的研究。

1. 前列腺癌形成的分子机制

(1) 前列腺癌的遗传易感性:遗传流行病学研究发现,约 42% 的前列腺癌患者存在遗传易感背景,虽然未表现出癌遗传综合征。前列腺癌的遗传性可能由某个常染色体显性遗传的等位基因来控制,如 CYP 基因。目前有两个比较认可的前列腺癌易患基因:①位于 17p12 上的 HPC2/ELAC2 基因,是金属依赖性的水解酶,参与 DNA 链内交联的修复和 mRNA 的编辑,其多态性或许增加了患前列腺癌的风险。②位于 8p22 上的巨噬细胞杀伤受体-1 基因(MSR1),在遗传性前列腺癌患者中经常会发生缺失,而且参与前列腺癌变。③HOXB13 和 BRCA 这两个基本也可明显增加个体发病的风险,其中 BRCA 基因常常伴随着更差的临床特征。

(2) 体细胞遗传变异

1) 染色体变异：前列腺癌基因变异有两大特点：一是抑癌基因某些片段的缺失多于扩增，如染色体区域6q、8p、10q、13q、16q和18q；二是染色体的缺损多见于前列腺癌形成的早期阶段，而其扩增更多见于激素难治性前列腺癌中，如染色体区域7p/q、8q和Xq以扩增更多见，说明癌基因的激活参与前列腺癌晚期的间变。前列腺癌最常见的染色体缺损区域是8p和13q。

2) 前列腺癌的相关基因：前列腺癌的发病风险与单核苷酸多态性（SNP）相关，GWAS已发现50余个与前列腺癌风险相关的SNP，其中9q31.2（rs817826）和19q13.4（rs103294）这两个SNP与中国人前列腺癌相关，也证实了中国人群与欧美人群前列腺癌遗传易感性的差异。目前国际上发现的与前列腺癌发病进展等相关的SNP主要有rs17160911、rs12621278、rs10090154、rs16901979、rs6983267、rs6497287、rs1571801、rs2735839和rs266849等。

2. 前列腺癌细胞生物学行为　前列腺癌细胞的生物学行为（包括黏附、转移、浸润、间变等）不仅取决于遗传基因，还依赖于由细胞因子和不同细胞组成的微环境。

前列腺细胞内信号传导决定了细胞增殖、分化和凋亡基因的表达水平等。信号传导通路异常将促进前列腺癌细胞的恶性变，主要通路是受体酪氨酸激酶（RTKs）信号和磷酸肌醇-3-激酶（PI3K）/Akt信号，前者参与前列腺癌细胞的增殖，并抑制凋亡，后者在激素难治性前列腺癌中更活跃。

鼠双微基因2（MDM2）位于12q13、12q14上，在多种肿瘤中表现为突变或扩增。MDM2作为一种锌指蛋白，能够结合P53蛋白并使P53的转录调节功能失活，而且还可以不依赖P53途径发挥作用，如下调E2F转录因子1（E2F1），参与前列腺癌放疗后局部复发、远处转移。MDM2过表达可作为前列腺癌预后的预测因素。前列腺癌MDM2过表达患者，5年远处转移率为20.1%，总死亡率仅为28.3%。

3. 去势抵抗性前列腺癌的形成　去势抵抗性前列腺癌的形成机制非常复杂，涉及肿瘤异质性、AR变异、自分泌/旁分泌环形成及癌基因与抑癌基因改变4个方面。

目前认为，去势抵抗性前列腺癌的出现是因为组织中激素敏感的癌细胞组织被大量不依靠雄激素生长的前列腺肿瘤干细胞和（或）神经内分泌细胞所取代。长期抗雄激素治疗的前列腺癌患者，前列腺组织中嗜铬粒蛋白（Cg）A表达明显增多，此时内分泌治疗无效，而且病情呈进展性。因此，NE细胞的大量增多预示去势抵抗性前列腺癌的出现。

二、病理和分期

尸检发现，病理型前列腺癌在50岁男性中的发病率为10%，80岁则高达80%。病理学诊断包括定性、分级和分期，有助于治疗方案的制定和准确的预后。

(一) 癌前病变

前列腺主要有两类公认的癌前病变，即前列腺上皮内瘤和不典型腺瘤样增生，前者病理学特点为细胞异型性，后者为细胞不典型生长而无细胞异型性。

1. 前列腺上皮内瘤　前列腺上皮内瘤 (PIN)，也称导管内异型增生或大腺泡异型增生，病理学特点为前列腺导管、小管、腺泡的上皮细胞异常增生。PIN 分为两级：低分级 (LPIN) 和高分级 (HPIN)。HPIN 是癌前病变，而 LPIN 与癌无明显关系，一般无须做出病理诊断。因此，临床上通常将 HPIN 直接称为 PIN。

PIN 常见于 40 岁以上男性，好发于前列腺外周带，病变呈多灶性，发病率随年龄的增长而增加。PIN 形态学特点：①细胞数目明显增多，核呈假复层，核染色质增多，胞核增大，形状不一，空泡化，细胞被核塞满。②核仁大于 1μm。③基底细胞层有中断。不同形态的 PIN 与将来发展为前列腺癌的类型无相关性，也无判断预后价值。PIN 与前列腺癌形态学不同之处在于，PIN 有完整或至少不连续的基底细胞层，而前列腺癌丧失了整个基底细胞层。

PIN 与前列腺癌的关系密切，发病机制相似。在正常前列腺穿刺标本中，PIN 检出率仅为 0.15%~16.5%；而在前列腺癌标本中，86% 发现伴有 PIN，其中 64.5% 的 PIN 呈多灶性，且 63% 的病灶位于外周带。

血清 PSA 对 PIN 的诊断价值还不确定。单纯 PIN 并不会引起血清 PSA 升高，如果 PIN 患者血清 PSA 水平升高，提示合并前列腺癌。因此，PIN 患者血清 PSA 值持续升高，或高于 10ng/mL 时，应高度怀疑前列腺癌的存在，首次前列腺穿刺活检至少 10 点；如果穿刺结果阴性，则需要进行重复活检，以免遗漏。

2. 非典型腺瘤样增生　前列腺非典型腺瘤样增生 (AAH) 是一类伴有新腺体形成的良性前列腺上皮增生性病变，又称不典型小腺泡增生或腺病。AAH 常伴发于 BPH，容易与高分化前列腺腺癌或小腺泡型前列腺癌混淆。AAH 结构上类似癌，但细胞形态呈增生样，无明显癌浸润现象和癌性腺泡，而且有不完整节段性基底细胞。

AAH 多位于移行区和尖部。前列腺穿刺活检标本中较少见，仅为 2.5%。AAH 与前列腺癌的关系尚未完全被确认。有报道，前列腺癌患者伴 AAH 者多于无癌患者，而且高级别 AAH 中 80% 以上合并前列腺癌。所以，AAH 可以当作前列腺癌的癌前病变来对待。

AHH 的病理学诊断标准为一群密集的小腺泡，衬以单层分泌上皮，无核异型又无核仁的细胞呈小腺体样增生。其组织学病理特征为：①病变区增生的腺体小，常呈簇状、局灶片状或境界较清楚的结节状病灶，少数显示浸润现象，腺体排列紧密，多为小腺体或大小腺体混合。②新生的腺体内衬分泌上皮呈立方形或柱状。③腺体呈圆形、卵圆形或长形，腺体间可见少量间质，偶见腺体背靠背现象。④增生腺体细胞分化成熟，胞质丰富较透明，核仁不清或有小核仁。⑤管腔内有时出现淡嗜伊红性分泌物，个别出现晶状体。⑥可有基底细胞或不连续节段存在，细胞角蛋白呈节段性阳性。

(二) 前列腺癌的病理诊断

前列腺癌中,95%以上为腺泡上皮来源的腺癌,好发部位依次为外周带75%,移行带20%和中央带5%。腺癌中85%呈多中心性,可能是前列腺内部转移的缘故,以外周区多见。

前列腺癌组织学诊断基于两个标准:低倍显微镜下组织结构的改变和高倍显微镜下细胞改变。其特征如下:①腺体结构改变,腺泡双层结构消失,只见一层分泌型肿瘤性上皮细胞;腺腔内乳头或锯齿状结构消失,代之为排列紧密的小腺泡,有的腺泡周围间质很少,呈"背靠背";腺泡共壁或筛状,分化低时可呈实性巢状、梁状、条索状结构;基底细胞层缺失,消失范围一般认为必须多于3个连续腺泡,因正常前列腺中少数腺泡也可以没有基底细胞,因而基底细胞的存在与否是鉴别癌与其他良性病变的重要特征之一。②细胞间变,核增大,染色质靠边、凝集,核膜清晰;核仁明显增大,尤其是出现直径大于1.2μm的核仁,或出现2~3个偏位的大核仁,则更有诊断价值。③浸润,腺泡旁有单个或成簇细胞向腺泡外伸出,并脱离腺泡散落在间质中,前列腺周围组织的浸润表现为神经组织和纤维脂肪组织中出现肿瘤性腺泡或细胞团,提示为晚期癌,可作为一个重要的预后指标。其他一些病理学变化,如腺癌腺腔内的酸性黏液、类结晶和胶原性小结等,虽然非诊断性,但对前列腺癌的鉴别诊断有一定的参考价值。当光镜下不足以做出前列腺癌诊断时,免疫组织化学检查可以协助明确诊断。

(三) 分级

前列腺癌的病理分级目前较常用的方法有Broders分级、Anderson分级、Mostofi分级、Gleason分级等。WHO建议使用Mostofi分级,因为该方法较为简单;而临床上更多使用Gleason分级,在判断患者预后及疗效上更准确。

1. Gleason分级 是根据腺体分化的程度及肿瘤在间质中的生长方式作为分级的标准,以此来评价肿瘤的恶性程度。因其重复性强,形态操作简单,不费时,目前在国内外被广泛应用于临床。前列腺癌组织分为主要分级区和次要分级区,甚至还有第3、4分级区,每区的Gleason分值为1~5,Gleason评分是把主要分级区和次要分级区的Gleason分值相加,形成癌组织分级常数。Gleason分级标准见表6-1和图6-3。

表6-1 前列腺癌Gleason分级标准

级别	肿瘤边界	腺体结构	腺体排列	浸润
1级	清	单个、分散、圆形或卵圆形、规则	密、背靠背	少见
2级	欠清	同上但稍不规则	分散	可见
3级	不清	形状大小不一,含筛状或乳头状改变	更分散,成团块边缘整齐	明显
4级	重度不清	小且融合,排列成条索状	融合成不规则团块	极明显
5级	重度不清或团块	少有腺体形成,有小细胞或印戒细胞,包括粉刺癌	排列成实性片状或团块状,中心坏死	极明显

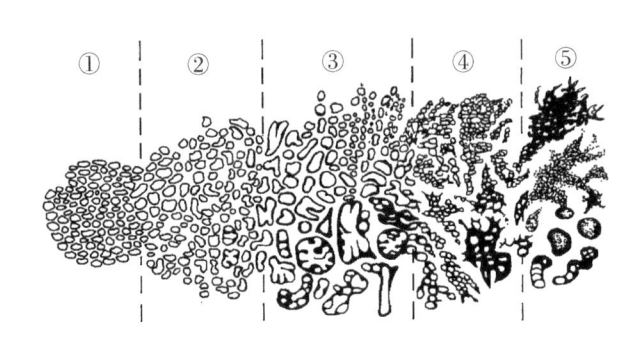

图 6-3 Gleason 分级

(1) Gleason 组织类型分级

1) Gleason 1 级：极为罕见。腺体大小均匀一致，排列紧密，互相挤压，背靠背，细胞分化良好，膨胀型生长，几乎不侵犯基质，肿瘤多呈圆形，边界清楚。一些病理学家称 1 级癌为"小区性腺病"。

2) Gleason 2 级：很少见。多发生在前列腺移行区，癌腺泡被基质分开，呈简单圆形，腺体大小不一，不规则，腺体排列较疏散，有较多不典型的单个细胞，可见浸润现象。

3) Gleason 3 级：最常见，多发生在前列腺外周区，腺体的体积和形态明显不规则，且向周围间质浸润，肿瘤边缘尚整齐，构成乳头状或筛状肿瘤，胞质多呈碱性染色。

4) Gleason 4 级：分化差，腺体不规则融合在一起，形成微小腺泡型、筛状或乳头型，肿瘤边缘破坏及浸润，腺体小但排列紧密，核仁大而红，胞质可为碱性或灰色反应。

5) Gleason 5 级：极度分化不良，肿瘤边缘全被破坏，肿瘤呈实性或中心坏死的筛状肿瘤，偶尔有分散的腺腔形成。癌细胞核大，核仁大而红，胞质染色可有变化。

(2) Gleason 分级的组织学计分

1) 计分标准：前列腺癌细胞呈多型性，可以在一个癌内有 2 个以上级别。Gleason 按腺体分化程度分为 5 级，1 级为分化最好，5 级分化最差；同时取主要的和次要的两种生长方式，分别进行评分。然后将两者得分相加，即为 Gleason 评分。分化最好者为 2（1+1）分；分化最差者为 10（5+5）分；所以 Gleason 系统是两方面、五分级、十分计的分级法。上述的主要的和次要的生长方式一般以所占面积而定，占面积大者为主要生长方式，占面积次大者为次要生长方式，但次要生长方式必须占肿瘤面积的 5% 以上，少于此比例则不计。

2) 评分方法：如果只有单一级别，或另一级别所占肿瘤面积小于 5%，则主要的和次要的为同一级别。若最低级别所占面积小于整个肿瘤的 5%，则该级别忽略不计。若各级所占面积均超过 5%，则只计最低级和最高级。若最高级所占面积大于 5%，而其他某一级别所占比例最大，则将比例最大者计为主要的，最高级为次要的。若最高级所占面积小于 5%，而其他两级别所占比例较大，则删去最高级。若级别不连续，如 1、3、5，则记录分级最高的两种。组织有微小变形或炎症变异或挤压变形均忽略不计。

（3）注意事项

1）Gleason 总分一致时，如 Gleason 评分为 7 分时，可由 4+3、3+4 等不同组成，且两者预后可能有差别。

2）前列腺穿刺活检标本与根治性切除术标本 Gleason 评分往往有差别，两者符合率为 36%，高估率为 18%，而低估率则达 46%。两种标本的 Gleason 评分差异主要原因是前列腺癌组织结构的生物学多样性和组织形态特征。不仅在同一病例的不同部位有不同结构的癌组织同时存在，而且同一部位相邻的腺体可以有不同结构的不同级别的癌组织存在。因此，活检时遗漏某些结构的癌组织是不可避免的。

另外，低级别癌由于生长缓慢，其在整个癌组织中所占比例越来越小；而高级别癌侵袭生长快，其所占比例则越来越大。因此，在中高分化前列腺癌的评分时，结合穿刺阳性针数的比例能有效筛选精囊侵犯的危险病例；对于穿刺标本 Gleason 评分<4 的病例，尤其是穿刺阳性针数少的病例，一方面可以重复活检阳性针数周围的组织；另一方面，为了避免 Gleason 评分只根据组织结构不考虑瘤细胞的异型性的不足之处，可兼用 WHO 分级。

2. Gleason 分级分组　2014 年国际泌尿病理协会（ISUP）前列腺癌 Gleason 分级会议制订了前列腺癌 Gleason 分级分组标准（表 6-2）。

表 6-2　国际泌尿病理协会 2014 Gleason 分级分组

Gleason 评分	分级分组
1	2~6
2	7（3+4）
3	7（4+3）
4	8（4+4）或（3+5）或（5+3）
5	9~10

（四）前列腺癌分期

目前有 4 种不同的前列腺癌病理分期系统在临床上应用，分别为 ABCD 系统、TNM 系统、OSCC 系统和超声分期系统，其中 TNM 应用最多。病理分期是以临床分期为基础的，其表达形式为 pT_{1a} 等。

2016 年国际抗癌协会（UICC）对 TNM 分期做了新的规定（表 6-3）。

表 6-3　前列腺癌 TNM 分期（UICC，2016 年）

TNM 分期	标准
T	是指原发肿瘤的有无
T_x	原发肿瘤不能评估
T_0	没有原发肿瘤的证据
T_1	不能被扪及和影像发现的临床隐匿肿瘤

续 表

TNM 分期	标准
T_{1a}	偶发肿瘤体积≤所切除组织体积的5%
T_{1b}	偶发肿瘤体积>所切除组织体积的5%
T_{1c}	穿刺活检发现的肿瘤（如由于PSA升高）
T_2	肿瘤局限在前列腺内
T_{2a}	肿瘤限于单叶的1/2（≤1/2）
T_{2b}	肿瘤侵犯超过单叶的1/2，但限于该单叶
T_{2c}	肿瘤侵犯前列腺的两叶
T_3	肿瘤突破前列腺包膜
T_{3a}	肿瘤侵犯包膜外（单侧或双侧）（包括显微镜下侵犯膀胱颈）
T_{3b}	肿瘤侵犯精囊
T_4	肿瘤固定或侵犯除精囊外的其他临近组织结构，如尿道外括约肌、直肠、肛提肌和（或）盆壁
N	是指有无淋巴结转移
N_x	区域淋巴结不能评估
N_0	无区域淋巴结转移
N_1	区域淋巴结转移
M	是指有无远处转移
M_x	不能评价是否有远处转移
M_0	无远处转移
M_1	远处转移
M_{1a}	有区域淋巴结以外的淋巴结转移
M_{1b}	骨转移
M_{1c}	其他器官组织转移

（五）前列腺癌危险因素分析

根据血清PSA、Gleason评分和临床分期将前列腺癌分为低、中、高危3类，以便指导治疗和判断预后（表6-4）。

表6-4 前列腺癌低、中、高危评价标准

	低危	中危	高危
PSA（ng/mL）	<10	10~20	>20
Gleason评分	≤6	7	≥8
临床分期	≤T_{2a}	T_{2b}	≥T_{2c}

三、临床表现

早期前列腺癌的临床症状多呈隐匿性，一部分患者甚至是在接受前列腺电切术或开放手术中才被发现。许多患者是在体检时经直肠指检发现前列腺硬结或质地硬，或常规行血清PSA检查时发现异常升高而进一步就诊的。前列腺癌的临床表现和良性前列腺增生症类似，以排尿障碍为主，但症状进展较快；晚期则以局部浸润或远处转移症状为主。

（一）排尿功能障碍症状

前列腺癌患者的排尿功能障碍一般呈渐进性或短时期内迅速加重，表现为尿频、排尿费力、尿线变细、排尿不尽感、夜尿增多、排尿困难、充盈性尿失禁，甚至反复尿潴留。起源于外周带前列腺癌对后尿道管腔压迫较少且较晚，因此排尿障碍的症状不易察觉；而来自尿道周围腺体的前列腺癌患者可早期出现下尿路梗阻症状。当外周带前列腺癌患者出现排尿障碍时，预示前列腺癌已发展至晚期。

外周带起源的前列腺癌易侵犯膀胱直肠间隙的组织器官，如精囊、输精管、膀胱颈及输尿管下端。前列腺癌患者的血尿发生率虽然仅为15%，但有时可以引起严重的肉眼血尿，易与膀胱癌混淆。可能原因是梗阻致膀胱颈部或后尿道表面血管丰富且易破损，或肿瘤侵犯膀胱三角区和前列腺尿道部所致。

老年人突然出现血精时应考虑前列腺癌的可能性。前列腺内膜样癌可以在疾病早期出现血精。如肿瘤侵犯并压迫输精管会引起患者腰痛及患侧睾丸疼痛，部分患者还诉说射精痛。癌灶突破包膜侵犯阴茎海绵体的盆腔神经丛的分支时，可出现会阴部疼痛及勃起功能障碍等症状。前列腺癌较少浸润、破坏尿道外括约肌，故真性尿失禁少见。前列腺癌向直肠方向发展时，可以压迫直肠，出现便秘、腹痛、便血或间断性腹泻等异常表现，类似直肠癌的表现。

当前列腺癌向膀胱腔内发展并浸润三角区时，可引起不同程度的膀胱出口梗阻和（或）输尿管开口受压，发生急、慢性尿潴留或肾积水。当出现双侧肾积水时，表现为上尿路梗阻症状，最终将导致肾功能不全，表现为少尿、无尿、全身水肿、腹水、高钾血症等。

（二）转移所致症状

前列腺癌首诊时可以是转移性症状，其中以转移性骨痛最为明显，而无下尿路梗阻症状。最常见的转移部位是盆腔内淋巴结群及全身骨骼。

1. 骨骼转移　常见转移部位依次是脊椎的胸、腰部、肋骨、骨盆，股骨、胸骨和颅骨转移比较少见。表现为持续的、剧烈的腰、背、髋部疼痛及坐骨神经痛，疼痛严重程度可影响预后。病理性骨折以股骨和肱骨为多见，脊椎骨折少见，不过可引起截瘫。部分患者出现骨髓抑制症状，表现为出血、白细胞水平低下或贫血。80%的前列腺癌骨转移为成骨性改变。

2. 淋巴结转移　常无明显症状。髂窝淋巴结肿大压迫髂静脉导致下肢水肿和阴囊水肿，腹主动脉旁淋巴结肿大可压迫输尿管或局部病变浸润输尿管开口，而引起单侧或双侧肾积水，继发少尿、腰痛、尿毒症等。

3. **内脏转移** 肝转移表现为肿大、黄疸、肝功能异常；胃肠道转移表现恶心、呕吐、出血、上腹痛等。

4. **远处实质器官转移** 肺转移表现为咳嗽、咯血、呼吸困难、胸痛、胸腔积液；肾上腺转移表现为肾上腺功能不全、乏力；睾丸转移表现为睾丸、精索结节样病变。

5. **神经症状** 前列腺癌伴神经症状者达20%，原因是脊椎转移导致脊髓被压迫或侵犯。压迫部位常在马尾神经以上，胸椎T_1~T_6最多见。表现为疼痛、知觉异常、括约肌功能失常、四肢疲软无力等。颅脑转移多数无明显症状，可引起头痛、嗜睡、复视、吞咽困难等。垂体转移可致失明。

6. **内分泌症状** 前列腺癌可出现库欣综合征和抗利尿激素分泌异常，表现为疲乏、低钠血症、低渗透压、高钙血症或低钙血症。

7. **恶病质** 前列腺癌晚期会出现全身情况恶化、极度消瘦、DIC、严重贫血等表现。

四、诊断

(一) 病史

大多数前列腺癌患者早期无任何症状，接受直肠指检或血清PSA检查时才被发现。有些前列腺癌患者的早期症状，通常不是下尿路梗阻症状，而是局部扩散和骨转移引起的表现。因此，了解患者的前列腺癌家庭史就非常重要。出现以下3种情况时，家族性前列腺癌的可能性大：①家族中有3个或3个以上的前列腺癌患者。②父系或母系中三代均有前列腺癌患者。③家族中有2个以上亲属在55岁前患前列腺癌。对于前列腺癌家族史阳性的男性人群，应该从40岁开始定期检查、随访。

(二) 直肠指检

细致的直肠指检（DRE）有助于前列腺癌的诊断和分期。典型的前列腺癌直肠指检征象是前列腺坚硬如石头、边界不清、不规则结节、无压痛、活动度差，但是差异大，浸润广、高度恶性的癌灶可能相当软。前列腺结节还必须与前列腺结石、肉芽肿性前列腺炎、结核性前列腺炎等良性病变相鉴别。

直肠指检可发现前列腺周缘区的病灶，而中央区、前列腺前部及移行区的肿瘤，尤其是小于0.5cm的肿瘤病灶，就难以触及；而且主观性强，对比性差。所以，现在不推荐直肠指检作为前列腺癌筛查方法。

直肠指检诊断前列腺癌的准确率与血清PSA水平存在一定关系。有报道比较PSA水平和直肠指检检出率的关系后发现，受检者血清PSA为0~1.0ng/mL、1.1~2.5ng/mL和2.6~4.0ng/mL时直肠指检的准确率分别为5%、14%和30%。

(三) PSA检查

血清PSA是目前诊断前列腺癌、评估各种治疗效果和预测预后的一个重要且可靠的肿瘤标记物。健康男性血清 PSA 值一般为 0~4ng/mL，主要以 cPSA 形式存在。就同一正常个体而言，血清 PSA 水平是相当稳定的，年变化率在 0.5ng/mL 以下。

1. PSA 相关指标及其应用　为了提高 PSA 灰区（4~10ng/mL）患者的前列腺癌检出率和准确率，近年来采用了一些基于 PSA 发展的相关指标，如 f/tPSA、cPSA、c/tPSA 等。这些指标在诊断前列腺癌，以及减少不必要前列腺穿刺活检中，已显示出较好的临床价值，但仍有待于循证医学来规范其标准值和使用范围。

（1）年龄相关 PSA：年龄相关 PSA 是针对不同年龄组设立不同的血清 PSA 正常值范围，从而提高不同年龄人群中前列腺癌的检出率，在早期诊断方面有一定价值。男性随着年龄增加，PSA 水平相应升高。

（2）PSA 密度：PSA 密度（PSAD）是指单位体积前列腺的 PSA 含量，以 PSA 值与前列腺体积之比表示，正常值<0.15。对于 PSA 灰区患者，PSAD 临界值为 0.19 时诊断前列腺癌的特异性>70%。

1994 年 Kalish 首先提出移行带 PSA 密度（PSAT）这个概念，即血清 PSA 水平与前列腺移行带间的比值。对 PSA 灰区的患者，PSAT 以 $0.35ng/(mL \cdot cm^3)$ 作为临界值时，诊断前列腺癌的敏感性和特异性分别达 86% 和 89%。

对于 PSA 灰区患者，前列腺体积较小时（<40mL），fPSA/tPSA 低于临界值时肿瘤可能性大；而前列腺体积较大时（≥40mL），PSAT 值越高，前列腺癌的可能性越大。

（3）PSA 速率：通过对同一患者连续检测血清 PSA，可以得到 PSA 速率（PSAV）和血清 PSA 倍增时间（PSADT）。PSAV 是指血清 PSA 水平的年均升高幅度，临界值为每年 0.75ng/mL。前列腺癌患者的 PSAV 特点是，在缓慢升高的基础上突然快速升高，可以比临床表现提前 7~9 年出现。因此，PSAV 的优势在于能纵向比较同一患者每年 PSA 水平变化的幅度，可以早期发现前列腺癌患者，尤其是生化复发的重要预测指标。

（4）f/tPSA：单独检测 fPSA 对前列腺癌诊断的意义不大，可是 f/tPSA 可以显著提高 tPSA 灰区时前列腺癌的检出率。目前临床上 f/tPSA 临界值≤18% 应用较广泛。f/tPSA 与前列腺体积有一定关系，当前列腺体积<40cm³ 时，f/tPSA 才有鉴别诊断价值。

（5）复合前列腺特异性抗原（cPSA）及其相关参数：除 cPSA 外，还有 cPSA 的相关参数，包括 cPSA 百分比（c/tPSA）、cPSA 密度（cPSAD）及 cPSA 移行区指数（cPSA-TZ）。临界值为 2.5ng/mL 时，血清 cPSA 诊断 PSA 灰区前列腺癌患者的敏感性为 87%，特异性为 42%；如果 cPSA 和 f/cPSA 相结合，可使敏感性提高到 83%，特异性提高至 54%。以 cPSA-TZ 的临界值为 0.31 时，诊断前列腺癌的敏感性为 93%，特异性可增至 72%。由于前列腺肿瘤组织比良性组织每克增加的 PSA 多，cPSA-TZ 和 cPSAD 在发现前列腺癌上更有价值，特别对于体积小的前列腺。

2. PSA 的临床应用　PSA 可以用于前列腺癌普查。男性应从 45 岁开始检查 PSA，有前列腺癌家族史者可以从 40 岁开始。PSA<2.0ng/mL 时，如果 DRE 阴性，2 年 1 次的检查并不会漏诊一个可治愈的肿瘤。对于那些有家族史或有侵袭性倾向的前列腺癌患者来说，更频繁、更集中的检查也是必要的。

以 PSA≥4.0ng/mL 作为异常时，其诊断前列腺癌的敏感性为 87%、特异性为 27%；以 PSA≥2.0ng/mL 作为异常时，其敏感性为 96%、特异性只有 13%。可见 PSA 缺乏足够的特异性，会导致许多 PSA≥4.0ng/mL 患者接受不必要的前列腺穿刺活检。为了减少这种不必要的穿刺活检，临床医师可以同时结合 PSAD、PSAV、年龄相关 PSA 等来综合判断。

对于 PSA≥10ng/mL 的患者，可以直接进行前列腺穿刺活检来明确诊断。对于 PSA 灰区患者，目前临床一般先参考 f/tPSA 比值。f/tPSA 临界值的选用应个体化。如果希望检出更多的肿瘤患者，以 27% 作为分界值时，其特异性仅为 30%，但敏感性却从 87% 升高到 94%；如果为了避免不必要的活检，同时又保证与 tPSA 相似的敏感性，可选 f/tPSA≤21% 为临界值，敏感性为 84%，23% 的患者可避免不必要的活检。

血清 PSA 检查是前列腺癌客观评价指标，其水平受许多因素的影响，除了年龄外，还有一些因素，如前列腺体积和肿瘤体积、射精、医源性因素等。

（四）其他前列腺癌诊断标志物

PCA3 基因是由 Bussemakers 等于 1999 年发现的，最初命名为 DD3（3），定位于常染色体的 9q21-22，在前列腺上皮内表达一种非编码 mRNA。PCA3 基因特异性地高表达于人类前列腺癌细胞，在正常前列腺和良性前列腺增生组织中不表达或低表达，在其他正常组织、血液或其他肿瘤标本中不表达。因此 PCA3 作为一种新的前列腺癌特异性标志物受到广泛认可，尿液沉渣中的 PCA3 已被美国 FDA 批准作为诊断前列腺癌的标志物。在 PSA 升高的患者中，使用 PCA3 作为诊断标志物比使用 fPSA、tPSA 比值等更能提高前列腺癌的诊断准确率。融合基因 TMPRSS2-ERG 被发现在欧美前列腺癌人群中有较为广泛的存在，同样可以提高前列腺癌的诊断准确率。PSA 异构体（-2proPSA）也有作为前列腺癌标志物的潜力，基于 PSA 异构体的前列腺健康指数 PHI 可由公式 $[(-2)proPSA/fPSA\times\sqrt{PSA}]$ 计算，2013 年 LAZZERI 等报道了欧洲 5 国一项研究结果，该多中心研究一共纳入 646 例 PSA 为 2~10ng/mL 的可疑前列腺癌患者，结果显示 PHI 和 %p2PSA 的 AUC 值均为 0.67，大于 %fPSA（AUC0.64）及 tPSA（AUC0.5），单独或联合使用 p2PSA 可以减少不必要的前列腺穿刺。LAZZERI 等还研究表明，对于 PSA 在 4~10ng/mL、DRE（-）的患者，p2PSA、%p2PSA 和 PHI 能很好地将前列腺癌与前列腺炎或良性前列腺增生区分开来。

（五）经直肠超声检查

超声检查是前列腺癌影像学检查的首选方法。前列腺超声检查有经腹、经直肠、经尿道 3 种途径，其中以直肠超声检查最常用。经直肠超声检查（TRUS）可以清晰显示前列腺内结构、移行区和血流变化，精确测量前列腺和前列腺内肿块体积。前列腺癌好发于外周带，解剖位置上在直肠前侧,非常适合TRUS。

TRUS可发现直径>5mm的癌灶。随着超声技术的发展,传统灰阶、二维TRUS发现前列腺癌不理想的状况将得到显著改善。对于PSA水平升高伴直肠指检阴性或阳性的患者,TRUS可以提高前列腺内病灶或系统穿刺活检的成功率。

典型的前列腺癌二维灰阶TRUS声像图为外周带或移行区低回声,占70%左右。由于约30%或更多的前列腺癌灶呈等回声或高回声,另外,部分低回声病灶也可能是良性或炎性结节,因此,TRUS诊断前列腺癌的价值不如PSA和DRE。现阶段,灰阶TRUS只用于前列腺系统穿刺活检。

灰阶TRUS的典型前列腺癌声像图表现为前列腺体积增大,左右不对称,形态不一致;包膜异常隆起,连续亮线中断有破坏,局部层次不清;内部回声不均匀,病灶常出现在后叶或左右侧叶,内外膜结构界限不清;侵犯邻近组织,可在精囊、膀胱、膀胱直肠窝或直肠壁探及肿块回声,或有膀胱颈部不规则增厚,突入膀胱。TRUS可以发现前列腺内50%未触及的肿瘤;与TRUS未能发现的肿瘤相比,这些肿瘤体积较大,病理分期更差;前列腺内阳性检出率为17%~57%。TRUS预测前列腺外浸润的敏感性为23%~66%,特异性为46%~86%,阳性检出率为50%~62%,阴性预测率为49%~69%。

Sauvain等认为,能量多普勒超声(PDUS)诊断前列腺癌的敏感性高达92.4%,并能发现是否存在穿透包膜的血管,从而评价前列腺癌包膜外扩散情况。PDUS可以提高8点前列腺穿刺活检的准确性。穿刺前用PDUS扫描前列腺获取血流供应情况和可疑癌灶位置等,前列腺体积<50cm³,普通灰阶超声的检出率为48.08%,PDU为55.36%,后者中70%可以显示血管不规则分布,并减少穿刺点,同样能获得准确结果,因此提高了前列腺穿刺活检的敏感性和特异性。对于前列腺癌复发肿瘤,PDUS联合TRUS诊断的敏感性和特异性分别为93%和100%,阳性预测值和阴性预测值分别为100%和75%。由于彩色多普勒超声(CDUS)和PDUS对小血管、低灌注的前列腺癌的显现价值有限,以及前列腺癌灶周围血管过度形成只有21.4%,故单独使用发现前列腺癌的价值不大。

3D超声显像和PDUS技术联合使用能重建前列腺血流真实的解剖图像,对判断血管的变化很重要。Unal等用三维对比增强显像前列腺癌,阳性预测率为87%,阴性为79%。3D显像的敏感性高于DRE、灰阶TRUS及PDUS,但不如PSA,所以联合3D超声显像和PSA水平诊断前列腺癌更有临床价值。不过,3D超声不能发现直径为1~2mm的小卫星癌灶。

TRUS除了应用于前列腺癌的诊断,还可以用于对各种治疗的监测和疗效评价,尤其是对前列腺癌去雄激素治疗的监测。应用PDUS比较前列腺癌患者在去势术前和术后前列腺体积和肿瘤血管阻力指数的变化,发现前列腺体积和阻力指数在去势术后均很快出现减小,而且血流出现动态变化的时间要早于前列腺体积缩小的时间,这与组织学上的发现相吻合。TRUS可以动态显示前列腺癌治疗前后肿瘤体积和肿瘤内血流变化,较客观地评价治疗效果，以便决定是否维持原有治疗方案，或采用其他治疗方案。TRUS 还可以引导前列腺癌进行冷冻治疗和射频消融，并在近距离放射治疗中协助精确放置放射性粒子等。

（六）前列腺穿刺活检

现在基本不采用经直肠前列腺随意穿刺活检，而是在 TRUS 引导下，不仅对明确或可疑病灶进行穿刺，还对前列腺进行分区，以便系统地穿刺。检出率受前列腺体积、年龄等影响。

1. 患者选择　前列腺穿刺指征：①直肠指检发现结节，任何 PSA 值。②B 超、CT 或 MRI 发现异常影像，任何 PSA 值。③PSA>10ng/mL，任何 f/t PSA 和 PSAD 值。④PSA 4~10ng/mL，f/t PSA 异常或 PSAD 值异常。

2. 穿刺活检的方法

（1）患者的准备：首先是向患者介绍穿刺活检的过程、目的、风险和价值。对于那些太紧张的患者可以适当应用镇静药。经 TRUS 穿刺前，要求患者排干净大便，必要时使用开塞露或灌肠。常规检查血常规和出凝血时间。穿刺前如患者使用抗凝药物，则应停用。有严重肛门疾病或肛门改道的患者则不能进行，而严重糖尿病、严重脑、心血管疾病、出血倾向和凝血障碍的患者应慎重；如必须活检，应做好各种应急措施，以防发生意外和继发菌血症等。

（2）穿刺活检的步骤：①患者常取左侧卧位，并尽量靠近床边。②专用直肠探头，频率一般为 5~7.5MHz，如果用 PDUS 指引时，可用 9MHz，并配以专用穿刺架，18~20G、长 20cm 的穿刺针或枪。③TRUS 获取前列腺情况，设计穿刺区域和针数。④穿刺时避开较大的搏动性血管，深度 1cm；如果病灶明确，则在结节上穿刺 2 针，其他不同部位再穿刺 3~4 针；如果病灶可疑或不明确，以前常规采用前列腺系统 6 点穿刺活检，现在认为至少 10 点，增加外周区和中央区穿刺点。⑤穿刺时局部麻醉，多应用利多卡因凝胶，尤其是对年龄大或心理焦虑的前列腺癌患者。一般 10~15 分钟即可完成从检查到穿刺的全过程。

（3）穿刺活检后处理：①预防性口服抗生素，连用 1~3 天。②嘱患者多饮水，保持大便通畅，注意观察术后反应，如血尿、血精、便血等，发现异常后随时就诊，及时处理。

3. 穿刺活检针数　系统穿刺活检得到多数医师认可。研究结果表明，10 针以上穿刺的诊断阳性率明显高于 10 针以下，并不明显增加并发症。有学者建议根据 PSA 水平和患者具体情况采取不同穿刺针数的个体化穿刺方案可能提高阳性率。显然，对于前列腺体积较大的患者，穿刺点数有必要个体化，如增加外周区和移行区穿刺点的 13 点穿刺法。

4. 关于重复穿刺　2014 年 CUA 对于前列腺重复穿刺的指征是：第 1 次前列腺穿刺阴性结果，属以下情况①~④需要重复穿刺。①第 1 次穿刺病理发现非典型性增生或高级别 PIN。②PSA>10ng/mL，任何 f/t PSA 或 PSAD。③PSA 4~10ng/mL，复查 f/t PSA 或 PSAD 值异常，或直肠指检或影像学异常。④PSA 4~10ng/mL，复查 f/t PSA、PSAD、直肠指检、影像学均正常。严密随访，每 3 个月复查 PSA。如 PSA 连续 2 次>10ng/mL 或 PSAV>0.75 毫升/年，应再穿刺。⑤重复穿刺的时机，2 次穿刺间隔时间尚有争议，目前多为 1~3 个月。⑥重复穿刺次数，对 2 次穿刺阴性结果，属上述情况①~④者，推荐进行 2 次以上穿刺。有研究显示 3 次、4 次穿刺阳性率仅 5%、3%，而且近 50% 是非临床意义的前列腺癌，因此，3 次以上穿刺应慎重。⑦如果 2 次穿刺阴性，并存在前列腺增生导致的严重排尿症状，可行经尿道前列腺切除术，将标本送病理进行系统切片检查。

5. 穿刺的并发症　TRUS 指引下的前列腺系统穿刺活检术是安全的，很少需要住院治疗。主要并发症有血尿、血便、血精，罕见前列腺脓肿、高热、败血症等严重感染。出血最常见，大约有 50% 的患者表现为肉眼血尿，穿刺前列腺中线部位会使这样的并发症升高。如肉眼血尿显著，可用导尿管或膀胱冲洗以排出血凝块。穿刺结束后行直肠指诊可以明确有没有直肠出血，如发现显著的直肠出血，可以将合适大小的阴道棉条润滑后塞入直肠留置几小时可有效止血。很少需要内腔镜在直肠内行止血。前列腺活检后很少感染，发生率仅为 2.5%。预防性应用抗生素能降低感染的发生。感染患者如发热、寒战、尿路感染等一般在门诊即可治愈。

6. 超声与 MRI 融合靶向穿刺　目前国际上必要主流的穿刺技术是超声与 MRI 融合成像靶向精准前列腺穿刺：适用于前列腺肿瘤特异性抗原（PSA）为 4~10ng/mL、肛门指检前列腺表面未触及结节、B 超未发现前列腺异常回声，且 MRI 发现异常结节病灶。可以在超声实时导航下对 MRI 发现的病灶进行靶向精准穿刺。优势在于减少不必要的穿刺针数，大大提高穿刺阳性率，避免漏诊和不必要的重复穿刺，使患者获得早期诊断。目前实现对 mpMRI 怀疑前列腺癌的可疑病灶进行靶向穿刺有 3 种方法：直接在 mpMRI 引导下穿刺、认知融合穿刺和 TRUS/MR 穿刺。国内已经有 mpMRI 定位下（非实时）和 TRUS/MR 靶向前列腺穿刺的报道。Sonna 等对先前穿刺阴性的 105 例患者应用 TRUS/MRI 融合靶向前列腺穿刺，同时对每例患者进行 12 针的系统穿刺，研究发现 TB 前列腺癌检出率为 34%，明显高于 Roehl 等关于重复穿刺阳性率的报道。其中，靶向穿刺临床显著癌检出率明显高于系统性穿刺（91% vs 54%）。国内某单位研究报道，对位于不同 PSA 区间的首次诊断性前列腺穿刺患者，2 针 TRUS/MR 融合成像靶向穿刺可以获得与 12 针系统穿刺相似的前列腺癌检出率，同时，靶向穿刺可检出更高比例的临床有意义前列腺癌。

（七）CT/MRI 检查

1. CT 检查　常规 CT 平扫时，不能分辨出前列腺的外周带、中央带及移行带，而且前列腺癌低密度癌灶与正常腺体相似；强化 CT 扫描时，可发现前列腺密度正常或小片状低密度灶或前列腺外形局限性轻度隆起，但总的来说，CT 对局限性前列腺癌的诊断率相当低。CT 预测前列腺包膜外侵犯的敏感性为 2.5%~75%，特异性为 60%~92%；判断精囊浸润的敏感性为 5.8%~33%，特异性为 60%~90%。

CT对前列腺癌转移灶的敏感性也较低，如不能辨别小淋巴结或肿瘤微浸润造成假阴性，分不清增大的淋巴结是由于炎症或是肿瘤转移引起导致假阳性。CT对血清PSA>20ng/mL的前列腺癌患者，淋巴结转移阳性检出率只有1.5%。事实上，CT对前列腺癌临床分期的价值不大。近年来，CT更多用于前列腺癌放疗前剂量图的计算和指引近距离放疗时的粒子精确放置，后者效果明显优于超声。

2.MRI检查　MRI对早期前列腺癌诊断的敏感性高于CT，MRI检查可以显示前列腺包膜的完整性、是否侵犯前列腺周围组织及器官，MRI还可以显示盆腔淋巴结受侵犯的情况及骨转移的病灶。在临床分期上有较重要的作用。磁共振波谱学检查（MRS）是根据前列腺癌组织中枸橼酸盐、胆碱和肌酐的代谢与前列腺增生和正常组织中的差异呈现出不同的波谱线进行的，在前列腺癌诊断中有一定价值。

（八）放射性核素骨扫描

放射性核素骨扫描是一种无创伤性检查，可以发现前列腺癌患者的骨转移癌灶。常规X线片难以发现骨实质微小改变，而全身骨扫描一般能比X线片提前3~6个月甚至更长时间发现前列腺癌骨转移灶。不过，现在不推荐早期或常规对前列腺癌患者进行骨扫描，因为PSA≤20ng/mL时骨转移阳性率仅为1%。

（九）放射免疫显像

放射免疫显像是以抗肿瘤抗体为载体，以放射性核素为"弹头"，对肿瘤原发病灶和（或）转移病灶进行显像的技术。目前经美国FDA批准上市检测前列腺癌的是^{111}ln-Capromab pendetide，又称Prostacint，为抗前列腺特异性膜抗原（PSMA）的单抗7E11，对于检查前列腺癌盆腔淋巴转移情况有很好的显像效果，敏感性、特异性、阳性预测值和阴性预测值分别为67%、80%、75%和73%。虽然放射免疫显像在前列腺癌诊断上取得一定成果，但不推荐用于低风险和中风险的前列腺癌患者，可以用于晚期前列腺癌患者。如果携带治疗性放射性核素，还可以同时进行治疗。

五、治疗

前列腺癌治疗方法繁多，具体选用单一治疗还是联合治疗，应根据前列腺癌发展不同阶段来制订个体化治疗方案，同时兼顾患者年龄、全身状况、经济条件、生存意愿等。对于低风险前列腺癌患者，等待观察治疗和根治性治疗的5年无生化复发生存率上基本相同；但是，各治疗方法对中、高风险前列腺癌的远期疗效相差显著。单一治疗能治愈的前列腺癌，应集中在降低并发症发生率上；对进展、恶性程度高的前列腺癌，治疗主要目的是提高肿瘤控制率和改善生活质量。

（一）局限性前列腺癌治疗

局限性前列腺癌是指肿瘤局限于前列腺内，无周围浸润和淋巴结、远处脏器转移。局限性前列腺癌是能够治愈的恶性肿瘤。

1. 观察等待治疗和主动监测　观察等待治疗是对于已明确前列腺癌诊断的患者，通过密切观察、随诊，直至出现局部或系统症状，才对其采取一些姑息性治疗缓解转移病灶症状的一种非手术治疗前列腺癌的方法。观察等待的指征：①晚期前列腺癌患者强烈要求避免治疗伴随的不良反应，对顾虑大于延长生存和改善生活质量的预期。②预期寿命小于 5 年的患者，充分告知但拒绝接受积极治疗引起的不良反应。③临床分期 $T_{1b} \sim T_{2b}$ 期，Gleason 分级 2~4 级的前列腺癌，患者预期寿命>10 年、经充分告知但拒绝接受积极治疗。

主动监测对已明确前列腺癌诊断，有治愈性治疗适应证的患者，因担心生活质量、手术风险等因素，不立即进行治疗而选择密切随访，积极监测疾病发展进程，在肿瘤出现进展达到预期设定的阈值时再给予治疗。对于主动监测的患者前 2 年每 3 个月复查 PSA 和 DRE，2 年后可每 6 个月复查 1 次。

2. 根治性前列腺切除术　是治疗局限性前列腺癌最有效的方法，目前主要术式有腹腔镜前列腺癌根治术、机器人辅助腹腔镜前列腺癌根治术和开放式耻骨后前列腺癌根治术。

根治性前列腺切除术的切除范围包括完整的前列腺、双侧精囊、双侧输精管壶腹段和膀胱颈部。盆腔淋巴结清扫术：对于中高危前列腺癌推荐行扩大盆腔淋巴结切除术，包括髂外、髂内、闭孔淋巴结。

手术时机上，一旦确诊为前列腺癌并且具备手术条件者应择期接受根治术。经直肠穿刺活检者应等待 6~8 周，经尿道前列腺切除术者应等待 12 周再行手术，可以降低手术难度并减少并发症。

（1）适应证：手术适应证要综合考虑肿瘤的临床分期、预期寿命和健康状况。尽管手术没有硬性的年龄界限，但 70 岁以后伴随年龄增长，手术并发症及死亡率将显著增加。

1）临床分期：适用于临床分期 $T_1 \sim T_2$ 期的局限性前列腺癌患者。T_{3a} 期的患者可根据情况术后行辅助内分泌治疗或辅助放疗取得良好的疗效。$T_{3b} \sim T_4$ 期的患者经过严格筛选亦可行根治术并辅以综合治疗。

2）预期寿命：预期寿命≥10 年者则可选择根治术。

3）健康状况：前列腺癌患者多为高龄男性，手术并发症的发生率与身体状况密切相关。因此，只有身体状况良好，没有严重心肺疾病的患者适合根治术。

（2）禁忌证

1）患者有显著增加手术危险性的疾病，如严重的心血管疾病、肺功能不良等。

2）患有严重出血倾向或血液凝固性疾病。

3）骨转移或其他远处转移。

4）预期寿命不足 10 年。

（3）机器人腹腔镜根治性前列腺切除术：机器人前列腺根治术是近年来前列腺癌外科

治疗的最新进展，2000年首先在法国进入临床应用，目前已成为国内外许多大医院或中心治疗前列腺癌的主流术式。目前已获得美国FDA许可上市的机器人手术系统主要有美国直觉外科手术公司的达芬奇手术系统和计算机动作公司的宙斯机器人手术系统。由于da Vinci系统能进行三维立体显像，及手术钳有活动关节等优点，在前列腺癌根治术中应用较广泛。国内于2005年年底开展了首例保留性神经的机器人腹腔镜前列腺癌根治术。

手术机器人的最大优点是机器人手臂不会颤动，所有时刻都保持稳定，故手术解剖更加精确，能够长时间进行复杂、高精度的手术。这对于前列腺根治术来说相当重要，因为在保护神经血管束和前列腺尖部处理时，就需要既能精确切除肿瘤，减少切缘阳性率，又能更好保护性功能和尿控；与开放手术相比，创伤更小，更美观，而且术后恢复快。机器人手术系统运用小器械，从而增加了活动范围。机器人手术系统的不足之处主要有缺乏触觉反馈和最佳配套手术器械，技术故障，治疗和维护费用昂贵。

机器人手术系统还有一个最大的优点是能够进行教学，即使不熟悉腹腔镜技术的临床医师，经过机器人系统的辅导和实践操作，也能很快独立完成腹腔镜手术。

（4）腹腔镜根治性前列腺切除术：由于创伤小，疗效与开放根治术近似，LRP已成为国内大部分三级医院常规开展的术式。LRP术有经腹腔和腹膜外两条途径。与经腹腔途径比较，腹膜外途径平均手术时间短，术后恢复正常饮食时间短，总的治疗效果和术后并发症发生率两者无明显差异。

LRP的病例选择与开放手术基本相同。国外由于技术水平和经验丰富，已将病例选择扩大到T_{3b}期，但切缘阳性率会相应升高。

腹腔镜根治性前列腺癌切除术的手术步骤与耻骨后前列腺癌根治术一样，难度最大的仍是前列腺尖部和神经血管束的处理。现有手术经验如下。

1）控制出血。张氏等认为，应注意以下几个步骤：分离精囊时留心其外侧蒂，其中有精囊动脉，可用钛夹或超声刀直接处理；前列腺尖部阴茎背深血管束需小心分离，最好先缝扎之，然后切断耻骨前列腺韧带；分离前列腺侧壁和切断膀胱颈时，用双极电凝处理盆壁出血和前列腺动脉出血。

2）用双极电凝剪刀沿前列腺外后壁剥离神经血管束。用冷刀紧贴前列腺尖部剪断前游离尿道0.5cm以便吻合，吻合前看清输尿管口位置及采取连续缝合尿道后壁等措施，可明显减少尿失禁、尿道狭窄和输尿管损伤的发生率。

3）为了方便操作，分离精囊时使用0°镜，在耻骨后间隙操作时使用30°镜。对膀胱尿道吻合可以用连续缝合，但是间断缝合可能更方便。可以使用120°拉钩显露前列腺尖，使用自动缝合技术替代订合器处理背静脉丛，用5mm钛夹替代双极电凝处理神经血管束，完全离断尿道前先缝合尿道6点钟处，对T_{1c}和T_{2a}期患者的肿瘤保留膀胱颈及间断缝合替代连续缝合膀胱尿道等。

4）前列腺体积超过 90mL 应引起手术者的重视。切断尿道后再从前列腺后入路游离，将前列腺往前提起，以便于切除腺体。大体积前列腺和极度肥胖的前列腺癌患者应首选开放手术。

（5）开放性根治性前列腺切除术：1947 年 Mill 率先开展耻骨后前列腺根治性切除术。1979 年 Walsh 等根据解剖学研究成果，提出了阻断前列腺背静脉丛、保护尿道外括约肌及保留性神经血管束等技术改进，从而大大减少了手术并发症，促进了该手术成为标准术式。根治性经会阴前列腺切除术首先由 Young 于 1905 年报道。由于会阴局部解剖结构较复杂，临床经此途径的手术病例相对少，熟悉经会阴术式的泌尿外科医师越来越少，以至于 20 世纪 70 年代就没有太大的发展。临床上所说的前列腺癌根治术主要指耻骨后式。

1）耻骨后根治性前列腺切除术：优点有术野暴露充分，操作过程易掌握，可完整、彻底切除肿瘤；同时进行盆腔内淋巴结清扫术及临床分期；可在直视下分离并保留血管神经束和尿道括约肌；直肠损伤机会较少。不足之处有手术创伤大，前列腺尖部切缘阳性率高于经会阴术式。

2）经会阴根治性前列腺切除术：优点有操作时间短，术中出血少，利于术后康复；可以在直视下进行膀胱颈重建及膀胱尿道吻合术，故术后吻合口狭窄、尿失禁发生率低。主要不足之处有直肠损伤机会大，精囊切除困难，不能清扫盆腔淋巴结并进行准确临床分期，术后勃起功能障碍发生率较高。

经会阴根治术不能清扫盆腔淋巴结及术后性功能障碍发生率高有关。PSA 用于前列腺癌普查后，临床发现的前列腺癌往往是局限性的，盆腔淋巴结转移率非常低，A_2、B_1、B_2 期分别为 3.3%、5.3% 和 9.7%。另外，即使需要经会阴术式进行盆腔淋巴结清扫术，也可以借助腹腔镜来同时进行。经会阴术式也能像耻骨后术式一样成功保留血管神经束。Jakse 等对 30 例局限性前列腺患者（前列腺体积<60mL）采取保留单侧神经血管束的经会阴根治术，29 例成功保留单侧，1 例失败，切缘阳性率为 16.7%，随访 3~12 个月，性功能良好的达 51%。

3）技术改进：在保证彻底切除肿瘤组织情况下，尽量减少手术并发症是技术改进的基本原则。

保留神经的前列腺癌根治术：此术式分保留单侧和双侧神经两种，其目的是降低术后勃起功能障碍发生率，其次有利于术后尿失禁的早期恢复。神经血管束（NVB）于前列腺尖旁 2~3mm、尿道外侧或后外侧穿过尿生殖膈。术中解剖分离神经血管束时手法要轻，避免在其附近用电凝止血或功率调低。神经血管束分离出来后，提起后顺行或逆行游离，同时辨清膜部尿道和前列腺尖部，避免被损伤；也可以开始就在前列腺至尿道部位从前列腺侧面解剖出神经血管束。

神经血管束距前列腺 3.2~9.5mm，平均 4.9mm，而肿瘤包膜外侵犯大多数只超过前列腺1~2mm，因此双侧神经血管束仍有保留的机会。Walsh指出，约58%根治术患者行双侧神经血管束切除是不必要的，如肿瘤侵犯范围广，累及双侧神经血管束，即使切除双侧神经血管束，术后远期效果仍然不理想。如果术中发现双侧神经血管束被肿瘤侵犯，为了达到根治效果，还是应该将其完整切除。

保留神经血管束后性功能恢复程度还与患者年龄和术前性功能有关。术前勃起功能正常患者行双侧神经保留根治术，50岁以下术后都正常，50~60岁术后正常率为87%，60~70岁70%，大于70岁仅为38%；切缘阳性率为9%，主要在前列腺尖部。

选择性控制背侧静脉丛：根治术中大出血主要原因是阴茎背深静脉丛被损伤。术中借助直角血管钳结扎背侧静脉主干，或经静脉丛和尿道间隙缝扎远端静脉丛，或用示指在尿道和背侧静脉丛之间钝性分离出一个平面，然后选择性分离结扎背侧静脉丛。Walsh的经验是将阴茎背深侧静脉丛缝扎在耻骨联合的软骨膜上，既可以达到止血效果，也同时起到重建耻骨前列腺韧带作用。

尿控的改进：外科技术和患者年龄是影响根治性前列腺切除术后尿失禁发生的重要因素。年轻患者术后易恢复尿控状态，而年龄较大的患者恢复较慢。

a. 保护尿道远端括约肌：离断前列腺背深静脉丛后，用小纱布分离球剥离，使半覆盖于前列腺尖部的横纹肌从前列腺分离，同时从前列腺尖部分离出0.5~1.0cm尿道。采用缝扎阴茎背侧静脉丛，避免用止血钳钳夹处理阴茎背静脉丛和远端尿道，最大限度地保留尿道膜部括约肌。

b. 保留前列腺侧旁神经血管束：保留双侧神经血管束的前列腺癌患者尿控率为94%，保留单侧的尿控率为92%，而双侧均损伤者尿控能力仅为81%。在前列腺尖部水平，阴部神经分别从5点和7点进入尿道外括约肌两侧，当在尿道后面横纹肌性括约肌与直肠之间应用直角血管钳时，或行尿道吻合于5、7点位置缝线时，则很可能撕毁或牵拉损伤神经血管束。尿道吻合时，提倡在8、10、2、4点缝合，最后一针在6点位置缝合。

c. 保留耻骨前列腺韧带：术中靠近前列腺尖部横断尿道时，尽量要保留耻骨前列腺韧带及耻骨直肠悬韧带，如此可以保存足够长的膜部尿道及外括约肌，减少术后尿失禁的发生率。有人认为该方法只是缩短了尿控恢复时间，并不能降低尿失禁发生率，却增加切缘阳性率。因此，保留耻骨前列腺韧带的价值还有待验证。

d. 保留精囊尖部：分离精囊尖部时容易损伤盆神经丛中的自主神经。锐性切开精囊上方的Denonvilliers筋膜后，神经丛的包裹筋膜应原位保留，直视下结扎精囊动脉。

e. 保留功能性尿道：如果后尿道能保留至少2.5cm，将明显改善患者术后的尿控能力。然而，该技术的主要问题是能否满足理想的肿瘤控制率，尽管从报告中看，与常规技术相比切缘阳性率无明显增加，但有必要对更多患者、更长时间的观察后才能明确其安全性。

f. 前列腺尖部的处理：在良好视野下，将前列腺向头侧牵引，可以充分暴露尖部，并尽量使用手术刀进行锐性分离尖部和切割尿道。

g. 膀胱尿道吻合：膀胱黏膜外翻，重建膀胱颈部与尿道远端吻合时要保证尿道精确成线型，可以减少术后尿道狭窄发生率。一般无张力缝合5~8针，缝合严密，减少尿漏发生率。重建膀胱颈至24~26F，可以明显降低尿失禁发生率，达20%~60%。

（6）疗效及其影响因素：局限性前列腺癌患者在接受根治性前列腺切除术后5年内复发率为5%~15%，5年无瘤生存率可达78%，10年无瘤生存率仍达75%。从这个结果可以看出，根治性前列腺切除术治疗局限性前列腺癌的长期效果十分理想，手术失败常发生在术后5年内。因此，术后5年内应加强随访，及时给予挽救性治疗。

影响手术效果的术前因素包括临床分期、术前穿刺标本阳性数、Gleason评分和术前血清PSA水平。

（7）手术切缘阳性的处理：手术切缘情况是一个非常重要的独立预测指标，不过切缘阳性数目和部位则对患者的预后价值不大。切缘阳性的患者不仅局部和远处复发率较高，而且显著影响术后长期存活率。临床上将手术切缘阳性分为两类：一类是真阳性，即前列腺肿瘤包膜外浸润，肿瘤侵犯包膜外组织，术中无法彻底切除肿瘤，而出现肿瘤组织残留。另一类是假阳性，即无包膜外肿瘤浸润，切缘阳性是由于前列腺解剖切除困难或技术尚不熟练，尤其是前列腺尖部或后侧的包膜裂开所造成。

术中检查前列腺切缘阳性的标准方法是快速冷冻切片检查，简单方法则是将整个切除标本墨染、固定后观察。如果标本局部被墨染，则表示肿瘤已穿透前列腺包膜，切除标本的墨染缘即定义为切缘阳性。切缘阳性最常见部位为前列腺尖部和后侧，少见部位为后外侧和神经血管束区域。为了及时、准确诊断切缘是否阳性，泌尿外科手术医师应和病理科医师密切合作，建立完善的墨染和全前列腺切片技术。

如何减少切缘阳性率？叶氏等认为：①坚持严格的根治性手术适应证，应尽量选择那些低风险的、局限性前列腺癌患者。依靠现在的检测水平，如直肠指诊、术前血清PSA水平、TRUS穿刺活检组织的Gleason评分和MRI检查，是可以准确判断前列腺包膜外侵袭的可能性、程度和范围，从而在术前对手术难度、价值有充分地认识，减少术中、术后切缘阳性率。②新辅助内分泌治疗，对于能够接受根治术的T_3期前列腺癌患者，术前进行新辅助内分泌治疗是十分必要的。虽然新辅助内分泌治疗不能消灭已浸润到包膜外的肿瘤，但可以显著降低PSA水平、缩小前列腺和肿瘤体积，提高手术切除率。③完善手术技巧，手术技巧对避免切缘阳性相当重要。辨别Denonvilliers筋膜的解剖面，并作广泛地切除，包括膜部近端的尿道，其与肛提肌间的所有组织，如双侧神经血管束，还是能降低切缘阳性率的。手术技巧的改进包括在前列腺尖部远端10~15mm处离断背深静脉丛、锐性切断尿道直肠肌、前列腺侧面有结节时作神经血管束的广泛切除、膀胱颈离断时在前列腺近端切除5mm膀胱颈组织。

(8) 手术并发症：前列腺癌根治术的围术期死亡率目前仅为 0~2.1%。

1）术中大出血：在各种前列腺癌根治术式中，术中出血以经会阴术式为少，这是因为此术式在阴茎背深静脉丛之下进行的。耻骨后术式中如果能妥善处理阴茎背深静脉丛，可明显减少出血量。

2）膀胱尿道吻合口狭窄：发生率一般为 0.5%~9%，有的高达 17.5%，可能原因有术前接受过经尿道前列腺电切术、过度手术中血管丧失和尿道吻合口处外渗。微小的吻合口狭窄只需尿道扩张就可以长时间解决，严重者冷刀切开和（或）进行定期尿道扩张。

3）尿失禁：尿失禁目前发生率<10%。术后尿失禁的主要原因是括约肌功能不全，其次是逼尿肌功能不稳定和顺应性下降，但术后 1 年尿失禁率少于 5%。术后拔除导尿管时应鼓励患者进行盆底肌肉锻炼，有助于尿失禁的早期恢复。尿失禁 1 年内最好不采用侵袭性治疗方法。顽固性尿失禁一定要寻找原因，有膀胱颈挛缩的患者有充溢性尿失禁，必须电切开；软膀胱镜可以用于超声检查残余尿后进行。所有治疗必须基于尿流动力学检查结果。

4）勃起功能障碍：前列腺癌根治术后勃起功能障碍是由多种因素造成的，如年龄、术前性功能情况、肿瘤侵袭范围及术中对影响勃起的生理基础的保留等。保留神经的前列腺癌根治术可以使术后勃起功能障碍发生率明显降低。

5）直肠损伤：直肠损伤在经会阴前列腺癌根治切除术中多见，可高达 10%。直肠损伤多发生在分离显露直肠与前列腺、精囊之间的界面时，如处理不当可造成肠瘘、尿道直肠瘘、腹腔感染等并发症。如术前肠道准备完善，术中提高认识，应该可以避免直肠损伤的发生。

6）血栓形成：进行腹腔镜手术时，因是盆腔手术且涉及 CO_2 气体的使用，术后有血栓形成的危险。术中和术后避免使用止血药物，术后早期活动四肢，必要时酌情使用抗凝药物。

7）其他并发症：术后栓塞、心血管系统并发症多见于经耻骨后术式。膀胱损伤、闭孔神经损伤、淋巴囊肿、血管损伤、吻合口瘘和切口、腹腔感染等其他并发症，与患者情况、术式选择及手术者的经验等有关。

3. 根治性放射治疗

（1）前列腺癌外放射治疗：外放射治疗（EBRT）对于局限性、分化好的前列腺癌（$T_{1~2}N_0M_0$）效果理想，局部控制率和 10 年无病存活率与前列腺癌根治术相似；对于进展性或晚期前列腺癌患者，效果较差，必须联合内分泌治疗；对转移性前列腺癌可行姑息性放疗，以减轻症状，改善生活质量。

影像学诊断与放疗技术的结合，使高能 X 线或 γ 射线、电子束、质子束等围绕靶点连续旋转或固定野集束照射，在照射部位得到与靶区断层图相适形的剂量分布，放射线最大限度地集中在病变靶区内，如三维适形放疗（3DCRT）和调强适形放疗（IMRT）。近年来，

3DCRT 和 IMRT 等技术已逐渐成为前列腺癌治疗的主流技术。

1) 照射方式：临床上常用的治疗方法为分割照射，即把一定总量的放射线分割成若干部分，在一定的总时间内完成。分割照射方式有以下 4 类，其中最常用的是常规分割治疗。

常规分割治疗：每天照射 1 次，每次剂量 180~200cGy，每周照射 5 次，根治治疗时总量为 6 000~7 000cGy/6~7w。

分段治疗：照射方法与常规治疗大致相同，只是把总剂量分成 2~3 段来进行，每段照射完成后有一个 2 周的休息期。因此，分段治疗时总剂量不变，但治疗总时间延长。

超分割治疗：每天照射 2~3 次，两次照射间隔时间至少为 4 小时，每次剂量为 120cGy，每周照射 5 天。按此法治疗总时间不变时总剂量增加。

加速放疗：每天照射 2~3 次，每次照射间隔时间至少为 4 小时，但每次照射量为 200cGy，每周照射 5 天。总剂量相同的情况下加速放疗的总时间大大缩短。

2) 常规外照射放疗：传统的外放射治疗采用旋转照射和四野盒式照射。常规照射野为 6cm×6cm 或 8cm×8cm，只适用于局限陛前列腺癌。CT 检查先制定治疗计划系统（TPS），然后常规全盆腔 4 野照射，照射野包括前列腺、精囊腺及其周围 1~2cm 的正常组织，是否包含盆腔淋巴结存在争议。利用合金铅板可以保护小肠、直肠后壁、肛门和括约肌，但是保护膀胱和尿道的效果差。

前列腺癌照射野设计有一定规律，即在肿瘤靶体积（GTV）的基础上增加一定边缘，构成临床靶体积（CTV），再增加一定边缘后构成计划靶体积（PTV）。

局限性前列腺癌的放疗目的就是争取达到根治性效果。外照射放疗总剂量为 65~70Gy 时，T_{1b}~T_2 期局限性前列腺癌患者 10 年局部控制率为 85%~96%，PSA 无复发生存率为 65%，同期 T_{1c} 期前列腺癌根治术后 5 年无瘤生存率为 84%。这个结果表明，局限性前列腺癌根治性放疗与根治手术疗效相似。

前列腺局部控制率与放射剂量呈正相关，常规放疗<70Gy 时仍有亚临床病灶存在，T_3 期放射剂量小于 68Gy 时基本无效。前列腺癌常规放疗效果差的原因还有：常规肿瘤定位和治疗计划常常低估了前列腺癌靶的真正体积，95% 的等效剂量曲线并没有包括整个靶体积，在这一剂量水平，平均 28% 的前列腺靶体积丢失；前列腺癌克隆干细胞存在较高比例的射线抗拒成分。

3) 三维适形放疗：前列腺癌三维适形放疗（3DCRT）是在非共面上设计 5 个以上的照射野，通常采用盆腔连续 CT 扫描决定临床放射野。计划靶区应从肿瘤边缘外放 0.7cm，但比常规放疗的照射野减少 0.5~0.8cm。具体的是：T_{1a} 期只需照射前列腺区，T_1 期照射靶区应包括前列腺、精囊和周围 0.5~0.7cm 范围，照射 50Gy 后可以缩小至前列腺区，盆腔淋巴结转移则行盆腔照射，并结合内分泌治疗。

3DCRT 治疗前如果接受 3 个月的新辅助治疗，部分患者前列腺体积缩小 14.2%。因此，在制定照射野时必须考虑进去，否则照射野扩大将导致并发症发生率显著增加。

基本治疗程序：CT 扫描确定肿瘤位置和形状，然后将 CT 图像通过三维合成，进行虚拟模拟，调整照射野的设计；确定照射靶区中心及其周围重要器官的轮廓；三维剂量计算，确定剂量分布优劣与危险器官的关系，修改射束方向、射野的形状，计划三维剂量分布图；设计出治疗计划单；治疗实施。

3DCRT 剂量增加至 >72Gy 时，可以提高 PSA 为 10~19.9ng/mL 和 T_1/T_{2a} 患者的 5 年无生化复发率；增加到 >76Gy 时，可以改善 T_{2b}/T_3 患者的 5 年无生化复发率；PSA≥20ng/mL 者需要近 80Gy 的照射剂量才能达到改善 5 年无生化复发率。因此，前列腺癌 3DCRT 治疗时，放射剂量是个重要的预测效果指标，提高照射剂量可以显著改善低、中危前列腺癌患者的无生化复发存活率。

4）超分割适形放疗：放射生物学研究发现，放疗后肿瘤群体的潜在倍增时间缩短；人体肿瘤放疗后 4 周左右出现加速再增殖；肿瘤细胞的再增殖随放疗疗程的延长而增加，由此而出现了超分割放疗。它规定两次分隔时间在 6~8 小时，比晚期反应组织修复亚致死损伤和潜在性致死损伤所需 3~4 小时要长得多。

3DCRT 在提高前列腺癌局部照射剂量时也受到并发症的限制，如局部照射剂量 78Gy 时晚期严重并发症高达 14%；而超分割适形放疗可以明显提高照射剂量，可达 87.4Gy，且不增加慢性毒副作用，疗效满意。

5）调强适形放疗（IMRT）：调强适形放疗是放疗高剂量分布在三维立体方向与肿瘤靶区形状完全一致的全新放疗技术。IMRT 的步骤基本同适形放疗。

与 3DCRT 比较，IMRT 可以增加照射剂量，达 90Gy，并且不增加对周围组织的照射剂量。同等照射剂量下，如果扩大照射范围，IMRT 比 3DCRT 对直肠的辐射小，因此 IMRT 更安全。IMRT 有逐渐取代 3DCRT 成为前列腺癌标准治疗方法的趋势。

三维适形调强放疗最大的特点就是输出非均匀照射剂量，而在照射野肿瘤组织内为均匀照射剂量。使不同靶区可以获得相应所需要的剂量，同时缩短了治疗时间，具有重要的放射生物学意义。

IMRT 治疗过程中，前列腺和直肠的摆动，侧向、前后向和头尾向的变化为（1.0±1.5）mm、（0.9±2.1）mm 和（1.9±2.1）mm，因此在制定治疗计划时，应考虑这些因素。每次行 IMRT 时，如果使用电子窗门影像设备（EPID）可以示踪前列腺位置变化，可以将照射野精确到 <0.03mm，每次可以增加前列腺区的照射剂量约 1Gy，而减少对周围组织的照射量。这对 IMRT 来说非常必要，因为它是精确确定照射野的。

6）质子适形放疗：质子束的线性能量传递（LET）略高于 X 线，生物学特性与 X 线相似，但生物效率高于 X 线。一般认为用于医学目的的质子束其相对生物学效应（RBE）为 1.00~1.25，实际临床应用中均考虑为 1.100 质子的氧增比（OER）与 X 线相似，为 1.00

左右。局限性前列腺癌接受质子放疗的有效率为66.7%，PSA下降明显，平均随访11.9个月未发现生化复发患者。

7）快中子治疗：前列腺癌生长较缓慢，肿瘤细胞周期较长，对常规光子射线敏感性较差，快中子属于高LET射线，对前列腺癌有较高生物效应，特别是局部进展期及高危病例（PSA值≥13ng/mL，3~4级）。Forman等率先应用快中子三维适形技术治疗前列腺癌患者，治疗1年后前列腺活检阴性率为79%，18个月时为84%。未出现Ⅲ级以上严重并发症，快中子与光子混合射线的应用治疗前列腺癌，可提高局部控制率，减少正常组织损伤。现在多采用混合粒子治疗。

（2）放射治疗的并发症：前列腺癌放疗的并发症根据发生时间分为急性和慢性两类。急性是指放疗开始后6个月之内发生的并发症，慢性是指持续存在或治疗后6个月以上的并发症。

目前普遍应用RTOG作为并发症分级标准：1级，症状很轻，无须治疗；2级，症状较轻，但需要治疗；3级，症状需要最基本的外科处理，如膀胱镜检、尿道扩张等；4级，症状需要外科处理如结肠造口、尿流改道等；5级，死亡。

1）下尿路并发症：最常见，大部分患者在放疗后出现膀胱刺激症状，有时可持续数周至数个月不等。如果出现尿潴留，则留置导尿管，严重者接受经尿道电切术TURP。对于放疗前有明显尿道梗阻的患者，α受体阻滞剂可减轻症状。

2）肠道并发症：治疗早期包括肠道功能紊乱、直肠炎、出血等。直肠并发症的发生率与直肠所接受的放射剂量及受高剂量照射的肠壁长度有关。如果病情需要外放疗与放射性核素植入联合应用，必须考虑总的剂量和治疗顺序的影响，如果先行外照射，再植入放射性活性粒子，则直肠不良反应的发生率较低。

3）勃起功能障碍：放疗有可能损伤盆腔神经血管束，导致勃起功能障碍。三维适形外照射放疗时，勃起功能受损发生率降低。

4）骨髓抑制：主要发生在常规外照射及姑息性放疗的患者中，三维适形放疗的骨髓抑制发生率较低。

（3）前列腺癌近距离治疗：近距离治疗包括腔内照射、组织间照射等，是将放射源密封后直接放入被治疗的组织内或人体天然腔内进行照射。前列腺癌近距离治疗包括短暂插植治疗和永久粒子种植治疗，国内多开展永久性粒子植入治疗。

1）适应证：

单纯近距离治疗的适应证：临床分期<T_{2b}期，M_0N_0；Gleason评分<7分；血PSA<10ng/mL；前列腺体积<60mL。

近距离治疗+外照射的适应证：临床分期为$T_{2b}T_{2c}$期；Gleason评分为8~10分；血PSA>20mg/mL；周围神经受侵；多点活检病理结果为阳性；双侧活检病理结果为阳性；MRI检查

明确有前列腺包膜外侵犯；前列腺基底部肿瘤。只需符合以上任一条件就应联合应用。

Gleason 评分为 7 分或血 PSA 为 10~20mg/mL，属于中危病例，如不能耐受或不接受手术的，以及不能坚持完成全程外照射的，可进行近距离放疗。近距离治疗（包括作为外放疗的补充治疗）联合雄激素阻断治疗的适应证：前列腺体积>60mL。雄激素阻断治疗可以在近距离放疗前后进行，一般为 3 个月，目的是缩小前列腺、减少并发症、改善术后尿路症状和提高治疗效果。

2）禁忌证：预计生存期少于 5 年；TURP 后缺损较大或预后不佳；一般情况差；有远处转移。

相对禁忌证：腺体>60mL；既往有 TURP 史；中叶突出；严重糖尿病；多次盆腔放射治疗及手术史。

3）常用的放射性核素：近距离放射治疗常用的放射性核素有碘（^{125}I）、钯（^{103}Pd）、铱（^{192}Ir）和金（^{198}Au）等。^{125}I 和 ^{103}Pd 常用于永久性近距离放疗，而 ^{198}Au 和 ^{192}Ir 因为放射强度较大而常用于暂时性近距离放疗。^{125}I 在组织中为低剂量率，7cGy/h，对于快速循环、自身增殖周期短的肿瘤，比外照射差，因此不适合于 B_2、C 期或低分化的前列腺癌。

4）技术和标准：永久性粒子植入有两种最基本的方法。一种是西雅图技术，也是目前常用的方法。这种技术分两步：第一步列出计划，先用 TRUS 从前列腺尖至前列腺底每隔 5mm 取一横切面图，所有图片经计算机合成可产生三维前列腺模型，然后计算所需要粒子的数量及位置。第二步则是粒子的植入。另一种是实时技术，即所有计划放射量计算工作在植入现场立刻完成。先用 TRUS 测前列腺体积，依据直方图或参考表直接计算粒子数，再开始植入粒子。优点是容易操作、患者位置可以随时调整和粒子植入准确。两种技术的总体植入效果无差别。

处方剂量所覆盖的范围应包括前列腺及其周围 3~8mm 的范围，原因是部分患者前列腺包膜外有侵犯可能，以及存在粒子植入偏差。前列腺体积也影响粒子的植入。一般来说，腺体<45mL 时耻骨弓不影响粒子植入。如果前列腺太大（>60mL），耻骨联合就会妨碍粒子放置到腺体的前侧部分，可以先用至少 3 个月内分泌治疗来缩小前列腺体积，或选择其他治疗方法。

5）疗效：近距离治疗后 PSA 水平变化的特点是，由于大量癌细胞死亡，1 个月内 PSA 往往大幅度升高，出现一个"PSA 峰"，1 年后才下降至最低水平。PSA 连续两次升高或大于 0.5ng/mL，则治疗失败，大多数发生在 18 个月后。

近距离放疗治疗低风险前列腺癌的效果满意，与根治性前列腺切除或根治性体外照射的疗效相当。T_1~T_2 期前列腺癌患者 5 年无瘤生存率为 83%~95%，5 年无 PSA 复发率为 19%~93%。

6）并发症与处理：近距离治疗的并发症包括短期并发症和长期并发症。通常将 1 年内发生的并发症定义为短期并发症，而将1年以后发生的并发症定义为长期并发症。

近期并发症：会阴穿刺可能引起会阴部血肿。尿路并发症包括尿频、尿急、排尿困难甚至尿潴留，80%的尿路症状出现在植入后2个月内，总的发生率为88%，其中Ⅰ、Ⅱ、Ⅲ级分别为23%、45%和20%，平均持续12个月，主要与粒子植入对前列腺的刺激和创伤有关，而Ⅲ级并发症的发生率及留置导尿时间与术前前列腺体积和植入粒子数量有关。急性尿潴留的发生率约为5%，与治疗前IPSS和前列腺体积有关。急性尿潴留患者的处理方法是间歇性导尿。术前常规应用α受体阻滞剂可以有效地降低尿路并发症的发生率，同时缓解症状。早期直肠并发症多为大便次数增多及里急后重等直肠刺激症状，呈自限性，对症处理可缓解。

远期并发症：①慢性尿潴留，常见，主要与由膀胱颈部及尿道的放射线损伤而导致的瘢痕化有关，约有10%的患者最终需要行TURP来改善排尿，但这会使尿失禁的发生率明显增高。部分患者表现为尿道狭窄，可能与尿道球部的放射线剂量过高有关。这种情况可以通过定期尿道扩张来解决。②尿失禁，发生率为1%~24%，有TURP手术史的患者粒子植入后的尿失禁的发生率高达20%~85%。不严重者采取非手术治疗，严重者行尿道周围注射疗法或尿道悬吊手术。③性功能障碍，近距离放疗后性功能保留要好于外照射，性功能降低的发生率在治疗后3年和6年分别是64%和30%。性功能障碍的发生和治疗后恢复速度及程度与治疗前性功能、年龄和放射剂量有关。可采用药物治疗，如西地那非等。④直肠并发症，最常见的是直肠溃疡，其次是直肠炎，多在治疗后3年内出现，发生率与直肠接受的平均照射剂量、最大直肠剂量等有关。直肠前壁$0~0.7cm^2$受照剂量超过200Gy，或$0~15.1cm^2$剂量超过100Gy，都有可能出现并发症如直肠炎、直肠溃疡，建议不行直肠活检，以免造成前列腺直肠瘘。严重者需手术治疗，大便改道。

4. 新辅助内分泌治疗 由于目前临床诊断的水平不高，在术前诊断为局限性前列腺癌的患者中，41%的患者术前分期过低，导致实际治愈率比预期的明显降低。因此，对于术前诊断为$T_{2c}~T_{3a}$期前列腺癌患者，或术前预测手术难以彻底切除肿瘤组织的患者，在根治术前推荐进行内分泌治疗，以减少手术切缘阳性率。

新辅助内分泌治疗（NHT）不能消退已有的淋巴结转移灶和精囊的浸润。因此，该治疗方法最适合于T_2期前列腺癌患者，其次才是T_{3a}期。

治疗方法采用LHRHa和抗雄激素的MAB方法，也可单用LHRHa、抗雄激素药物或雌二醇氮芥，但MAB方法疗效更为可靠。采用新辅助治疗时，既要考虑到因治疗推迟手术时间的风险，同时又要考虑达到最佳疗效的治疗时间。目前新辅助治疗疗程推荐为3~9个月，一般为6个月。

由于该疗法临床应用时间短、各文献对于疗效的评估方法不一致及缺乏临床大样本间比较的资料，还不能十分肯定该疗法是否对总体长期存活率或存活时间有明显帮助。另外，新辅助内分泌治疗并不能显著降低肿瘤侵犯精囊率、淋巴结转移率和生化复发率等。该方法还存在一些不足之处：内分泌治疗具有一定的不良反应；费用高昂；治疗后前列腺周围纤维化、组织结构层面模糊，手术时分离困难，难以判断切除的范围和程度；以及延长术后康复等。因此，临床推广新辅助治疗应慎重。

5. 前列腺癌的辅助内分泌治疗　前列腺癌根治术后的辅助治疗（AHT）是考虑到手术未能彻底切除肿瘤组织，局部有癌细胞残留或手术切缘阳性，或术中发现远处已有转移，为了提高手术的成功率，而采取的辅助治疗措施。

（1）适应证：①根治术后病理切缘阳性。②术后病理淋巴结阳性（pN+）。③术后病理证实为 T_3 期（pT_3）或≤T_2 期，但伴有高危因素。④局限前列腺癌伴高危因素，根治性放疗后。⑤局部晚期前列腺癌放疗后。

（2）治疗方式：①最大限度雄激素全阻断（MAB）。②药物去势。③抗雄激素药物，包括甾体类和非甾体类。④手术去势。

（3）治疗时机选择：Bolla 等报道了对 415 例 T_3 期前列腺癌患者放疗后立即接受辅助内分泌治疗，时间为 3 年，结果显示单独放疗组与放疗+诺雷德组比较，5 年总存活率分别为 62%和 78%，5 年临床无瘤存活率分别为 40%和 74%，5 年疾病特异性存活率分别为 79%和 94%。目前认为，术后有辅助治疗指征的患者应早期接受至少 18 个月的治疗。

6. 随访

（1）随访指标

1）血清 PSA：①根治性前列腺切除术后 PSA 的监测，成功的根治术 6 周后应该检测不到 PSA。PSA 持续升高说明体内有产生 PSA 的组织，即残留的前列腺癌病灶。在根治性前列腺切除术后，连续两次血清 PSA 水平超过 0.2ng/mL 提示前列腺癌生化复发。②放射治疗后 PSA 的监测，放疗后腺体仍然存在，PSA 水平下降缓慢。放疗后 PSA 最低值是生化治愈的标志，也是一个重要的预后判断因素。总的来说，这个值越低治愈率越高，一般认为在 3~5 年之内 PSA 水平最低值达到 0.5ng/mL 者的预后较好。放疗后 PSA 水平升高超过最低值 2ng/mL 或以上被认为是放疗后生化复发的标志。大量资料表明，临床复发一般在生化复发 6~18 个月后出现。

2）DRE：可了解前列腺癌是否局部复发，在治愈性治疗后如果前列腺区有新结节出现时应怀疑局部复发。PSA 和 DRE 是随访中的一线检查方法。

3）TRUS 和穿刺活检：前列腺活检不作为常规随访手段。放射治疗后，如果不考虑补救性前列腺切除术和其他治疗方法时不推荐进行前列腺活检。如需活检，应该在放射治疗 18 个月以后进行。根治术后如果 PSA>0.5ng/mL、DRE 发现局部结节或经直肠超声检查发现局部低回声病变时建议行前列腺窝活检。

4）骨扫描与腹部 CT/MRI：检查目的是发现前列腺癌转移灶，对于没有症状和无生化复发证据的患者,骨扫描与腹部 CT/MRI 不推荐作为常规的随访手段,有骨骼症状的患者可以进行骨扫描检查。MRI 和骨扫描在前列腺癌复发病灶的检测中的作用越来越受到重视。骨扫描可以用于 PSA 水平>20ng/mL、PSADT<6 个月者。如果患者有骨骼疼痛,应该进行骨扫描,不必考虑血清 PSA 水平。

(2) 随访方案:①治愈性治疗之后就是随访的开始,第 1 次随访主要检查与治疗相关的并发症,如有无尿失禁、肠道症状及性功能状态等。可以根据肿瘤或患者的特点对随访方法做出相应修改,例如:对于低分化、局部进展的肿瘤或手术切缘阳性的患者应该随访更加严密。②对于无症状的患者监测,临床表现、血清 PSA 水平及 DRE 为常规随访方法,治疗后前 2 年之内随访应该每 3 个月进行 1 次,2 年后每 6 个月随访 1 次,5 年后每年随访 1 次。

(二) 晚期前列腺癌治疗

内分泌治疗可以延长前列腺癌 T_3 期进展到 T_4 期的时间,并且可以延长部分晚期前列腺癌患者的存活时间。观察等待治疗仅限于因治疗伴随的并发症受损大于延长生命和改善生活质量等获益的情况。

1. 内分泌治疗 已成为目前前列腺癌辅助治疗的首选,尤其是进展性、转移性前列腺癌。前列腺癌内分泌疗法可以通过以下途径发挥疗效:去除雄激素的来源,抑制垂体释放黄体生成激素,抑制类固醇合成,在靶组织内抑制雄激素作用等,从而阻止前列腺癌细胞的恶性生长。内分泌治疗目的是减轻症状,延缓肿瘤进展,属于姑息性治疗。

前列腺癌是进展相对缓慢的恶性肿瘤,临床一线内分泌治疗方法主要有去势(药物或手术),一线药物有康士德和氟他胺;二线药物主要有雌激素、酮康唑、糖皮质激素和 5α 还原酶抑制剂等。

(1) 内分泌治疗方法

1) 手术去势:Huggins 首先采用手术去势术治疗前列腺癌患者。优势是手术简单,起效快,能使 70%~80% 的患者暂时取得临床效果,费用低廉;缺点是不可逆性,年轻患者较难以接受。

手术上有两种方法,一是直接切除双侧睾丸;另一种是包膜下睾丸切除术,即在睾丸白膜内刮除所有组织,能够完全去除睾丸来源的雄激素,而且无须安装睾丸假体。手术去势可使睾酮迅速且持续下降至极低水平,仅有肾上腺分泌的少量睾酮。手术去势常与其他治疗联合应用。此方案国内较常采用,国外基本废弃。

2) 药物去势:促黄体生成素释放激素类似物 (LHRHa) 是一种肽类激素,1998 年后才正式应用于临床。人工合成的 LHRHa 活性比天然 LHRH 强 10~100 倍。LHRHa 与垂体前叶 LHRH 受体的亲和力强,从而抑制 LH 分泌,阻断睾丸合成和分泌睾酮。一般 LHRHa 使用 3~4 周后可使体内雄激素达到手术去势后的水平,因此称为"药物去势"。LHRHa 还可以直接降低睾丸对促性腺激素的敏感性。

临床常用的 LHRHa 药物：抑那通（醋酸亮丙瑞林）3.75mg，皮下注射，每 4 周 1 次；诺雷德（戈舍瑞林）3.6mg，皮下注射，每 4 周 1 次；布舍瑞林 0.5mg，皮下注射，每日 3 次，连用 7 天后改为喷鼻，每次 0.1mg，每日 3~6 次。

在首次给 LHRHa 后会立即产生一过性的垂体-性腺系统兴奋作用，ACTH 和肾上腺雄激素分泌增加，使血清睾酮水平迅速升高，一周后才开始下降，导致前列腺癌骨转移脊髓压迫等临床表现加剧。所以在使用 LHRHa 前 2 周或当日应加用 2 周的抗雄激素药物，抵消其对前列腺癌的不利影响。对已有膀胱颈梗阻及有脊椎转移患者，选用 LHRHa 应慎重，可选择手术去势。

3）雌激素：雌激素通过下丘脑-垂体-性腺轴的负反馈调节抑制垂体 LH，减少睾丸产生睾酮。雌激素还可以抑制雄激素活性，直接抑制睾丸 Leydig 细胞功能，以及对前列腺细胞的直接毒性。雌激素治疗对改善前列腺癌患者的总体存活率并无帮助。

常用的雌激素药物：①己烯雌酚，每次 1~2mg，每日 3 次。己烯雌酚需要连续应用 2 年以上才能达到药物去势的水平。长期使用己烯雌酚的最大并发症就是心血管毒性，低剂量肠溶阿司匹林（75~100mg/d）或许可以减少心血管意外，并增强疗效。己烯雌酚具有阻断癌细胞周期，诱发癌细胞凋亡的作用，尤其对雄激素非依赖性癌细胞更为明显，所以近来开始重新评价己烯雌酚的使用价值。②聚磷酸雌二醇，为长效制剂，每月肌内注射 1 次，每次 80~160mg，不良反应较少。③炔雌醇，口服，每次 0.05~0.5mg，每日 3~6 次。④三对甲氧苯氯乙烯，口服，每次 12mg，隔日服 1 次。⑤雌激素联合手术去势术，可以缓解前列腺癌晚期的骨痛，并使骨转移灶缩小，初始疗效为 80%。

药物去势的效果与手术去势相比较，患者在总存活率、症状缓解率、客观反应率等方面无差别，只是具有可逆性、心理创伤小等优点。不同 LHRHa 之间的总生存率也无差异。

4）对靶细胞雄激素阻断：抗雄激素药物的作用机制有以下两方面。与内源性雄激素竞争靶器官上的 AR，从而抑制 DHT 进入细胞核，阻断雄激素的胞内效应；促孕激素活性，抑制促性腺激素，降低血浆雄激素水平。抗雄激素药物的优点是能保持治疗前的性功能，被推荐为进展性前列腺癌的首选。

类固醇抗雄激素：①醋酸环丙氯地孕酮（环丙中地孕酮），具有孕激素作用，可阻止 DHT 与胞核内受体以及抑制垂体 LH 的释放。100 毫克/次，每日 2 次，口服。②醋酸氯羟基甲烯孕酮，具有明显的孕激素和抗雄激素作用，能抑制睾丸间质细胞分泌睾酮。每日口服 250mg，对大多数前列腺癌患者有效。③醋酸甲地孕酮，能抑制垂体促性腺激素的释放。每次日服 4mg，每月 2 次。疗效不如环丙甲地孕酮。④甲羟孕酮，具有中枢和外周抗雄激素作用。每次口服 100mg，每天 3 次；或肌内注射 150mg，每周 1 次。⑤醋酸氯地孕酮，每日口服 100mg，3 个月后服维持量，每日 50mg。

非类固醇类抗雄激素：①氟他胺（又称缓退瘤），具有抗雄性激素活性，通过竞争性阻断 DHT 与胞核内 AR 的结合，抑制雄激素的作用。每日 750mg，分 3 次饭后服用。长期应用要定期进行肝功能检查。单独应用 6 个月后可明显缩小前列腺体积，与手术去势术合用可提高疗效。②比卡鲁胺（又称康士得），与 AR 的亲和力是氟他胺的 4 倍。口服，每日 1 次，每次 50mg，可将剂量增至每日 200~300mg。③尼鲁米特，能与 AR 结合而阻止了雄激素的效应，对受体的作用较持久，也无雄激素作用。每日 300mg，4 周后改为维持量 150mg/d。不良反应有视觉障碍、酒精不耐受、呼吸障碍及肝功能异常。④酮康唑，抗真菌药物，小剂量不引起雄激素的变化，大剂量可抑制睾丸和肾上腺内睾酮的合成。每次 200~400mg，每日 3~4 次，口服。多次用药后可能使睾酮水平明显下降，一般 48 小时内达到去势水平，适用于需要快速降低睾酮水平者，不过，对前列腺癌脊柱转移伴有脊髓压迫者，将导致下肢瘫痪。

（2）内分泌治疗的不良反应及其处理措施

1) 胃肠道毒性反应：康士得的胃肠道反应发生率为 3%~5%，LHRHa 为 5%，雌激素为 4%~16%。症状随时间延长或减量可以自行消退，严重者则停药。非甾体类抗雄激素的肝毒性较强，尤其是氟他胺，发生率高达 25%。肝毒性反应多出现在治疗早期，因此每月需检查肝功能。肝功能不全者不宜接受抗雄激素药物。

2) 血管舒缩症状：典型表现为颜面部的一阵潮热，向下扩散到颈部和躯体，随后出汗，一般持续<5 分钟，一日可发作 10 余次。使用 LHRHa 时的发生率达 80%，可持续存在，原因是雄激素缺乏导致下丘脑负反馈机制改变，儿茶酚胺分泌增加刺激下丘脑温度调节中枢引发热度增加的感觉。治疗药物可选用孕激素、雌激素、抗抑郁药、维生素 E 等。甲羟孕酮 400mg 可使 81% 的患者的潮热明显改善，48% 的患者潮热可完全消失，而 150mg 时无效。

3) 男性乳房女性化：男性乳房女性化在雌激素治疗时的发生率为 50%~80%，单一抗雄激素治疗时发生率为 50%~70%；非甾体类抗雄激素联合手术或药物去势治疗时发生率较低，约为 13%。该现象与雌二醇增加有关。雌激素受体拮抗剂 Tamoxifen 可用于乳房增大、疼痛的治疗。

4) 体重和脂类成分的改变：内分泌治疗可以导致体重的增加，其病因可能为乏力导致的长期坐卧，食欲改变，或血清睾酮水平下降。

5) 贫血：内分泌治疗后易引起睾酮和 5-双氢睾酮缺乏，导致促红细胞生成素合成降低，造成正细胞正色素性贫血。其他原因如肿瘤浸润骨髓、化疗和放疗对骨髓的毒性、骨髓铁的再利用障碍等。皮下注射促红细胞生成素后，易于纠正。

6) 骨质疏松：去除雄激素是男性骨质疏松的一个重要危险因素，其中 LHRHa 的发生率高，而且常在治疗后 9 个月内出现。内分泌治疗 5~10 年后骨质疏松性骨折的发生率为 5%~20%。目前广泛用于抑制骨吸收的药物是二膦酸盐类，如阿伦膦酸、博宁和 Zoledronate 等。Zoledronate 是二膦酸中药效最强的，每 3 周静脉注射 4mg，可以显著降低骨转移率。

7）性功能障碍：睾酮水平的下降可同时使患者的性欲下降和勃起功能障碍。西地那非等抗磷酸二酯酶药物可以改善性生活。

（3）最大限度雄激素阻断（MAB）：前列腺癌患者去势后，血清中90%的睾酮可被清除，还有10%的睾酮来自肾上腺，而后者可以在前列腺内代谢为DHT，维持40%的DHT水平。因此，MAB的目的就是同时去除或阻断睾丸来源和肾上腺来源的雄激素，或许能达到更好的临床疗效。目前最大限度雄激素阻断（MAB）仅应用于根治术前的新辅助内分泌治疗。常用的方法为药物/手术去势联合抗雄激素药物，如氟他胺、醋酸环丙孕酮等。

使用MAB疗法最大的不利之处在于：使前列腺癌的雄激素依赖状态迅速丧失，预后更差；而且长期雄激素抑制导致患者生活质量下降，不良反应增多和费用昂贵。现在一般采用间歇性MAB（IMAB）疗法。治疗开始时用MAB，达到一定目标时完全停用内分泌治疗，待睾酮升至正常水平或PSA达到10~20ng/mL后，再开始下一疗程的MAB疗法。

MAB疗法时易发生雄激素撤除综合征现象。该综合征基于Akakura的试验结果于1993年提出的。MAB治疗时，部分前列腺癌患者出现疾病进展；停止MAB后，40%的患者反而出现症状缓解、生化指标下降等现象。原因是AR突变或前列腺癌不同克隆细胞存在平衡，当大量杀伤激素依赖性细胞时，受其制约的非依赖细胞增殖更快。

（4）间歇内分泌治疗（IHT）：是指前列腺癌患者接受内分泌治疗，当PSA降至正常或最低水平时，停止内分泌治疗；如果出现症状加重或PSA显著升高到一定水平时，则继续内分泌治疗。这种治疗周期不断重复，直到出现激素非依赖性停止治疗，表现为治疗期间PSA水平持续升高。IHT目的是延缓前列腺癌进展至雄激素非依赖状态的时间，延长部分患者无肿瘤进展及总生存期，减少不良反应。IHT也能改善了生活质量，如恢复性欲、性功能，并大大降低治疗费用。

1）IHT的治疗模式：多采用MAB方法。

2）IHT的停止治疗标准：PSA水平降低到最低值，国内推荐标准为PSA≤0.2ng/mL后，持续3~6个月。

3）间歇治疗后重新开始治疗的标准：报道不一，仍未能达成统一标准，如PSA>4ng/mL、PSA升至10~20ng/mL、PSA>20ng/mL、PSA升至治疗前水平的1/2。国内推荐当PSA>4ng/mL后开始下一轮治疗。

4）IHT适应证：已无法行根治性手术或放疗的晚期前列腺癌，局限性肿瘤根治切除不完全或切缘阳性，根治术后局部复发或生化复发，局部放疗后生化复发等。Kaneko等认为，间歇性激素治疗更适合于分化良好的、局限性或局部复发的前列腺癌患者，而持续性激素治疗适合于中度和分化极差的患者。

IHT作为一种标准治疗方式目前未能确定，还存在一定危险性。10%~20%前列腺癌患者治疗时已经是激素非依赖性，如果接受IHT治疗是危险的。而且，在停止IHT时，某些患者的肿瘤会加速发展到激素非依赖性阶段；以及在停用和再开始治疗时，除依据 PSA 外，是否有比 PSA 更准确的指标，如 PSMA、外周血循环的前列腺癌细胞等。

（5）内分泌治疗后随访：随访指标主要是 PSA 水平，同时采用一些主客观指标，如完全有效（CR）、部分有效（PR）、无变化（NC）和进展性疾病（PD）。CR 定义为所有症状和可辨认的损伤消失；PR 定义为可测量的病损体积缩小>50%，没有新的病损出现；NC 则是没有新病损出现；PD 则是可测量病损发展>25%，或出现新的病损。

1）内分泌治疗后随访项目：

PSA 检查：根据治疗前 PSA 水平和治疗初期 3~6 个月 PSA 水平下降情况，判断内分泌治疗的敏感性和反应的持续时间。治疗后 3 个月和 6 个月的 PSA 水平越低者，相对于高 PSA 水平者，可能对治疗反应性持续时间更长。

对于无症状患者进行规律的 PSA 监控可以更早发现生化复发，如 PSA 水平升高通常早于临床症状数月。不过，PSA 水平并非一个可靠的逃逸标志物，不可以单独作为随访检查。15%~34% 的患者发生临床进展，其 PSA 水平可正常。

肌酐、血红蛋白、肝功能监测：进展肿瘤中监测肌酐是有价值的，因为可以发现有无上尿路梗阻。血红蛋白、肝功能监测可以显示疾病进展和（或）内分泌治疗的毒性，后者常导致治疗中断。

骨扫描、超声和 X 线胸片：PSA 正常的无症状患者不需要行骨扫描。对内分泌治疗过程中出现 PSA 升高、骨痛等症状者应行骨扫描、B 超和 X 线胸片检查。

2）随访时机：推荐在内分泌治疗开始后每 3 个月进行随访。对于 M_0 期患者中治疗反应良好者，如症状改善，心理状况良好，治疗依从性佳，PSA 水平<4ng/mL，可每 6 个月随访 1 次。对于 M_1 期患者中治疗反应良好者，如症状改善，心理状况良好，治疗依从性佳，PSA 水平<4ng/mL，可每 3~6 个月随访 1 次。疾病进展时，随访间期应缩短。对于激素治疗抵抗的患者，发生疾病进展、按标准治疗无反应，可行个性化随访方案。

2. 冷冻治疗 前列腺癌的冷冻治疗（CSAP）是使用低温进行消融治疗的一种微创技术。1972 年，Reuter 率先报道了经会阴用探针治疗前列腺癌。1996 年 Shinohara 等使用 TRUS 实时监控冷冻过程，不仅可以精确定位，还降低了并发症发生率，促进了该技术在临床上的应用。

（1）适应证：①局限性前列腺癌，不适合进行外科手术或预期寿命<10 年的低危患者。②已发生转移的前列腺癌的姑息性局部治疗，以及前列腺癌根治性放疗或手术后的挽救性治疗。

（2）冷冻治疗分类和过程：冷冻治疗常用设备包括双平面的 TRUS、冷冻系统、冷冻探针和尿道加温设备。前列腺癌冷冻术分为经尿道冷冻术、内镜直视下冷冻术和经会阴冷冻术 3 类，其中后两类较适合于前列腺癌治疗。冷冻治疗时，TRUS 先评估前列腺体积及肿瘤大致位置，再放置冷冻探针，一般6根探针。为了避免损伤尿道，探针距尿道≥8mm。前列腺癌的冷冻治疗一般需进行连续2个冻融周期的处理，使中央部的腺体和血管神经束部位的温度都能降到-40℃，以保证治疗肿瘤的效果。患者一般不需要住院。治疗结束后保留导尿管3周，避免术后组织阻塞尿道，引起尿潴留。

（3）治疗效果：局限性前列腺癌初始冷冻治疗7年无生化复发存活率约为60%，而挽救性冷冻治疗2年的无生化复发存活仅为28%~74%。冷冻治疗后生化复发或活检阳性多发生在治疗后12个月内。冷冻治疗前、后比较，尖部复发率为9.5%，精囊为43.8%，而中叶和底部低，仅为4.1%和0。因此，对于局部进展性前列腺癌，冷冻治疗联合内分泌治疗和（或）放疗，可以提高肿瘤局部控制率。

冷冻治疗作为根治性放疗后局部复发的挽救性措施，挽救性冷冻治疗最佳适合患者为治疗前PSA<10ng/mL、Gleason评分<8分、临床分期<T_3期、无激素治疗史，能够耐受一定程度的麻醉风险。为了杀灭更多的癌细胞，缓解症状，冷冻治疗还是应该重复至少一次。

冷冻治疗后，血清PSA降至最低水平一般需3个月。因此，治疗后PSA复查应从第3个月开始，每6个月1次，PSA最低值可达<0.5ng/mL。治疗6个月后，前列腺体积才明显缩小，周围纤维化。

（4）冷冻治疗并发症：冷冻治疗特有的并发症包括组织腐肉形成、盆腔和直肠疼痛、尿道直肠瘘和尿道狭窄，其中尿道直肠瘘和尿道皮肤瘘发生率为13%，膀胱颈梗阻为2.3%，尿失禁为6.5%。挽救性冷冻治疗的并发症极高，最显著的勃起功能障碍，发生率达90%；其次为严重的尿道并发症，尿失禁发生率为10%。

3. 经尿道前列腺电切术（TURP）　　晚期前列腺癌最常见的临床表现是下尿路梗阻症状。姑息性TURP能明显改善前列腺症状评分（IPSS）及尿流率，而且可以反复使用。TURP适用于年龄超过70岁且预计存活期小于10年，且不适合根治术的前列腺癌晚期患者，同时伴有明显下尿路梗阻症状、反复尿路感染、顽固性严重血尿或尿潴留等。

由于前列腺癌大部分源自外周区，TURP不可能完全切除前列腺癌组织，因此不需要进行根治性TURP，只需改善下尿路症状即可。外括约肌受到癌细胞浸润的机会少于内括约肌，只要术中辨认精阜，准确定位，可以避免外括约肌损伤。如果癌组织已侵及精阜及外括约肌，导致精阜界标不清时，则明确外括约肌位置，简单切除，将后尿道切出一明显通道即可。和BPH的TURP相比，前列腺癌TURP的并发症不会增加，同样是安全的。TURP也不会引起前列腺癌的扩散。

前列腺癌放疗或内分泌治疗后出现尿潴留也可以进行TURP。以前认为尿失禁发病率高，因为TURP或肿瘤扩散或放疗对外括约肌造成了损伤。现在认为，放疗6个月内最好不手术。

影响TURP效果的因素主要有Gleason评分>7分和尿潴留史。有上述情况者，虽然不增加 TURP 的手术风险，但术后再次导尿和 TURP 的机会明显增加。

4. 高能聚焦超声（HIFU） 是利用压电晶体或声透等超声发生器，体外发射高能超声波，并在体内将超声波能量聚焦在选定的脏器组织区域内。文献报道 HIFU 对局限前列腺癌有较好的控制率，多针对年龄较大、预期寿命小于 10 年的局限性前列腺癌。并发症包括尿潴留、尿失禁、勃起功能障碍等。

5. 组织内肿瘤射频消融（RITA） 是将针状电极直接刺入肿瘤部位，通过射频消融仪控制单元和计算机控制，将大功率射频能量通过消融电极传送到肿瘤组织内，利用肿瘤组织中导电离子和极化分子按射频交变电流的方向作快速变化，使肿瘤组织本身产生摩擦热。当温度达到 65℃ 以上时，肿瘤组织产生不可逆的凝固性坏死，以达到治疗的目的。

到目前为止，仅有小样本的 I/II 期临床试验探讨了 RITA 治疗前列腺癌的可行性和安全性，初步结果显示对前列腺癌有治疗作用。

6. 前列腺癌寡转移与多转移灶的治疗 前列腺癌寡转移一般是指临床上一类转移病灶较少的前列腺癌。多少个病灶可以定义为寡转移性疾病？是 1、2、3 或是小于 5？目前没有统一的定义，然而有数据表明，寡转移性疾病患者预后比更广泛转移疾病更好。寡转移可以选择的治疗方案很多，如内分泌治疗、化疗联合内分泌治疗、局部手术、放疗联合内分泌治疗或局部治疗、内分泌治疗和化疗的三者联合，临床应根据患者的情况进行个体化治疗选择。常见的可手术切除的寡转移灶：睾丸、肺、肝、脑、肋骨等，常见的可局部放疗的寡转移灶：骨、淋巴结、肺、肝等。国外有泌尿专家建议寡转移的患者经局部手术治疗或放疗后联合 2 年以上全身内分泌辅助治疗或化疗，治疗效果较为理想。针对年轻的、身体条件较好的寡转移患者，建议手术治疗，而高龄寡转移或多转移患者建议化疗同时联合内分泌治疗。根据部分专家经验，局部手术、放疗技术的提高使肿瘤达到了很好的局部控制。但是目前仍然缺乏针对寡转移患者进行局部治疗的大型随机临床研究证据，期待未来有类似研究回答这个热门问题。

（三）复发前列腺癌的治疗

1. 根治术后前列腺癌复发 临床上有 27%～53% 接受了前列腺癌根治性治疗的患者在术后 10 年内发生肿瘤局部复发或远处转移，大多数复发或转移患者需接受进一步治疗。

（1）根治术后生化复发（PSA 复发）：成功的前列腺癌根治术一般 6 周后，血清 PSA 水平应该是不能被检测到。根治术后如果出现连续 2 次血清 PSA 水平 ≥ 0.2 ng/mL 提示前列腺癌生化复发。PSA 复发可以比临床复发提早 6～8 年出现。

（2）根治术后临床复发的评估方法：根治术后局部复发的可能性在以下几种情况时大于 80%，如术后 3 年才发生 PSA 上升；PSADT>11 个月；Gleason 评分 ≤ 6 分；病理分期 $\leq$ pT_{3a} 期。前列腺癌根治术后远处转移的可能性在以下几种情况时大于 80%，如术后 1 年内发生 PSA 上升；PSADT 在 4～6 个月；Gleason 评分在 8～10 分；病理分期为 pT_{3b}，pT_XpN_1。

1）DRE：如在前列腺区发现固定、质硬肿块时，应高度怀疑前列腺局部复发。

2）TRUS 和穿刺活检：常规前列腺穿刺活检价值不大，穿刺成功率低，除非局部有明显复发肿块；活检阴性也不表示可以排除局部复发。PSA 水平与活检结果有关，PSA>2.0ng/mL 时的阳性率高达 70%。现在认为，前列腺穿刺活检只用于可以接受挽救性治疗的患者。

3）骨扫描和 MRI：只有当 PSA>20ng/mL、PSA 倍增时间小于 6 个月或 PSA 速率大于每年 20ng/mL 时，全身 MRI 或骨扫描检查才有临床价值。如果患者出现骨痛等临床表现时，可以不考虑 PSA 是否复发，直接进行骨扫描或 MRI。

(3) 根治术后复发的治疗：如果肿瘤复发仅发生在局部前列腺窝内，则挽救性放疗是有效的；如果肿瘤已发生了远处转移，则主要采用内分泌治疗。

1）观察等待治疗：只适合那些低危险性或 PSA 复发早期的患者。

2）挽救性放疗：适合于前列腺局部复发而没有远处转移的患者。如果患者高龄或有较严重的全身性疾病，或发生症状前列腺癌的危险性不大，则没有必要接受挽救性放疗。PSA<1.5ng/mL 的复发患者挽救性放疗效果好，前列腺放疗剂量>64Gy。

3）内分泌治疗：常用方法为间歇性最大限度全雄激素阻断疗法，开始得越早效果越好。具体治疗方法详见内分泌治疗。

2. 放射治疗后前列腺癌复发　放疗后生化复发是指放疗后 PSA 值高于放疗后最低点 2ng/mL。放疗后，PSA 最低值是生化治愈的标志，一般认为在 3~5 年内 PSA<1ng/mL 的患者预后较好。如果 PSA 没有降至正常范围则说明肿瘤复发或残留，很可能在放疗时已经有隐匿的微转移灶；如果 PSA 降至最低值后继而上升意味着有局部复发可能；当 PSA 不断上升则高度提示有转移癌的危险。

(1) 放疗后复发的诊断：①DRE，其区分肿瘤结节和腺体放疗后相关的纤维化改变非常困难，因此常规不推荐 DRE 检测放疗失败患者。②放疗后 2 年，前列腺穿刺依然发现有前列腺癌细胞并有 PSA 上升，提示为局部复发并应考虑局部挽救性治愈性治疗。

(2) 放疗后复发的治疗

1）等待观察：适合于根治性放疗后只有局部复发的患者（低危患者，复发较晚，PSA 上升缓慢）。

2）挽救性手术：适应于预期寿命≥10 年、复发时临床分期≤T_2 期、活检 Gleason 评分<7 分、挽救术前 PSA<10ng/mL 的患者。挽救性手术难度大，术后并发症发生率高。术中是否行盆腔淋巴结清扫术，目前意见还不统一，但许多作者认为应常规进行。

3）挽救性近距离放疗：对于外照射后的局部复发、低风险的患者，可选用近距离放疗，特别是年长（>65 岁）和有手术禁忌证的患者。挽救性近距离照射后的 5 年无复发率为 50%。

4）冷冻治疗：对放疗后局部复发、初始临床分期小于 T_2 期，或放疗前 PSA<10ng/mL 的患者，比较适合冷冻治疗。

5）内分泌治疗：放疗后临床局部复发不愿或不能手术者，生化复发者和有远处转移者，均适合内分泌治疗。对出现生化复发不久的患者，若 PSA 倍增时间<12 个月，主张早期进行 IHT 疗法。

（四）去势抵抗性前列腺癌的治疗

大多数前列腺癌患者起初都对内分泌治疗有效，但经过中位时间 14~30 个月后，几乎所有患者病变都将逐渐发展为去势抵抗性前列腺癌（CRPC）。

1. CRPC 定义　经过初次持续雄激素剥夺治疗后疾病依然进展的前列腺癌。应同时具备以下条件：①血清睾酮达去势水平（<50ng/dl）。②间隔 1 周，连续 3 次 PSA 升高，较最低值升高 50%以上。

2. 二线内分泌治疗　对于去势抵抗性前列腺癌，雄激素受体仍有活性，因此必须继续雄激素抑制治疗，无转移的 CRPC 患者，可观察或选择二线内分泌治疗。

（1）加用抗雄激素药物：即使是激素难治性前列腺癌，肿瘤组织仍有雄激素敏感的癌细胞。因此，前列腺癌一线抗雄激素治疗失败后，可以在单一去势（手术或药物）治疗的基础上联合抗雄激素药物，25%~40%的患者 PSA 下降>50%，平均有效时间为 4~6 个月。

（2）停用抗雄激素药物：对于采用联合雄激素阻断治疗的患者，推荐停用抗雄激素药物，这样可以减缓雄激素非依赖细胞的增殖，并提高二线抗雄激素药物应用时的疗效。一般停药 4~6 周后，约 1/3 的患者出现"抗雄激素撤除综合征"，PSA 下降>50%，平均有效时间为 4 个月。

（3）抗雄激素药物互换：对于初次内分泌治疗后恶化的前列腺癌患者，交替使用抗雄激素药物治疗或许仍有效果。氟他胺和康士得可以在各自耐药时互换，25%~40%的患者仍能获益。

（4）肾上腺雄激素合成抑制剂：如酮康唑、氨基地芬诺酯、皮质激素（氢化可的松、泼尼松、地塞米松）。

（5）低剂量雌激素药物：如雌二醇、甲地孕酮等。

（6）醋酸阿比特龙：为 CYP17 抑制剂，可阻断包括睾丸、肾上腺和前列腺癌细胞来源的雄激素生物合成，从而最大限度降低体内乃至肿瘤细胞内的雄激素水平，对于大多数未经化疗的 mCRPC 患者，可使 PSA 下降>50%，而对于接受过多西他赛化疗且身体状况良好的 mCRPC 患者，采用醋酸阿比特龙联合泼尼松亦可使患者受益。

恩杂鲁胺是一种新型雄激素受体抑制剂，可为转移性去势抵抗性前列腺癌患者带来有临床意义的获益。FDA 已批准其用于经多西他赛既往治疗的患者人群，但尚未批准其在多西他赛前使用。

AR-V7是一种缩短型的雄激素受体，缺乏阿比特龙和恩杂鲁胺靶定的结合位点，约翰霍普金斯大学Sidney Kimmel综合癌症研究中心研究人员带领的一项研究表明，如果前列腺癌患者的肿瘤含有一种称为AR-V7的蛋白质——可在血液中检测到，那么他们在经过阿比特龙或恩杂鲁胺治疗后，很可能没有疗效。

3. 化学治疗　化学治疗只是CRPC患者综合治疗的一个重要组成部分，常联合内分泌治疗、生物治疗等。CRPC化疗作为姑息性治疗，能够减轻患者痛苦、改善生活质量且延长部分患者存活时间。神经内分泌细胞型CRPC具有不同于腺癌的生物学行为，与前列腺腺癌相比，对化疗更敏感，但是目前许多临床化疗时并没有区别对待两者。

（1）化疗药物：前列腺癌化疗常用的一线药物主要包括米托蒽醌、紫杉醇类和雌莫司汀。雌莫司汀的主要代谢产物雌二醇和雌酮氮芥对前列腺具有特殊的亲和力，既能通过下丘脑抑制促黄体生成素，降低睾酮的分泌，又有直接细胞毒作用。常与紫杉醇类及长春新碱合用，适用于晚期前列腺癌及去势抵抗性前列腺癌。如用药3~4周后无效，应立即停药。主要不良反应是胃肠道反应，少数患者有轻度骨髓抑制，减药或停药后可完全恢复；还可能出现血栓栓塞性疾病、乳房增大及性欲减退等。

紫杉醇及多西紫杉醇（DTX）均属植物生物碱类抗肿瘤药物，通过促进微管双聚体装配成微管，并防止去多聚化过程而使微管稳定，阻滞细胞于G和M期，从而抑制癌细胞的有丝分裂和增殖。多西紫杉醇活性是紫杉醇的1.3~12倍，而且在细胞内浓度比紫杉醇高3倍，细胞内滞留时间长。因此，多西紫杉醇用量要小于紫杉醇，效果更好。目前认为，以DTX为基础的化疗方案已成为治疗CRPC的标准化疗方法，能显著改善患者的生活质量和增长存活时间。

米托蒽醌是一种全新合成的DNA嵌入剂，可视为蒽环类抗生素类似物。其作用机制是通过和DNA结合，抑制其合成，导致细胞死亡。本药为细胞周期非特异性药物，和蒽环类药物无交叉耐药性。对晚期前列腺癌或去势抵抗性前列腺癌患者有明显姑息治疗作用，与肾上腺皮质激素联合应用时疗效更明显，可显著缓解骨痛，但对总生存期无明显延长。

雌二醇氮芥是一种以雌二醇17磷酸酯为载体的氮芥类化合物，具有烷化剂和雌激素的双重作用，其主要代谢产物雌二醇氮芥和雌酮氮芥对前列腺癌细胞有特殊亲和力，既能通过下丘脑抑制促黄体生成素的释放，降低睾酮的分泌，又有直接细胞毒作用。可与紫杉类、米托蒽醌、去甲长春碱、长春地辛等组成联合方案。

卡巴他赛是一种新颖的紫杉烷类药物，对多西紫杉醇失败的CRPC有效，其疗效优于米托蒽醌。

前列腺癌化疗目前多主张联合方案，目的是既提高疗效，又减少毒副作用。有条件的，化疗时加用粒细胞集落刺激因子和促红细胞生长因子等，明显改善化疗药物的骨髓、血液毒性，提高患者的耐受性，间接提高疗效。

(2) 化疗前对患者的评估：化疗前应综合判断 CRPC 患者的全身情况、疾病情况和经济状况等，可以参照风险评估表对 CRPC 患者病情进行评估。美国西南地区肿瘤协作组全身情况评判标准，分为 0~4 级。0 级表示患者能正常活动；1 级患者有全身症状，但能户外活动；2 级患者非睡眠卧床时间<50%；3 级非睡眠卧床时间>50%；4 级患者完全卧床。

(3) 化疗效果评估：预测化疗效果的指标有全身情况、治疗前血红蛋白水平、PSA 基线水平、骨转移灶的范围（数量、分布方式）和雄激素维持水平等，最常用的是 PSA。如果 PSA 持续升高或无反应，则患者预后差，存活时间短。目前 PSA 下降标准是 PSA 从化疗前水平下降>50%并维持≥4 周，预示存活时间较长。PSA 判断时，如果合用抗雄激素药物，要避免抗雄激素物质撤除综合征的影响，因其会使 PSA 水平下降，发生率为 30%。同时，还需要结合患者症状、影像学检查、核素检查来综合判断化疗效果。

4. 去势抵抗性前列腺癌的骨转移治疗　激素非依赖前列腺癌患者中，骨转移者达33%~85%，常见部位有脊柱、骨盆、肋骨和长骨等，少见部位为颅骨。骨转移以成骨型为多见，溶骨型及混合型少见。局部性骨痛往往是骨转移的首发症状，早于影像学检查，如果在脊柱部位，可以引起硬膜压迫症状和截瘫。骨转移的治疗目的主要是缓解骨痛、预防和降低骨相关事件的发生、提高生活质量、提高生存率。

前列腺癌骨转移引起骨痛的原因十分复杂，可能为：①被转移癌破坏的骨组织释放前列腺素、缓激肽等，刺激骨髓内的神经末梢。②转移癌浸润并且蔓延至神经支配丰富的骨膜。③肿瘤机械压迫导致骨组织变薄。④转移癌扩散至骨周围的神经组织（如神经根、臂丛、腰骶丛等）。

(1) 放射治疗方法

1) 体外放射治疗：可改善局部和弥漫性骨痛。因前列腺癌患者发生多处骨转移的机会较高，因此体外放射治疗的范围和剂量越大，不良反应越大。

2) 内照射：临床出现难以控制的骨痛时，使用麻醉药品镇痛的效果短暂且易成瘾，而采用放射性核素进行的内照射治疗，方法简便、疗效肯定，联合内分泌治疗效果会更好。目前国内用于治疗骨转移肿瘤的放射性核素主要有钐（^{153}Sm）、铼（^{188}Re）和锶（^{89}Sr）。

适应证：①前列腺癌广泛性骨转移，尤其是膈肌两侧的骨转移，不适合局部或半身放疗。②骨转移患者骨痛剧烈，镇痛药、化疗或内分泌治疗效果不佳者。③白细胞（WBC）≥3.5×10^9/L，血小板（PLT）≥80×10^9/L。

禁忌证：①骨显像提示转移灶主要为溶骨性冷区，且呈空泡状。②严重骨髓、肝、肾功能障碍。③1 个月内进行过细胞毒素治疗，白细胞呈下降趋势。④WBC<2.0×10^9/L，血小板<80×10^9/L。

放射性核素及其应用：①锶^{89}SrCl$_2$，^{89}Sr 是第 1 个用于缓解前列腺癌骨痛的放射性核素。^{89}Sr 释放 β 射线，有效杀伤半径为 8mm。^{89}SrCl$_2$ 应用后一般在 2~3 周内起效，6 周时效果最明显，持续时间可达 3~6 个月。控制疼痛完全有效率可达 20%，总有效率 85%。② ^{153}Sm-EDTMP，^{153}Sm 发射 γ 射线，可同时用于治疗和体内显像。^{153}Sm 标记的乙二胺四甲基磷酸（EDTMP）在体内非常稳定，静脉注射后易聚集于骨。镇痛有效率达 87%，疼痛缓解平均维持 3~4 周。③ ^{188}Re-HEDP，^{188}Re 发射适于治疗的 β 射线和 γ 射线，软组织中平均穿透距离 3mm。^{188}Re-HEDP 治疗前列腺癌性骨痛，剂量到 3.3GBq ^{188}Re-HEDP 时，如果血小板 > 200×10^9/L，剂量可增加到 4.4GBq。骨痛缓解率为 60%~92%，有轻度的骨髓毒性。

为了提高缓解骨痛的效果，临床上最常与内分泌治疗联合。接受双侧睾丸切除加氟他胺（250mg，每日 3 次）治疗后，配合放射性核素内照射治疗，其骨转移疼痛的缓解率明显高于单纯内分泌治疗，而且 3 个月后全身骨显像发现骨转移病灶好转现象。

3）放射免疫治疗（RIT）：放射免疫治疗属于肿瘤靶向治疗之一，就是用特异性靶向载体携带放射性核素，在体内肿瘤组织内高浓度聚集，核素发挥电离辐射的生物效应，直接对癌细胞进行近距离内照射，而对周围正常组织损伤极小。放免治疗常用的载体首先是人源化抗体，其次是生物活性肽、靶向性基因和磁性纳米粒；而放射免疫治疗中常用放射性核素主要是：^{90}Y、^{177}Lu、^{131}I、$^{186/188}$Re 和 ^{67}Cu。

J591 是针对 PSMA 的 IgG1 单抗。J591 最佳放射免疫剂量为 25mg，免疫治疗为 100mg。Bander 等的一期试验发现，^{177}Lu 标记的 J591 注入 35 例激素难治性前列腺癌患者中，11% 患者的 PSA 水平下降，并持续 3~8 个月，46% 的患者 PSA 稳定不升高平均达 60 天，而且在所有患者的骨和软组织转移灶上显像。用 ^{90}Y 标记的 J591 注入 29 例患者中，7% 患者 PSA 下降，持续达 8~8.5 个月，21% 的患者 PSA 未升高。经比较，^{177}Lu-J591 更适合治疗体积小的肿瘤（<5mm），^{90}Y 适合于体积较大的肿瘤（<1cm）。

（2）唑来磷酸：是第三代双磷酸盐，能够持续缓解骨痛，降低骨相关事件的发生率，延缓骨并发症发生的时间。是目前治疗和预防激素非依赖前列腺癌骨转移的首选方法。推荐剂量：唑来磷酸 4mg，15 分钟静脉滴注，每 4 周 1 次。为了避免药物对肾功能的损害，静脉滴注时间不少于 15 分钟。研究证明，唑来磷酸 4mg，15 分钟静脉滴注对肾功能无明显影响，与安慰剂比较无显著差异。

（3）镇痛药物治疗：世界卫生组织（WHO）已经制订了疼痛治疗指南，也适用于前列腺癌骨转移患者。镇痛治疗必须符合这一指南，规律服药（以预防疼痛），按阶梯服药：从非阿片类药物至弱阿片类，再至强阿片类药物的逐级上升，还要进行适当的辅助治疗（包括神经抑制剂、放疗、化疗、手术等）。

晚期前列腺癌转移性骨痛十分剧烈，化疗缓解率一般 <50%，起效慢，应以放疗、非甾体类抗炎药物（如 Cox 抑制剂）和皮质激素治疗为主。放射性药物 ^{89}Sr 等的缓解骨痛的效果为 25%~65%，并可以与外照射合用治疗局限型骨痛。对于急性硬膜外脊髓压迫症，首先静脉大剂量皮质激素，如地塞米松 16~100mg/d；或静脉推注 10mg 地塞米松，再 4mg/6h，同

时联合放疗。

（4）分子靶向和免疫治疗：靶向治疗的代表药物是地诺单抗，是一种抗核因子 KB 配体受体活化因子的人源性单克隆抗体，可有效延长首次发生骨相关事件的中位时间。前列腺癌疫苗：新型的自体细胞免疫疗法，2010 年 4 月获得美国 FDA 批准用于治疗 mCRPC，是迄今为止首个被 FDA 批准的治疗性癌症疫苗。细胞毒 T 淋巴细胞相关抗原-4（CTLA-4）是一种免疫调节分子，当它活化时能够对细胞毒性 T 淋巴细胞发出抑制性信号，为肿瘤细胞的免疫逃避提供便利条件。而 Ipilimumab 正是针对 CTLA-4 的单克隆抗体药物，阻止肿瘤细胞免疫逃避，2011 年被 FDA 批准用于治疗黑色素瘤，但有临床试验发现对 mCRPC 也有效果，目前尚持续在临床试验中观察疗效。

目前循环肿瘤细胞（CTC）的检测已取得了突破性的进展，但是各种检测方法仍无统一的标准，仍需在未来的研究中建立标准化的检测方法，以提高 CTC 检测的灵敏度及特异度。CTC 计数对前列腺癌患者预后的预测作用已得到了初步证实，在治疗前进行基线 CTC 计数及治疗过程中检测 CTC 数目的变化，将有助于评价抗肿瘤药物对前列腺癌的治疗效果及评估患者预后。分析研究 CTC 的分子生物学特征，将有助于指导前列腺癌患者的个体化治疗，寻找新的治疗靶点，为新型抗前列腺癌药物的开发提供理论依据，最终造福患者。

（梁　明）

第七章

临床病例

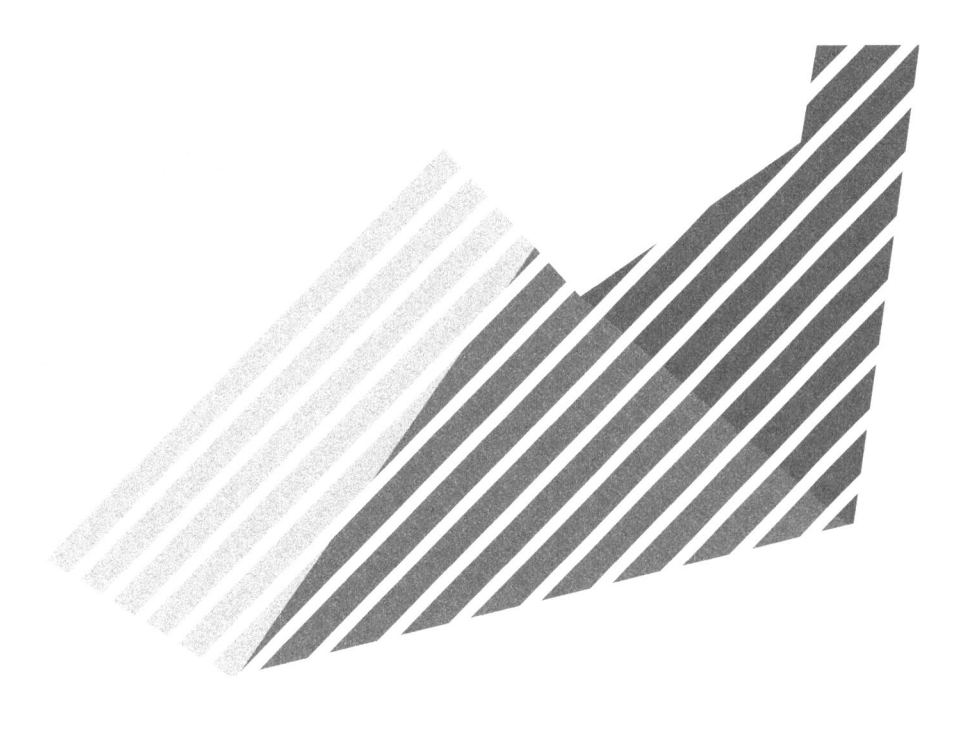

第一节 多囊肾合并感染

一、病历摘要

(一) 基本信息

患者：唐某，男，39岁。

主诉：多囊肾间断出血2年余，加重半个月余。

现病史：患者于10年前肾区疼痛难忍，至当地医院就诊，诊断为"左肾结石、多囊肾"，行经皮肾镜取石好转后出院，5年前复查肌酐大于400μmol/L（具体数值不详），行腹膜透析置管术后规律腹膜透析。2年前无明显诱因出现肾脏囊肿破裂出血，当地医院予止血针处理后出血停止，此后每2～3个月发作一次，止血针处理后症状可缓解。2020年1月起，患者肾脏出血频繁，至当地医院就诊，未能有效解决肾脏破裂出血问题。因肾脏囊肿体积较大，于5月份更换腹膜透析，行血液透析。半个月前，再次因腹痛至当地医院住院治疗，诊断为"慢性肾脏病5期、肾囊肿破裂伴出血、肾性贫血"，入院查血红蛋白51g/L，予输O型Rh阳性去白红细胞悬液、抗感染、维持水电解质平衡、止血、CRRT等对症治疗，今日为求进一步诊治来院，以"多囊肾"收入院。患者自发病以来，无咳嗽、咳痰，无胸闷、心慌、气短，无尿频、尿急、尿痛，无排尿困难、肉眼血尿，精神及食欲欠佳，睡眠可，大便正常，尿量减少，近期体重无明显消瘦等。

既往史：高血压病史9年余，现口服"苯磺酸氨氯地平、可乐定"，血压控制可。乙肝"小三阳"病史。否认心脏病、糖尿病、脑血管疾病、精神疾病病史。否认结核、疟疾病史。预防接种史随当地。2010年行经皮肾镜取石术，2015年行腹膜透析置管术，2020年行动静脉内瘘成形术。否认输血史。否认食物、药物过敏史。

个人及婚育史：已婚已育，久居当地，无疫源接触史，无粉尘及毒化学物品接触史，无吸烟、饮酒史。

家族史：否认家族性遗传性及传染病病史。

(二) 体格检查

体温38.1℃，脉搏87次/分，呼吸18次/分，血压111/67mmHg。发育正常，营养良好，慢性病容，表情正常，自动体位，神志清楚，精神一般，查体合作。腹平坦，无腹壁静脉曲张，腹部柔软，无压痛、反跳痛，腹部无包块。肝脏肋下未触及，脾脏肋下未触及，墨菲征（-），肠鸣音未见异常，5次/分。双侧肾区对称，无隆起，双侧肾区叩击痛（+/-），两侧输尿管走行区无明显压痛，耻骨上区未触及肿块，阴毛呈男性分布，阴茎发育正常。

(三) 辅助检查

生化检查：白蛋白25.5g/L（参考值35～50g/L），肌酐1 226μmol/L（参考值58～

110μmol/L)，钾 4.72mmol/L（参考值 3.5~5.1mmol/L），钠 139.5mmol/L（参考值 137~145mmol/L），总蛋白 56.4g/L（参考值 63~82g/L）。

血常规：C-反应蛋白 102.8mg/L（正常值<10mg/L），血细胞比容 18.5%（参考值 40%~50%），血红蛋白 58g/L（参考值 130~175g/L），淋巴细胞计数 $0.45×10^9$/L［参考值（1.1~3.2）$×10^9$/L］，中性粒细胞计数 $4.60×10^9$/L［参考值（1.8~6.3）$×10^9$/L］，中性粒细胞百分比 82.2%（参考值 40%~75%），血小板计数 $159×10^9$/L［参考值（125~350）$×10^9$/L］，红细胞计数 $1.96×10^{12}$/L［参考值（4.3~5.8）$×10^{12}$/L］，白细胞计数 $5.60×10^9$/L［参考值（3.5~9.5）$×10^9$/L］，降钙素原 2.180ng/mL（正常值<0.05ng/mL）。

泌尿系 CT（图 7-1）：①两肾多囊肾改变，请结合临床，必要时增强 CT 检查。②肝脏多发囊肿。③胆囊结石、胆囊炎。

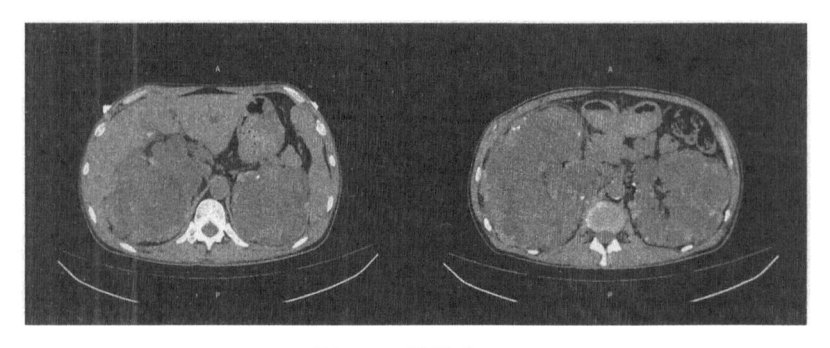

图 7-1 泌尿系 CT

（四）诊断

1. 常染色体显性遗传性多囊肾病（ADPKD）。
2. 肝脏多发囊肿。
3. 胆囊结石、胆囊炎。
4. 尿毒症。

（五）诊疗经过

患者入院后在肾内科行三次血液透析治疗，并输 O 型 Rh 阳性去白红细胞悬液、抗感染、维持水电解质平衡、止血、CRRT 等对症治疗。复查血常规：C-反应蛋白 237.43mg/L，血细胞比容 20.6%，血红蛋白 101g/L，淋巴细胞计数 $0.40×10^9$/L，淋巴细胞百分比 9.4%（参考值 20%~50%），单核细胞百分比 10.8%（3%~10%），中性粒细胞计数 $3.38×10^9$/L，中性粒细胞百分比 78.6%，血小板计数 $176×10^9$/L，红细胞计数 $2.23×10^{12}$/L，白细胞计数 $4.30×10^9$/L。感染指标仍未控制。

经过科室讨论，决定行双侧肾囊肿切除术，术中出血约 500mL，麻醉满意，术后患者转入外科重症监护病房（SICU）。术后复查降钙素原 7.70ng/mL，总钙 1.86mmol/L（参考值

2.10~2.60mmol/L)，肌酐 857μmol/L，钾 6.37mmol/L，钠 138.7mmol/L，总胆红素 17.9μmol/L（参考值 3~22μmol/L），C-反应蛋白 168.23mg/L，嗜酸性粒细胞计数 $0.04×10^9/L$［参考值 $(0~0.5)×10^9/L$］，嗜酸性粒细胞百分比 0.5%（参考值 0.4%~8.0%），血细胞比容 25.0%，血红蛋白 82g/L，红细胞计数 $2.81×10^{12}/L$，白细胞计数 $8.77×10^9/L$。病情稳定，一般生命体征可，在 SICU 予以美罗培南抗感染治疗，予以抑酸、补液等对症支持治疗。后续继续行血液透析治疗。

（六）随访

目前患者一般生命体征稳定，感染得到控制。

二、病例分析

患者多囊肾，尿毒症晚期，故先考虑行血液透析治疗。主要处理因多囊肾出血引发的感染问题，考虑患者双侧肾脏均无功能，且排除恶性肿瘤的可能后，行双侧多囊肾切除术，术后转 SICU 抗感染和血液透析治疗，目前患者一般生命体征稳定，感染得到控制。

三、疾病介绍

常染色体显性遗传性多囊肾病（ADPKD）是临床最常见的遗传性肾脏疾病，常在 40~70 岁进展为终末期肾病。大量的肾囊肿、肝囊肿是 ADPKD 最显著的特征。ADPKD 的临床表现常有疼痛、血尿，也可出现胃肠道症状或高血压。肾囊肿感染是 ADPKD 的常见并发症，也是加重肾功能损害的重要因素，其临床特征和影像学表现不典型，故使诊断面临挑战。ADPKD 的发病与三个基因（PKD1、PKD2、PKD3）的突变有关，其中 PKD1 基因位于 16 号染色体短臂，其突变发生率约 85%，PKD2 基因位于 4 号染色体长臂，其突变率约 15%，PKD3 突变仅在极少数病例中发生，目前未能定位。

ADPKD 合并肾囊肿感染的临床表现不典型，与上尿路感染症状类似，表现为腰痛伴高热，甚至感染性休克，若并发肾周脓肿，全身症状更重。目前，ADPKD 发生肾囊肿感染的机制不明，可能与囊肿局部血流量减少、细胞和激素免疫效应物降低囊壁的通透性、囊肿引流不畅和环境中细菌污染等因素有关。ADPKD 引流囊液发现细菌和白细胞时可确诊肾囊肿感染。当无法获取囊液时，基于以下三个临床标准中的两个可认为是肾囊肿感染：①高热>38℃，至少 3 天。②腰腹痛和血 C-反应蛋白>50mg/L。CT 诊断肾囊肿感染主要基于囊壁增厚和囊内成分不均匀。

ADPKD 合并肾囊肿感染的诊断标准：①囊肿抽吸物显示感染迹象（中性粒细胞碎片和（或）微生物，可确诊。②存在以下所有特征，临床可确诊：发热（体温>38℃，持续 3 天）、腰痛、C-反应蛋白>50mg/L，以及近期没有显著的囊内出血或其他发热原因。③至少一个肾囊肿中检测到具有厚壁和（或）超声学增强的碎片时，可能存在肾囊肿感染。④CT

和MRI至少一个肾囊肿中检测到壁增厚和（或）病变周围炎症时，可能存在肾囊肿感染。⑤抗菌药物治疗有效和感染根除，有效和感染根除定义为发热消失、C-反应蛋白水平恢复正常及至少两次血液和（或）尿液培养阴性。

治疗包括保守治疗和手术治疗。保守治疗一般作为多囊肾合并感染的第一步，应用抗菌药物应遵循的原则：①及时根据细菌培养选择敏感抗菌药物。②选择对肾功能无损害或损害较小的药物。③应用经肾脏滤过和分泌的、能在囊内达到较高浓度的抗菌药物。④联合应用抗菌药物。保守治疗的失败率高，约有75%的患者在经保守治疗后转手术治疗。经皮肾囊肿穿刺引流术被公认为能有效治疗ADPKD肾囊肿感染。引流术对直径大于5cm的感染性囊肿有利，尤其是抗菌药物治疗效果差，更需要引流。如果发热持续1~2周，适当的抗菌药物治疗无效，推荐在超声或CT引导下行肾囊肿穿刺引流，将带侧孔的导管置入靶囊肿，并将内容物完全抽吸送培养。对于不适宜穿刺或双侧多发多囊肾的患者，考虑进一步手术治疗，可行肾囊肿去顶减压术或者患侧多囊肾切除术。

四、病例点评

多囊肾常为常染色体显性遗传病，好发于中青年。多数患者在疾病早期未有明显症状，因此忽视了该病的治疗与控制。晚期多囊肾患者会有肾区疼痛、肿大，囊肿破裂出血时会伴有血尿，如不及时处理，可能引发休克和腹腔内感染。目前多囊肾的治疗以手术治疗为主，肾囊肿去顶减压术可以有效缓解囊肿对肾组织的压迫，组织血流得以恢复。对于一侧多发囊肿且肾功能检查提示患侧肾无功能、对侧肾功能良好的患者，可选择患侧多囊肾切除术。对于多囊肾的患者，应当长期监测其肾功能，并控制血压，预防外源性的感染和出血。

（姜　博）

第二节　急性前列腺炎

一、病历摘要

（一）基本信息

患者：尹某某，男，64岁。

主诉：排尿困难伴发热2天余。

现病史：患者诉2天前着凉后，出现尿频、尿急、尿痛，伴下腹部胀痛不适，后出现排尿困难，就诊于外院，留置导尿管，并予以青霉素抗感染治疗，症状好转后出院。今患者出现发热，体温最高40℃，外院查血常规白细胞计数$15×10^9/L$，遂来院就诊，门诊拟以"急性前列腺炎"收治入院。患者自起病以来，胃纳尚可，睡眠可，大便未解，近期体重无明显增减。

既往史：否认高血压、心脏病病史，否认糖尿病、脑血管疾病、精神疾病病史；否认肝炎、结核、疟疾等传染病病史；预防接种史随当地；否认手术外伤史；否认输血史；否认食物、药物过敏史。

个人及婚育史：已婚已育，久居当地，无疫源接触史，无粉尘及毒化学物品接触史，无吸烟、饮酒史。

家族史：父母已故，具体死因不详。否认家族性遗传性及传染病病史。

（二）体格检查

体温38.9℃，脉搏95次/分，呼吸20次/分，血压130/90mmHg。发育正常，营养良好，正常面容，表情自如，自动体位，神志清楚，精神状态良好，查体合作。双侧肾区对称，无隆起，无压痛及叩击痛，两侧输尿管走行区无明显压痛，耻骨上区未触及肿块，阴毛呈男性分布，外阴未见明显异常。

直肠指诊：前列腺Ⅰ度增大，硬度适中，表面光滑，未触及明显结节硬块，无压痛，中央沟存在，稍变浅。

（三）辅助检查

CT示：前列腺饱满伴钙化，盆腔积液（图7-2）。

血常规：C-反应蛋白160.87mg/L（参考值<10mg/L），降钙素原0.684ng/mL（正常值<0.05ng/mL），中性粒细胞百分比87.8%（参考值40%~75%），白细胞计数4.26×10^9/L［参考值（3.5~9.5）$\times10^9$/L］。

尿常规：红细胞664/μL，白细胞56/μL，细菌372/μL。

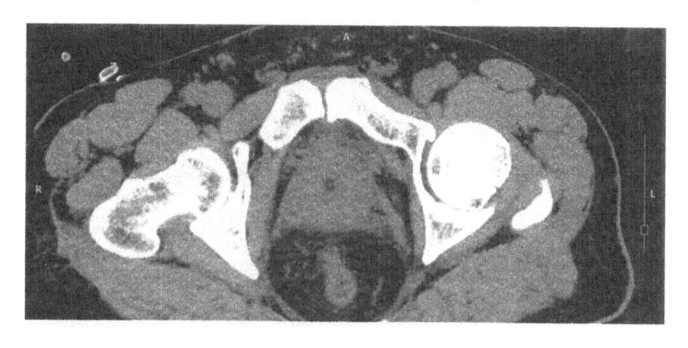

图7-2 CT

前列腺特异抗原：53.48ng/mL。

（四）诊断

急性前列腺炎。

（五）诊疗经过

泌尿外科常规护理，予留置导尿管、抗感染、补液治疗，患者体温正常，情况稳定，予以出院。

（六）随访

患者目前体温正常，情况稳定。

二、病例分析

患者为老年男性，主因"排尿困难伴发热2天余"入院。患者体温升高，血常规结果支持细菌感染，尿常规中感染指标升高明显，排除其他感染源可能，确定是尿路感染。CT检查提示前列腺饱满伴钙化，同时伴有盆腔积液，偏向炎性渗出，前列腺特异抗原示53.48ng/mL，基本确定是急性前列腺炎。

同时需要与神经源性膀胱、尿道狭窄相鉴别。①神经源性膀胱：可引起排尿困难、尿潴留或泌尿系感染等与前列腺增生相似的症状，但神经源性膀胱患者常有明显的神经系统损害的病史和体征，如下肢感觉和运动障碍、便秘、大便失禁、会阴部感觉减退或丧失，肛门括约肌松弛、收缩力减弱或消失。直肠指诊前列腺并不增大。②尿道狭窄：有排尿困难、尿流细或尿潴留等症状，但有尿道损伤、尿道感染的病史；直肠指诊前列腺不增大，且明显向上移位；尿道探子检查，狭窄处探子受阻，膀胱尿道造影检查能显示狭窄，患者症状与体征不符。

三、疾病介绍

前列腺炎是成年男性的常见病之一，虽然不是一种直接威胁生命的疾病，但严重影响患者的生活质量。美国国立卫生研究院（NIH）根据对前列腺炎的基础和临床研究情况，将前列腺炎分为四型（Ⅰ~Ⅳ）：急性前列腺炎属Ⅰ型，起病急，可表现为突发的高热，伴有持续和明显的下尿路感染症状，尿液中白细胞数升高，血液或尿液中的细菌培养阳性。病原体感染为主要致病因素。由于机体抵抗力低下，毒力较强的细菌或其他病原体感染前列腺并迅速大量生长繁殖而引起，多为血行感染、经尿道逆行感染。病原体主要为大肠埃希菌，其次为肺炎克雷伯菌、变形杆菌、假单胞菌、金黄色葡萄球菌等，绝大多数为单一病原菌感染。

急性前列腺炎的诊断主要依靠病史、体格检查和血、尿的细菌培养结果。急性前列腺炎主要表现为突然发病，有寒战、发热、疲乏无力等全身症状，伴有会阴部和耻骨上疼痛，尿路刺激症状和排尿困难甚至急性尿潴留。体检时可发现耻骨上压痛、不适感，有尿潴留者可触及耻骨上膨隆的膀胱。直肠指检可发现前列腺肿大、触痛、局部温度升高和外形不规则等，禁忌进行前列腺按摩。正常的前列腺液检查中白细胞<10个/HP，卵磷脂小体均匀分布于整个视野，pH 6.3~6.5，红细胞和上皮细胞不存在或偶见。当白细胞>10个/HP，卵磷脂小体数量减少，有诊断意义，白细胞的多少与症状的严重程度不相关。如前列腺按摩后收集不到前列腺液，不宜多次重复按摩，可让患者留取前列腺按摩后尿液进行分析。在明确诊断后应进行中段尿的染色镜检、细菌培养与药敏试验，以及血培养与药敏试验，以选择敏感抗生素。B超检查可发现前列腺结石或钙化，且其大小与症状成正相关。CT和MRI：对除外泌尿系统其他器质性病变，鉴别精囊、射精管等盆腔器官病变有潜在应用价值，对于持续发热或药物治疗效果不佳的前列腺炎患者，CT或MRI有助于诊断前列腺脓肿。

急性前列腺炎治疗包括运用广谱抗生素、对症治疗和支持治疗。一旦临床确诊可立即使用抗生素治疗，治疗前留取血尿标本进行菌培养，待培养结果后，再选用敏感抗生素治疗。推荐开始时经静脉应用抗生素，如广谱青霉素、三代头孢菌素、氨基糖苷类等。待患者的发热等症状改善后，推荐使用口服药物（如氟喹诺酮），疗程至少4周。症状较轻的患者也应使用抗生素2~4周。急性细菌性前列腺炎伴尿潴留者可采用耻骨上膀胱穿刺造瘘引流尿液，也可采用细管导尿，但留置尿管时间不宜超过12小时。伴脓肿形成者可采取经直肠超声引导下细针穿刺引流、经尿道切开前列腺脓肿引流或经会阴穿刺引流。

四、病例点评

急性前列腺炎是成年男性常见疾病。它的全身症状有突然发热、寒战、乏力、全身不适、关节痛、肌肉痛等，同时伴有尿频、尿急、尿道灼痛、排尿困难或引起急性尿潴留，直肠指检可发现前列腺肿胀、触痛明显，质软，表面光滑，脓肿形成即有波动感。急性前列腺炎的治疗主要以药物治疗为主，物理治疗为辅。采取抗生素类药物或抗炎镇痛类药物进行治疗，消除炎症，使症状得到缓解，控制病情。也可通过微波、按摩等物理方法进行辅助治疗，也有利于促进体内炎症的消除。

（姜　博）

第三节　急性肾盂肾炎

一、病历摘要

（一）基本信息

患者：葛某某，女，62岁。

主诉：反复右侧腰部酸痛3天，加重伴高热半天。

现病史：患者于3天前无明显诱因出现右侧腰部及右中下腹疼痛不适，初未在意，未就诊，半天前出现腰腹痛加剧，伴发热，体温最高达39℃，无明显恶心呕吐、腹胀，无明显尿频、尿急、尿痛，无肉眼血尿及脓尿。遂来急诊内科就诊，查血常规示白细胞计数$24.5×10^9/L$，中性粒细胞百分比94.5%，C-反应蛋白287.51mg/L，降钙素原25.55ng/mL，肌酐155μmol/L；查CT提示右肾周围渗出性改变，右肾盂输尿管扩张积水，右输尿管盆段结石。在急诊予以补液、抗感染等对症支持治疗，现为进一步诊治，门诊以"右侧肾盂肾炎，右输尿管结石"收住入院。患者发病以来，精神欠佳，食欲欠佳，睡眠欠佳，大小便可，近期体重无明显消瘦等。

既往史：否认高血压、心脏病病史，否认糖尿病、脑血管疾病、精神疾病病史，否认肝炎、结核、疟疾等传染病病史，预防接种史随当地。否认手术外伤史，否认输血史，否认食物、药物过敏史。

个人及婚育史：已婚已育，久居当地，无疫源接触史，无粉尘及毒化学物品接触史，无吸烟、饮酒史。

家族史：父母已故，具体死因不详。否认家族性遗传性及传染病病史。

（二）体格检查

体温38.4℃，脉搏110次/分，呼吸18次/分，血压130/80mmHg。发育正常，营养良好，急性面容，表情痛苦，被动体位，神志清楚，精神较差，查体欠合作。腹平坦，无腹壁静脉曲张，腹部柔软，无压痛、反跳痛，腹部无包块。肝脾脏肋下未触及，墨菲征（-），肠鸣音未见异常（4次/分）。双侧肾区对称，无隆起，右肾区叩击痛（+），两侧输尿管走行区无明显压痛，耻骨上区未触及肿块，阴毛呈女性分布，外阴未见明显异常。

（三）辅助检查

CT：两肺下叶及左肺上舌段少许炎症；右肾周围渗出性改变，右肾盂输尿管扩张积水，右输尿管盆段结石，请结合临床。

血常规：白细胞计数$24.5×10^9$/L，中性粒细胞百分比94.5%，C-反应蛋白287.51mg/L，降钙素原25.55ng/mL，肌酐155μmol/L。

（四）诊断

1. 右侧肾盂肾炎。
2. 右输尿管结石伴梗阻。
3. 脓毒血症。

（五）诊疗经过

患者入院后积极完善各项检查，急诊行全麻下右输尿管镜检查+输尿管内支架置入，术中见膀胱内尿液浑浊，可见多个黄白色絮状物、沉淀物漂浮，右侧输尿管内尿液非常浑浊，输尿管中上段略扩张，到近肾盂输尿管连接部（UPJ）处未见明显结石和新生物。患者全身感染症状重，感染性休克代偿期，予地塞米松5mg静脉推注；患者术中血压较低、心率持续较快，予去氧肾上腺素1支对症处理。术后转SICU，接心电监护，持续吸氧。

术后第一天查血示：C-反应蛋白244.45mg/L（正常值<10mg/L），血红蛋白99g/L（参考值115~150g/L），中性粒细胞百分比96.2%（参考值40%~75%），白细胞计数$19.73×10^9$/L[参考值$(3.5~9.5)×10^9$/L]，白蛋白24.2g/L（参考值35~50g/L），尿素14.5mmol/L（参考值2.5~6.1mmol/L），氯99.6mmol/L（参考值98~107mmol/L），肌酐179μmol/L（参考值46~92μmol/L），钾3.35mmol/L（参考值3.5~5.1mmol/L），乳酸

1.6mmol/L（参考值0.7~2.1mmol/L），钠131.1mmol/L（参考值137~145mmol/L），部分凝血活酶时间36.3秒（参考值25.0~36.2秒），D-二聚体2.55mg/L（正常值<1mg/L FEU），纤维蛋白原4.78g/L（参考值2~4.5g/L），降钙素原28.2ng/mL（正常值<0.05ng/mL）。患者存在泌尿系感染、脓毒血症，继续抗炎支持治疗，美罗培南1g，加用血必净协同抗炎治疗。同时警惕感染导致多脏器功能不全的发生，监测尿量，动态观察肾功能变化，纠正低蛋白及低钾血症，维持电解质内环境稳定。

转出SICU时，复查C-反应蛋白202.97mg/L，血红蛋白110g/L，白细胞计数13.50×10^9/L，肌红蛋白120.7ng/mL（<70ng/mL），降钙素原13.020ng/mL，白蛋白28.1g/L，尿素9.8mmol/L，总钙2.08mmol/L（2.1~2.6mmol/L），氯109.2mmol/L，肌酐155μmol/L，钾3.43mmol/L，总蛋白61.2g/L（63~82g/L）。继续予以莫西沙星抗感染、解痉、补液等对症治疗。

经过积极治疗1周后，患者肌钙蛋白I（高敏）0.011ng/mL，脑利钠肽前体108.10pg/mL，C-反应蛋白84.73mg/L，血红蛋白103g/L，中性粒细胞计数7.8×10^9/L，中性粒细胞百分比79.9%，红细胞计数3.47×10^{12}/L，白细胞计数9.81×10^9/L，肌酐103μmol/L，钠146.5mmol/L。患者神清，精神可，无发热、头晕、胸闷、心慌等不适，查体腹软，无明显压痛及反跳痛；患者现留置导尿接袋，引流畅，尿色清，一般情况尚可，予以出院。

（六）随访

目前患者健康状况可，各项生命体征稳定。

二、病例分析

患者为老年女性，主因"反复右侧腰部酸痛3天，加重伴高热半天"入院。入院时体温最高40℃，查血常规示白细胞计数24.5×10^9/L，中性粒细胞百分比94.5%，C-反应蛋白287.51mg/L，降钙素原25.55ng/mL，肌酐155μmol/L；查CT提示右肾周围渗出性改变，右肾盂输尿管扩张积水，右输尿管盆段结石。患者体温升高，血常规结果支持细菌感染，CT提示右肾周围渗出性改变，右侧输尿管梗阻性扩张，有盆端结石，既往无手术外伤史，因此考虑右侧输尿管结石梗阻引起的急性肾盂肾炎。同时需要与输尿管肿瘤、输尿管狭窄相鉴别：①输尿管肿瘤，表现为无痛性肉眼血尿，伴有条索状血块，血尿可自行缓解，可引起肾积水导致腰酸腰痛，CT可发现输尿管内占位，与结石影像不同，该患者情况目前暂不考虑该诊断。待进一步检查CTU或输尿管镜检查明确。②输尿管狭窄，可引起肾积水，表现为腰酸腰痛，病程较长，起病缓慢，多继发于输尿管腔内手术后或外源性病变压迫输尿管，CT多无结石影像，静脉肾盂尿路造影有助于鉴别，该患者无外伤或手术史，暂不考虑该诊断，待进一步检查明确，必要时行输尿管镜检查。

患者治疗的第一步是急诊行全麻下右输尿管镜检查+输尿管内支架置入，解除右侧输尿管存在的梗阻，引流浑浊尿液。患者当时全身感染症状重，感染性休克代偿期，因此转入 SICU 病房，严密监测各项生命体征，保持呼吸通畅，积极控制感染，预防全身多器官的功能衰竭。在 SCIU 精心的治疗和呵护下，各项生命体征好转，予以出院。

三、疾病介绍

急性肾盂肾炎是肾盂和肾实质的急性细菌性炎症，致病菌主要为大肠埃希菌和其他肠杆菌及革兰阳性细菌，如副大肠埃希菌、变形杆菌、粪链球菌、葡萄球菌等。极少数为真菌、病毒等病原体。多由尿道进入膀胱，上行感染经输尿管到达肾，或由血行感染散播到肾脏。女性发病率高于男性。女性在儿童期、新婚期、妊娠期和老年期更易发生。尿路梗阻、膀胱输尿管反流及尿潴留等情况下可造成继发性肾盂肾炎。

临床表现主要为发热，突然发生寒战、高热，体温上升至 39℃ 以上，伴有头痛、全身痛及恶心、呕吐等。热型类似于脓毒症，大汗淋漓后体温下降，以后又可上升，持续 1 周左右。腰痛，单侧或者双侧，有明显的肾区压痛及肋脊角叩击痛。膀胱刺激征，由上行感染所致的急性肾盂肾炎起病时即出现尿频、尿急、尿痛、血尿，以后出现全身症状。血行感染者常由高热开始，而膀胱刺激症状随后出现或不明显。尿液检查有白细胞、红细胞、蛋白、管型和细菌，血常规检查以中性粒细胞增多为主的白细胞升高，老年人常不典型。对于急性肾盂肾炎患者，在控制症状的同时，应对患者做进一步检查，查明有无泌尿系梗阻、膀胱输尿管反流等解剖异常，以便进一步治疗。

急性肾盂肾炎的治疗包括以下几方面：全身治疗，卧床休息，输液、退热、多饮水，维持每日尿量在 1.5L 以上，有利于炎性物质的排出。注意饮食以易消化、富含热量和维生素的食物为主。抗生素的运用：在培养和敏感性实验结果未出来前，以广谱抗生素治疗为主。抗菌药物的选择：①SMZ-TMP，对除铜绿假单胞菌以外的革兰阳性及阴性菌有效。②喹诺酮类药物，抗菌谱广，作用强，毒性小，不宜运用于儿童及孕妇。③青霉素类药物。④第一、二代头孢，用于产酶葡萄球菌的感染，第二、三代头孢运用于严重的革兰阴性菌感染。⑤去甲万古霉素，适用于耐甲氧西林的葡萄球菌、多重耐药的肠球菌感染。⑥亚胺培南，抗菌谱广，对革兰阴性菌杀菌效果好，尤适用于难治性院内感染及免疫缺陷者的肾盂肾炎。疗程为 7~14 天，静脉用药者可在体温正常、临床症状改善、尿培养转阴后改口服维持治疗。对症治疗，应用碱性药物如碳酸氢钠、枸橼酸钾，降低酸碱尿液对膀胱的刺激，以缓解膀胱刺激症状。

四、病例点评

急性肾盂肾炎是泌尿系最常见的感染之一。患者往往有发热、尿频、尿急、尿痛等显著的尿路刺激症状。轻症的肾盂肾炎患者通过对症治疗后，可以及早痊愈，一般休息 7~10 天，待症状完全消失后可恢复工作。发热、全身症状明显者，每天饮水量应充分，多饮水，多排尿,加速尿路冲洗,促使细菌及炎性分泌物的排出,并降低肾髓质及乳头部的高渗性,减少细菌的生长繁殖。临床上常根据药敏结果选择敏感抗生素对症治疗,及早治疗可预防进一步发展为脓毒血症的可能。

(姜　博)

第四节　尿源性脓毒血症

一、病历摘要

(一) 基本信息

患者:侯某某,男,65岁。

主诉:发热3天。

现病史:患者于入院3天前开始出现发热,体温最高40.5℃,伴有4~5次畏寒、寒战。近来患者有咳嗽,无痰,无咽痛、流涕,无恶心呕吐,无尿频、尿痛,无意识障碍。1天前曾于急诊内科就诊,予以"头孢美唑、热毒宁"静脉滴注后仍有反复高热,家属叫救护车送入急诊。入院后,查泌尿系CT示左侧输尿管腹段结石伴左肾盂及上段输尿管积水,和家属说明病情,告病危。患者发病以来,食欲差,睡眠差,大小便可,近期体重无明显消瘦等。

既往史:否认高血压、心脏病病史,否认糖尿病、脑血管疾病、精神疾病病史,否认肝炎、结核、疟疾等传染病病史,预防接种史随当地。10年前曾于上海市某医院行左下肢手术,具体术式不详。否认输血史,否认食物、药物过敏史。

个人及婚育史:已婚已育,久居当地,无疫源接触史,无粉尘及毒化学物品接触史,无吸烟、饮酒史。

家族史:否认家族遗传性及传染病病史。

(二) 体格检查

体温39.5℃,心率113次/分,血压87/49mmHg。发育正常,营养良好,急性病容,表情自如,被动体位,神志欠清晰,精神状态一般,查体欠合作。双侧肾区对称,无隆起,左侧肾区轻度叩击痛,两侧输尿管走行区无明显压痛,耻骨上区未触及肿块,阴毛呈男性分布,外阴未见明显异常。直肠指诊未查。

(三) 辅助检查

泌尿系CT平扫:左侧输尿管腹段结石伴左肾盂及上段输尿管积水(图7-3)。

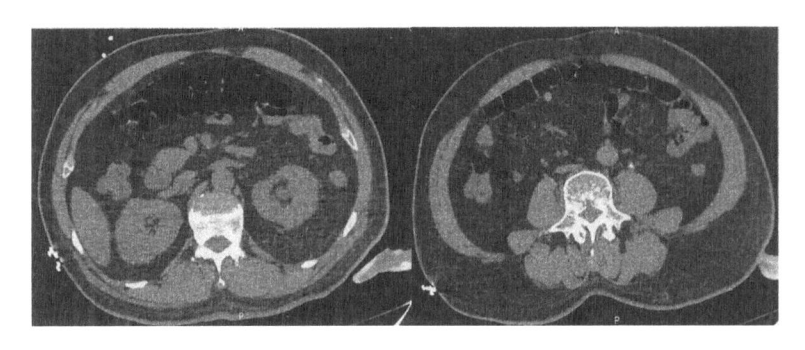

图 7-3　泌尿系 CT 平扫

血常规：白细胞计数 $11.33\times10^9/L$、中性粒细胞百分比 92.7%、C-反应蛋白 165.42mg/L。

尿常规：隐血阳性（++++）；酮体阳性（+++）；白细胞酯酶阳性（+）；蛋白质阳性（++）；红细胞（镜检）7 110 个/微升（<5 个/微升）；白细胞（镜检）29 个/微升（<9 个/微升）。

胸部 CT：右肺下叶慢性炎症，右侧胸膜增厚，请结合临床随访。

(四) 诊断

尿源性脓毒血症。

(五) 诊疗经过

患者入院后给予积极术前准备，于全麻下行左侧输尿管镜检查+输尿管支架管置入术，术后转入 SICU 病房积极监测，同时予以抗炎支持治疗。患者术后体温恢复正常，各项生命体征良好，予以出院。

(六) 随访

目前患者健康状况可，各项生命体征稳定。

二、病例分析

患者为老年男性，主因"发热 3 天"入院。入院时，体温 39.5℃，血压 87/49mmHg，心率 113 次/分。双侧肾区对称，无隆起，左侧肾区轻度叩击痛，两侧输尿管走行区无明显压痛。血常规示白细胞计数 $11.33\times10^9/L$，中性粒细胞百分比 92.7%，C-反应蛋白 165.42mg/L。尿常规示隐血阳性（++++），酮体阳性（+++），白细胞酯酶阳性（+），蛋白质阳性（++），红细胞（镜检）7 110 个/微升（正常值<5 个/微升），白细胞（镜检）29 个/微升（正常值<9 个/微升）。泌尿系 CT 平扫示左侧输尿管腹段结石伴左肾盂及上段输尿管积水：考虑尿路梗阻感染引起的脓毒血症休克。需与输尿管肿瘤、呼吸道感染相鉴别。①输尿管肿瘤：肿瘤表现为无痛性肉眼血尿，伴有条索状血块，血尿可自行缓解，可引起肾积水导致腰酸腰痛，CT 可发现输尿管内占位，与结石影像不同，该患者情况目前暂不考虑该诊断。

待进一步检查 CTU 或输尿管镜检查明确。②呼吸道感染：患者诉近些天有咳嗽，无痰，且胸部 CT 示右肺下叶慢性炎症，右侧胸膜增厚，不符合呼吸道急性炎症的表现，故排除。

三、疾病介绍

尿源性脓毒血症是由泌尿生殖系感染所引起的脓毒血症。常见的可能导致尿源性脓毒血症的疾患包括泌尿系统的梗阻性疾病，如输尿管结石，先天畸形、狭窄或者肿瘤，前列腺增生；一些泌尿系统有创介入操作或治疗，如经皮肾镜取石术（PNL）、输尿管镜（URS）、尿道扩张或者经直肠前列腺穿刺等。2016 年欧洲重症监护医学协会指定 19 位国际专家组成专家组修订了脓毒症的定义和诊断标准，将脓毒血症定义为"因感染而引起宿主反应失调进而导致危及生命的器官功能障碍"；并采用序贯器官衰竭（SOFA）评分对脓毒血症进行评价，认为当 SOFA 评分≥2 时，预示存在脓毒血症，即脓毒血症=感染+SOFA 评分≥2 分。

脓毒血症是病原菌侵入体内并在体内繁殖，引起全身炎性反应的一种疾病，其发病与大量炎性细胞因子的失控性释放有关，如机体炎性反应不断加剧、持续恶化，可出现严重脓毒血症，影响患者预后，甚至危及生命。泌尿系腔内操作导致尿源性脓毒血症发生的原因是腔内操作中肾盂压力增高，致肾盏穹窿部发生破裂，细菌及毒素释放进入灌注液，通过肾盏穹窿部静脉、肾小管、淋巴管及间质逆流等途径重吸收进入循环系统，导致术中或术后寒战、高热等症状，甚至发生脓毒血症。目前认为其机制是细菌、毒素通过逆行或血行感染，短时间内引发大量的非特异性抗菌物质（如白细胞、巨噬细胞、免疫球蛋白等）的消耗，出现全身炎症介质瀑布样释放，导致血管内皮细胞损伤，血管内抗凝/凝血功能失调，进而导致微循环障碍，最后导致全身多器官功能障碍并衰竭。

泌尿感染的脓毒血症的治疗，主要包括以下几个方面。

1. 解除梗阻　泌尿系结石相关性脓毒血症大多由结石梗阻引起，解除梗阻是首要的目标，充分的引流是基础，是治疗梗阻性脓毒血症的关键。解决梗阻的方式主要有两种：经皮肾穿刺造瘘术和输尿管镜或膀胱镜下双"J"管留置术。解除梗阻并引流可极大减少细菌及毒素的吸收，同时可将引流液进行培养，得到更确切的细菌培养结果用于指导用药。另外，术后导管堵塞也会导致感染加重、不易控制，必要时可调整或重置肾造瘘管和双"J"管，保证引流通畅，防止术后感染及脓毒血症的发生。

2. 抗感染治疗　血培养是感染诊断的金标准，但诊断滞后，控制感染强调尽早，在抗感染治疗同时行血、尿细菌培养加药敏实验，后期可根据病原学检查结果选用敏感抗菌药物。泌尿系感染大多以大肠埃希菌最为常见，重点选择对革兰阴性杆菌敏感的抗菌药物。早期可首先选择抗菌谱广、覆盖面大、抗菌力强的抗菌药物治疗，如亚胺培南/美罗培南 0.8g，静脉滴注，可有效控制感染，防止病情恶化，有效降低患者的病死率。

3. 抗休克治疗　6 小时内血流动力学的支持是抗休克中最重要的措施，低血压出现的 6 小时内，每延迟 1 小时，患者生存率降低 8%。需维持血流稳定、改善灌注，逆转器官功能损害；保持中心静脉压在 8～12mmHg，平均动脉压在 65～90mmHg，尿量≥0.5mL/（kg·h），血红蛋白>100g/L，血细胞比容在 30%～35%，血氧饱和度>70%。近年来强调通过动态指标预测液体反应性来指导液体复苏，如被动抬腿试验和每搏变异度、补液试验（观察心输出量是否增加），以及机械通气导致的胸内压变化引起收缩压、脉压或每搏量的变化等。

4. 血管活性药物及糖皮质激素的应用　经抗休克治疗，患者血压仍不能纠正，多考虑扩容不足或酸中毒未解除所致，应用血管活性药物（如肾上腺素、去甲肾上腺素、多巴胺及多巴羟丁胺等）来维持有效血容量以保持血压稳定，促使器官能够得到有效的血液灌注。另外，部分患者应用皮质激素可提高机体应激能力、减轻机体炎性反应、促进机体对升压药的反应，感染性休克复苏早期应用小剂量糖皮质激素可以缩短升压药的使用时间，降低血浆中白介素-6 等炎症介质的含量，改善休克症状，可能降低病死率。但最近研究发现，应用糖皮质激素不能降低病死率，反而会增加消化道出血等并发症的发病率。因此，不推荐常规使用糖皮质激素治疗脓毒性休克。

5. 积极处理并发症　感染性休克常伴有不同程度的心、脑、肺、肝、肾等重要脏器功能不全并发症，抗休克、抗感染的同时积极处理并发症，保护重要脏器功能，避免多器官功能衰竭和弥散性血管内凝血的发生。

四、病例点评

尿源性脓毒血症是由泌尿道感染引起的脓毒血症，其病程短，病情重，处理不及时可危及生命。泌尿系梗阻是引起尿源性脓毒血症的首要原因，解除泌尿系梗阻，在治疗过程中尤为重要，在一期治疗中可暂时放置输尿管支架或经皮肾穿刺造瘘。同时，在血培养的基础上，选用敏感抗生素抗感染治疗，维持血流稳定、改善灌注，解除患者休克症状，逆转器官功能损害。血管活性药物及糖皮质激素的应用也同样重要，通常应用于患者休克早期。在治疗过程中，积极处理感染性休克常伴有不同程度的心、脑、肺、肝功能的损害，避免多脏器功能衰竭和血管内凝血的发生。

（崔建国）

第五节　输尿管结石

一、病历摘要

（一）基本信息

患者：马某某，男，48 岁。

主诉：反复右腰部酸痛 1 周。

现病史：患者于 1 周前无明显诱因出现突发性右腰部酸胀绞痛，疼痛为持续性，无法自行缓解，无寒战、发热，无尿频、尿急、尿痛，无血尿，伴有恶心呕吐间歇性发作，遂来院就诊，检查CT示"右肾积水伴小结石，右输尿管上段结石"，给予解痉止痛对症治疗后症状缓解。保守治疗1周期间，患者右侧腰部酸痛反复发作，无发热，今日来门诊就诊，复查CT发现右输尿管结石未排出，门诊拟以"右肾积水伴输尿管结石"收入住院进一步治疗。患者病程中，食欲差，睡眠尚可，大小便正常，近期体重无明显变化。

既往史：平素身体状况一般，有高血压病史1个月余，血压最高200/100mmHg，口服培哚普利吲达帕胺每日1片，血压控制一般（160/90mmHg）；否认糖尿病、脑血管疾病及精神疾病病史；否认肝炎、结核、疟疾等传染病病史；预防接种史不详；否认外伤手术史；否认输血史；否认药物及食物过敏史。

个人及婚育史：生于江苏盐城，久居当地，无疫源疫区接触史，无吸烟嗜酒史。无化学物质、有毒物质及放射物质接触史；无冶游史。已婚已育，育有一子，配偶子女均健康。

家族史：否认家族性遗传病史。

（二）体格检查

体温36.5℃，心率76次/分，呼吸18次/分，血压162/99mmHg。心肺无殊，腹部平软，无压痛，无反跳痛，未触及肿块，两侧肾区对称，右肾区轻微叩击痛，外生殖器无异常，双侧睾丸未见异常。

（三）辅助检查

血常规（入院前急诊）：白细胞计数17.65×10^9/L，中性粒细胞百分比87.5%，血红蛋白166g/L。

CT（入院前急诊，图7-4）：右肾中度积水伴肾盏多发小结石，周围渗出性改变，右输尿管上段扩张伴结石。

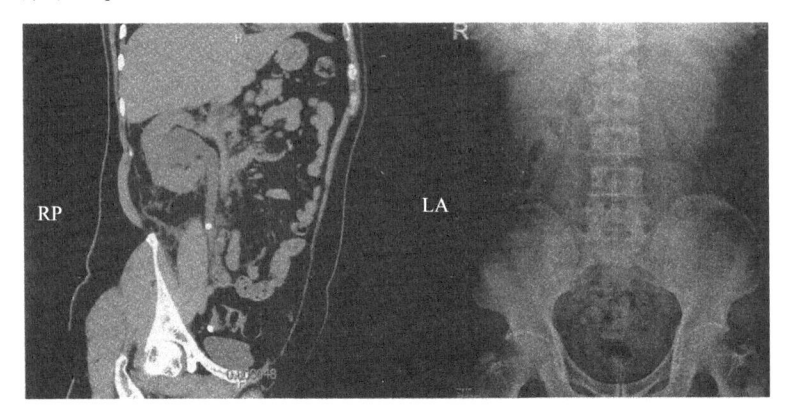

图7-4 术前CT及KUB检查

尿常规、血凝常规、肝肾功能、血糖、电解质均正常。

胸片、心电图均正常。

（四）诊断

1. 右肾积水伴结石及感染。
2. 右输尿管上段结石。
3. 高血压（3级，高危）。

（五）诊疗经过

入院后完善术前准备，排除禁忌证，经过术前讨论、充分抗感染治疗后，全身麻醉下行输尿管镜检查，术中发现右侧输尿管上段结石，距离输尿管开口20cm处严重扭曲伴息肉形成，绕过扭曲段及息肉发现上方为一枚1.2cm×1.0cm黄褐色结石嵌顿，结石封堵器辅助下，激光粉碎结石充分，留着双"J"管，结束手术（图7-5）。术后患者无发热等表现，恢复顺利，充分抗感染，第一天拔除导尿管，术后第二天出院，术后2周局麻拔除双"J"管。

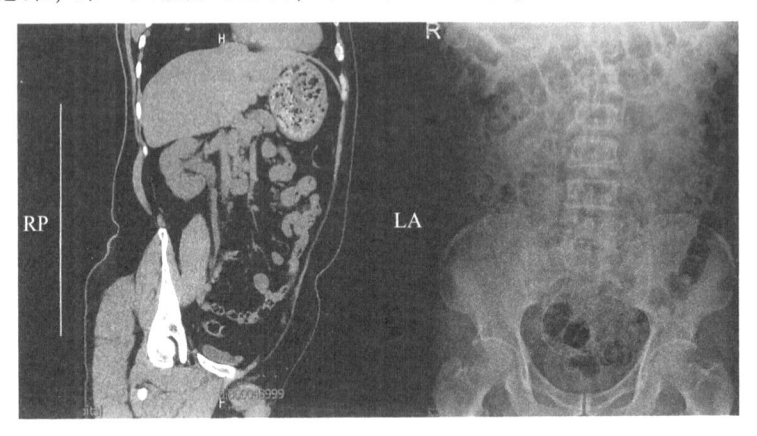

图 7-5 术中 CT 及 KUB 检查

（六）随访

现患者体温正常，各项生命体征平稳。

患者为中年男性，突发右侧腰部绞痛酸胀，无寒战发热，伴有恶心呕吐，CT检查明确右输尿管上段结石嵌顿，右肾积水，排除输尿管狭窄、结核、肿瘤病变及解剖畸形，输尿管镜下激光碎石术完全清除结石。治疗效果理想，无并发症。诊断清楚，病史特点清晰，属于典型的输尿管结石病例，无混淆因素。诊断及治疗路线清晰，可作为典型示教病例。

三、疾病介绍

（一）概述

输尿管结石是泌尿外科常见病。目前，我国泌尿系结石的发病率呈逐年上升的趋势。输尿管结石占整个泌尿系结石发病率的33%~54%，多发于20~50岁人群，男女发病比例约为4∶1。90%的输尿管结石是在肾内形成而降入输尿管，原发于输尿管的结石，除非有输尿管梗阻病变，否则是很少见的。所以输尿管结石的病因与肾结石相同。目前超声、X线、CT等是诊断输尿管结石的主要检查手段。药物治疗及物理排石、体外冲击波碎石术（ESWL）为治疗输尿管结石的主要方法；输尿管镜碎石术（URL）、经皮肾镜碎石术（PCNL）和腹腔镜输尿管切开取石术是有效的补充治疗方法。

（二）诊断依据

诊断依据包括：①突发腰部绞痛（持续性或阵发性）或慢性腰部酸胀不适，伴有或不伴有肉眼血尿。②肋脊角处叩击痛。③2020版欧洲泌尿指南指出，非增强计算机断层扫描（NCCT）已成为诊断泌尿系结石的标准，基本取代了静脉尿路造影（IVU）。可以确定结石密度、内部结构、到皮肤的距离及周围解剖结构、选择治疗方式。对于孕妇，B超仍是一线主要检查方式，磁共振为二线检查方式。

（三）治疗原则

1. 肾绞痛处理　非甾体抗炎药（NSAIDs）（包括安乃近）和对乙酰氨基酚对急性肾绞痛患者有效，镇痛效果优于阿片类药物。非甾体抗炎药与解痉药联用并不能更好地控制疼痛。阿片类药物，与高呕吐率有关，并且需要进一步镇痛的可能性更大，故不建议使用。

2. 尿源性脓毒血症处理　最佳的肾盂减压时间应在充分使用抗生素使得感染完全控制后。减压采取输尿管支架管置入术或经皮肾造瘘引流术。对于感染性肾积水的初始治疗，几乎没有证据表明经皮肾造瘘术优于逆行支架管置入术。

3. 结石的处理

（1）保守治疗/观察：0.4cm以下的结石有95%会在40天内排出。尚未明确能自行排出结石大小的确切范围，专家组建议小于0.6cm的结石先尝试主动排出。

（2）积极取石适应证：结石自行排出可能性低；药物难以控制的持续疼痛；梗阻持续存在；肾功能不全（肾衰竭、双侧梗阻或孤立肾）。

（3）输尿管镜取石术和体外冲击波碎石术结石清除率大致接近。输尿管镜取石术可实现早期无石状态，但并发症更多。过度肥胖（BMI>35kg/m^2）者以输尿管镜取石为一线治疗。直径<1cm上段结石首选体外震波碎石术，直径>1cm上段结石可选体外震波碎石术、输尿管镜下取石术或经皮肾镜下取石术。直径<1cm中下段结石可选择体外震波碎石术或输尿管镜下取石术；直径>1cm中下段结石首选输尿管镜下取石术，第二选择为体外震波。体外震波碎石术的禁忌证包括：①妊娠。②未纠正的凝血功能障碍。③严重的心肺疾病。④结石远端解剖性梗阻。⑤未获控制的尿路感染。⑥严重的糖尿病。⑦传染病活动期，如结核、肝炎等。⑧肾功能不全，因结石梗阻导致的肾后性肾功能不全，应先行肾脏穿刺引流，待肾功能改善后再行治疗。非梗阻性肾功能不全，原则上不行SWL，以免加重肾功能损害。⑨严重的骨骼畸形或重度肥胖，影响结石定位。育龄人群输尿管末段结石行SWL；对女性生育功能无明显影响；男性精液质量有下降，但3个月后恢复正常。目前认为只有妊娠为绝对禁忌证。

四、病例点评

输尿管结石是泌尿科最常见疾病，临床诊断并不难，但容易与多种急腹症混淆，快速、高效、经济地做出精确诊断同时进行规范化诊治尤为重要，尽量避免并发症及医源性损伤。

（崔建国）

第六节　输尿管结石合并脓毒血症

一、病历摘要

（一）基本信息

患者：倪某某，女，63岁。

主诉：左输尿管结石术后反复发热3周，加重1天。

现病史：患者4周前因左侧腰酸、发热于外院检查，发现左肾积水、左肾萎缩伴左输尿管结石。留置输尿管支架管，抗感染治疗1周后，行输尿管镜下激光碎石术。手术后高热，出现脓毒血症，予亚胺培南、万古霉素等抗感染治疗，后出现左侧肾包膜下血肿，遂行肾包膜下血肿穿刺引流，穿刺顺利，引流液为暗红色血液，每日量为20~30mL，但仍伴间断性高热。近5天来肾周引流管无引流液流出，1天前发热加重，予替加环素抗感染治疗，现来为进一步治疗处理来院。患者自发病以来，精神欠佳，食欲欠佳，睡眠可，大小便正常，近期体重无明显消瘦等。

既往史：否认高血压、心脏病病史，否认糖尿病、脑血管疾病、精神疾病史，否认肝炎、结核、疟疾等传染病病史，预防接种史随当地，否认输血史，否认食物、药物过敏史。

个人及婚育史：已婚已育，久居当地，无疫源接触史，无粉尘及毒化学物品接触史，无吸烟、饮酒史。

家族史：否认家族性遗传性及传染性病史。

（二）体格检查

体温37.0℃，脉搏80次/分，呼吸18次/分，血压144/92mmHg。发育正常，营养良好，正常病容，表情正常，自动体位，神志清楚，精神一般，查体合作。腹平坦，无腹壁静脉曲张，腹部柔软，无压痛、反跳痛，腹部无包块。肝脾脏肋下未触及，墨菲征（-），肠鸣音未见异常（5次/分）。双侧肾区对称，无隆起，左肾引流管在位，未引流出积液，耻骨上区未触及肿块，阴毛呈女性分布，外阴未见明显异常。

(三) 辅助检查

血常规：血红蛋白 108g/L（参考值 115~150g/L），淋巴细胞计数 $1.60×10^9$/L [参考值 $(1.1~3.2)×10^9$/L]，淋巴细胞百分比 39.3%（参考值 20%~50%），中性粒细胞计数 $1.89×10^9$/L [参考值 $(1.8~6.3)×10^9$/L]，中性粒细胞百分比 46.3%（参考值 40%~75%），血小板计数 $272×10^9$/L [参考值 $(125~350)×10^9$/L]，红细胞计数 $3.55×10^{12}$/L [参考值 $(3.8~5.1)×10^{12}$/L]，白细胞计数 $4.08×10^9$/L [参考值 $(3.5~9.5)×10^9$/L]，C-反应蛋白 13.84mg/L（正常值<10mg/L），白蛋白 30.9g/L（参考值 35~50g/L），肌酐 53μmol/L（参考值 46~92μmol/L），葡萄糖 7.89mmol/L（参考值 4.1~5.9mmol/L），钾 3.39mmol/L（参考值 3.5~5.1mmol/L），钠 135.7mmol/L（参考值 137~145mmol/L），总蛋白 78.2g/L（参考值 63~82g/L）。

CT 检查：左侧肾脏引流管在位，左侧双"J"管置入中，左肾周少许渗出（图 7-6）。

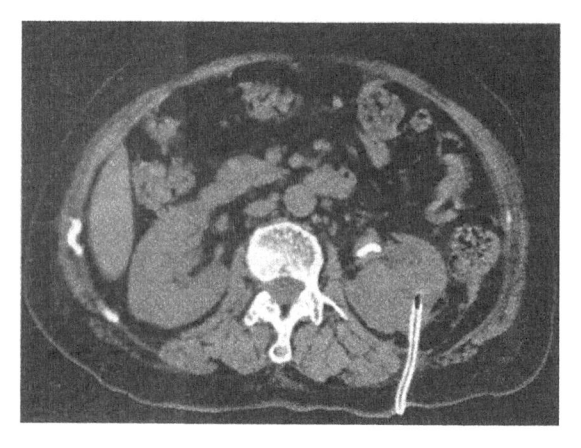

图 7-6 CT 检查

(四) 诊断

1. 输尿管结石。
2. 泌尿系感染。

(五) 诊疗经过

患者入院后完善相关检查，予以哌拉西林他唑巴坦抗感染治疗，效果不明显，仍有反复出现的高热，体温最高 39℃。考虑导管相关性感染，目前患者肾周血肿大部分吸收，因此予以拔出引流管和输尿管支架，并留置引流。术后第 1 天，患者体温正常，各项生命体征平稳，尿量每天 800mL。术后第 2 天患者再次出现高热，体温最高 39℃，复查 KUB 及泌尿系 CT，见左肾及输尿管严重积水，左输尿管内结石梗阻（图 7-7、图 7-8）。

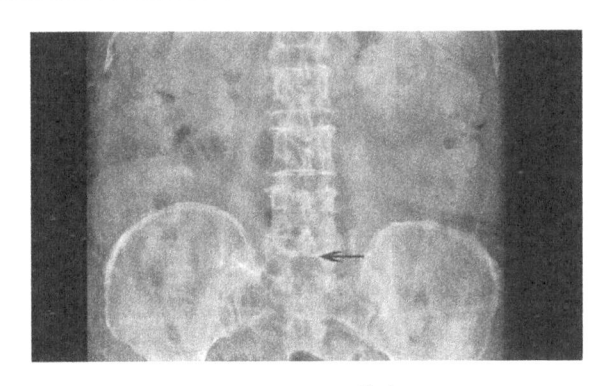

图 7-7 KUB 检查

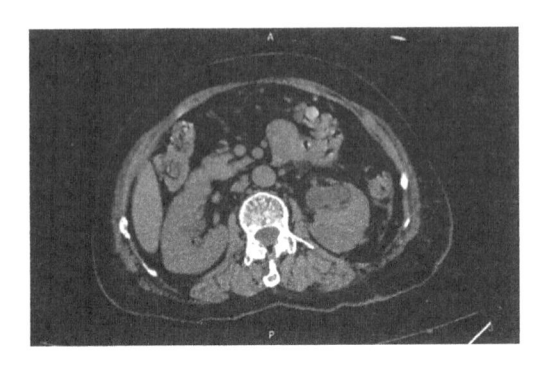

图 7-8 CT 复查

后行左输尿管镜检+取石术，取出 0.6cm×4cm 结石。术后患者体温恢复正常，各项生命体征平稳（图 7-9）。

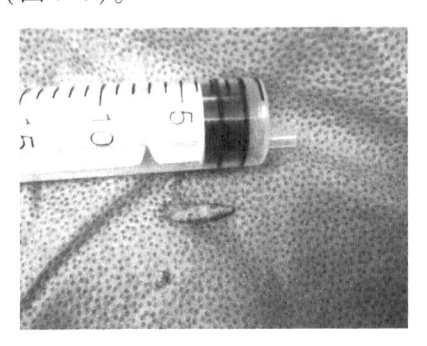

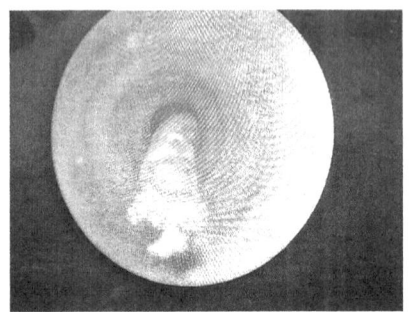

图 7-9 输尿管镜检取石

（六）随访

现患者体温正常，各项生命体征平稳。

二、病例分析

患者为老年女性，主因"左输尿管结石术后反复发热 3 周，加重 1 天"入院。患者左侧腰部引流在位，但引流量很少，肾周血肿也大部分吸收。因此，考虑导管相关的泌尿系感染，予以拔管及取出输尿管支架。然而，术后患者体温不降反升。复查CT发现，左侧输尿管结石及上段扩张积水。行输尿管镜下取石术后，患者体温恢复正常，各项指标趋于平稳。

输尿管结石是临床上造成尿路梗阻和继发急性严重上尿路感染的常见原因。有学者研究了424例上尿路结石患者，有53例（12.5%）合并上尿路严重感染需急诊引流，其中14例需用升压药和抗凝药物治疗，18例出现血小板减少症，8例出现高胆红素血症，2例死于严重感染。输尿管结石继发严重感染发病急，进展快，病程凶险，需要迅速、恰当的治疗，值得引起临床重视。

输尿管急性梗阻使肾盂内压力骤然增高，结石作为异物能促进感染的发生，两者结合可使细菌或毒素通过各种回流途径进入血液循环，导致严重的全身中毒症状或休克，同时形成脓性肾炎而破坏肾功能，加上各种炎性因子的释放，容易引发多脏器功能障碍。此类患者由于肾盂高压和肾功能的损害，抗菌药物很难到达病灶，单纯应用抗生素控制感染效果较差。紧急处理的关键是在抗感染和纠正一般状况的同时，通畅引流，才能控制感染，挽救肾功能。在输尿管结石继发严重上尿路感染时，先在膀胱镜下逆行插管或经皮肾穿刺造瘘引流，待急性感染控制后再行ESWL或者输尿管镜碎石术。

四、病例点评

输尿管结石引起梗阻，可出现腰痛、血尿、肾积水和发热症状，泌尿系X线片可作为输尿管结石的初步检查方法，输尿管结石容易造成输尿管梗阻，应积极治疗。通常小于0.6cm的输尿管结石，80%~90%能在6周内排出，所以一般选择保守治疗。可以服用排石中药、配合解痉镇痛药物、输尿管松弛药物等。大于0.6cm的输尿管结石，可以选择体外碎石，也可选择输尿管镜取石。一般来说，输尿管上段的结石，体外碎石效果较好。输尿管中下段的结石，输尿管镜取石的把握度较大。如果输尿管结石太大、体外碎石或输尿管镜治疗失败，可选择切开取石。

（崔建国）

第七节　鹿角形结石

一、病历摘要

（一）基本信息

患者：刘某某，男，55岁。

主诉：反复左侧腰部酸痛1个月余。

现病史：患者于1个月前因反复劳累出现左侧腰酸腰痛，疼痛不随姿势改变而缓解，无寒战、高热，无尿频、尿急、尿痛，无肉眼血尿，来院就诊，检查泌尿系CT示"左肾多发结石"，建议手术治疗，当时患者未予重视，未进一步诊治。今患者症状仍未见明显缓解，遂来院要求进一步手术治疗，故以"左肾多发结石，鹿角状结石"收入院。

既往史：患者平素身体状况一般；否认高血压、糖尿病、脑血管疾病及精神疾病病史；否认肝炎、结核及疟疾病病史；预防接种史不详；否认输血史；否认药物及食物过敏史。5年前曾于当地医院行体外震波碎石，2017年曾因"左肾结石"在全麻下行左输尿管软镜下激光碎石取石，2018年行腹腔镜下全腹膜外疝修补术（TEP）。

个人及婚育史：久居当地，无疫源接触史，无粉尘及毒化学物品接触史，无吸烟、饮酒史；无冶游史。已婚已育，配偶子女均健康。

家族史：否认家族性遗传病史。

（二）体格检查

体温36.5℃，脉搏80次/分，呼吸18次/分，血压130/80mmHg。腹部平软，无压痛，无反跳痛，未触及肿块，两侧肾区对称，左侧肾区叩击痛，外生殖器无异常。

（三）辅助检查

入院后血常规：白细胞计数5.12×10^9/L，中性粒细胞百分比60.7%，C-反应蛋白0.2mg/L，降钙素原0.036ng/mL。

入院后尿常规：白细胞87个/微升，红细胞20个/微升。

入院前泌尿系CT：①左肾多发结石。②前列腺增生。

（四）诊断

1. 左肾鹿角状结石，结石性肾盂肾炎。
2. 前列腺增生。

（五）诊疗经过

患者入院前1个月来劳累后反复出现左侧腰部酸胀痛，患者均未重视，予抗感染、静脉补液等对症治疗后症状未见明显缓解，此次入院前行CT检查示（图7-10）：①左肾鹿角状结石，结石性肾盂肾炎。②前列腺增生。入院后完善术前相关检查，充分术前讨论，排除手术禁忌证后，2020年10月14日于全麻下行输尿管软镜下激光碎石取石术，术中见肾盂内一枚鹿角状结石，黄褐色，向上、中下盏方向延伸填塞，钬激光完全碎石，套石网篮将结石碎块取出，左输尿管内置入双"J"管一根，手术历时90分钟，术后第1天患者无发热，查血白细胞、中性粒细胞、降钙素原无异常改变，予拔出导尿管；术后第2天，患者无发热、腰痛等特殊不适，复查泌尿系CT示双"J"管位置好，结石无残余（图7-11），予出院休养。

（六）随访

现患者体温正常，各项生命体征平稳。

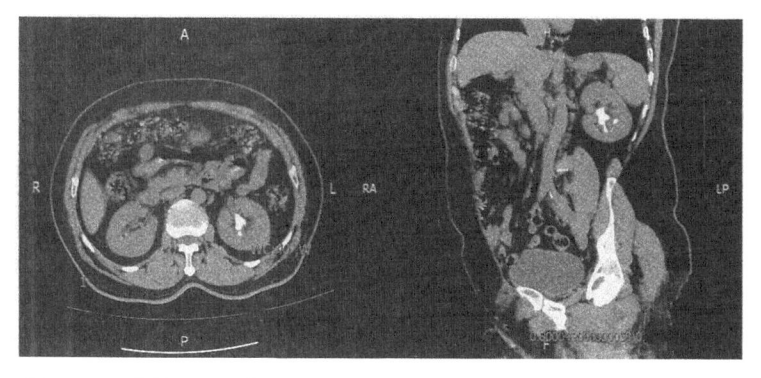

图 7-10　术前 CT 示黄褐色鹿角状结石，向上、中下盏方向延伸填塞

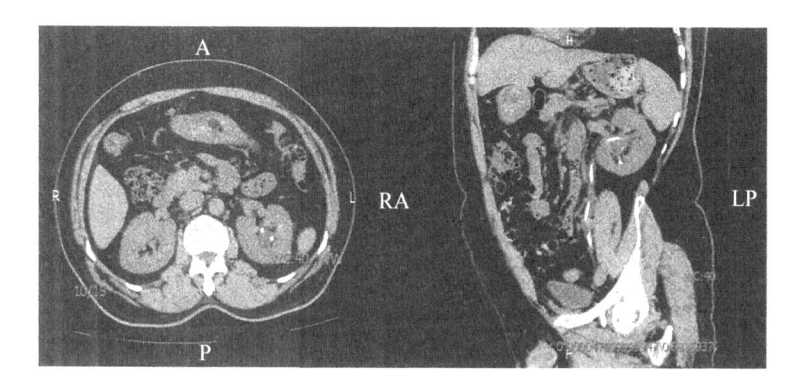

图 7-11　术后复查 CT，双 "J" 管位置好，结石无残余

二、病例分析

患者为中年男性，因反复左侧腰部酸胀入院，入院 CT 检查明确左肾鹿角状结石，完善相关检查及科室讨论后，决定先行输尿管软镜下碎石取石术和经皮肾镜取石术。经充分术前准备后，行输尿管软镜下激光碎石取石术，术中见肾盂内一枚鹿角状结石，黄褐色，向上、中下盏方向延伸填塞，钬激光完全碎石，套石网篮将结石碎块取出，左输尿管内置入双 "J" 管一根，手术历时 90 分钟，术后患者无其他并发症，恢复较快，术后第 2 天出院，至今无不适。

该病例是典型的鹿角状结石病例。结石占据肾脏上、中、下盏，如不及时治疗，可造成肾功能永久性丧失，对于肾脏鹿角状结石，大多数医生会选择经皮肾镜取石术，但经皮肾镜取石术属于有创性手术，有出血、损伤周围脏器的风险，且术后恢复较慢；本例患者成功应用输尿管软镜下碎石取石，取石彻底，无残余，术后患者无并发症出现，恢复较快较好。

本病例主要体现鹿角状结石的处理，尤其是肾鹿角状结石手术方式的选择。传统治疗鹿角状结石的方法为开放式手术，因创伤较大，并发症较多，对肾功能影响较严重，目前在临床上已经很少应用。对于肾脏鹿角状结石，PCNL 与 FURL 是临床上常用的方法。两种方法各有优缺点，FURL 具有无创、术后并发症少、患者恢复快等优点；但碎石效率可能不高、术中肾盂灌注压高、手术时间长、术后出现尿源性脓毒血症概率高且对于角度不好的肾下盏结石，软镜可能无法碎石；对于肾脏鹿角状结石，PCNL 目前仍是首选的治疗方法且疗效显著，碎石效率及取石效率均较高，但其属于侵入性有创性治疗方法，不可避免造成肾脏及周围组织的损伤，造成感染、出血、肾盂穿孔、灌洗液外渗等严重并发症，因此对于鹿角状结石，选择经皮肾镜取石还是输尿管软镜下取石，目前仍存在较大争议。本例患者经输尿管软镜一期完全碎石取石，获得理想的治疗效果，一方面取决于术者经验丰富、技术娴熟；另一方面取决于患者结石并未完全嵌顿各个肾盏，且经输尿管软镜均能碎石取石，不存在软镜取石不利因素（如肾盏肾盂夹角过小、盏颈较小、盏颈长度较长等）。

三、疾病介绍

泌尿系统结石是泌尿外科的常见疾病。结石因部位、形态、大小的不同，其治疗方式也不一。鹿角状结石分为完全性鹿角状结石和部分性鹿角状结石，是特殊类型的肾结石，由于其体积较大，部分或全部占据肾集合系统，感染概率较高，容易造成肾功能不全及尿源性脓毒血症。且取石较为困难、难以取净结石、结石容易复发等特点，是临床处理的难点，解除梗阻、保护残存肾功能、完全清除结石、防止结石复发是肾鹿角状结石治疗的最终目的。对于大于 2cm 的鹿角状结石，经皮肾镜碎石术（PCNL）仍是处理该类结石的金标准，但存在严重出血、损伤周围脏器等严重并发症可能，且部分肥胖、凝血功能障碍、孤立肾等患者不适合行 PCNL，因此临床上需要一种更加安全、创伤更小的治疗方式。

近年来，输尿管软镜及碎石设备的迅速更新与发展，目前的输尿管软镜有更大的弯曲度，几乎可以探查肾脏集合系统的每一个角落，另外钬激光的应用，可根据术者需要调整激光能量和频率，可降结石粉末化，结石自然排出体外的概率大大增加；同时输尿管鞘的应用，可保护输尿管，使创伤最小化，且可降低手术中肾盂压力，减少尿源性脓毒血症的发生。因此输尿管软镜下钬激光治疗肾脏鹿角状结石越来越多地被应用于临床中直径小于 2cm 的肾结石，因其具有和经皮肾镜取石术相当的结石清除率，目前已成为临床上首选的治疗方法之一，而大于 2cm 的肾结石，国内外学者也进行了积极的尝试，并且取得了不错的结果，大量文献及研究表明，对于肾脏较大结石或者鹿角状结石，行输尿管软镜下取石术，结石清除率可达 90% 以上，且有更低的并发症发病率，从而表明，输尿管软镜激光碎石术用于治疗肾鹿角状结石有一定推广价值。

输尿管软镜钬激光碎石术应用于肾鹿角状结石，有以下几个方面值得注意：①术前应与患者充分沟通，做好分期碎石准备。②术者尽可能取完结石，防止残留结石过多，术后形成石阶，导致肾功能恶化及尿源性脓毒血症等严重并发症。③尽可能留置较粗的软镜鞘，保证清晰视野及较低肾盂灌注压。④对于输尿管条件差（狭窄、严重扭曲）者，建议首先留置双"J"管，扩张输尿管后再行碎石取石。⑤钬激光可调至高频低能，以"蚕食"法粉碎结石。⑥对于高龄、体质弱、有糖尿病等高危患者，尽可能缩短手术时间，不可强求一期完全碎石取石。⑦术中可与麻醉医生配合，采用间歇通气呼吸暂停联合低水平PEEP（5cmH$_2$O）机械通气模式，减轻呼吸造成的肾脏活动较大的问题。⑧术中可将结石拖入肾盂或肾上盏，便于激光碎石和取石。⑨因鹿角状结石一般较大，碎石块较多，手术结束前应仔细检查各个肾盏有无较大结石残余。⑩如发现肾盂积脓或肾盂感染较严重，可先留置双"J"管，充分引流，感染完全控制后再择期碎石。

肾脏鹿角状结石多数涉及肾下盏，由于肾下盏解剖角度因素，部分肾下盏结石输尿管软镜无法到达，肾下盏解剖结构影响输尿管软镜治疗肾下盏结石的因素主要包括肾盂肾下盏夹角（IPA）、肾下盏漏斗部宽度（IW）、肾下盏漏斗部长度（IL）、肾盂肾盏高度（CPH）等。如涉及肾下盏的鹿角状结石IPA<30°、CPH>20mm、IW<5mm、IL>3cm及复杂型肾下盏结石，应充分与患者交代有转经皮肾镜取石可能。

四、病例点评

肾脏鹿角形结石是临床处理的难点，目前首要推荐经皮肾镜取石术，但国外学者也表示输尿管软镜下取石术有更低的并发症发病率，且结石清除率与经皮肾镜下取石术相差不大，值得进行推广。经皮肾镜取石术和输尿管软镜下取石术，都有各自利弊，如何平衡结石清除率和并发症发生率一直困扰着临床医生。在处理肾鹿角状结石时，输尿管软镜钬激光碎石术具有更广泛的适应证、更低的并发症发病率、更短的住院时间，随着碎石设备及输尿管软镜设备及技术的不断更新与改进，未来有可能取代PCNL成为治疗肾结石包括鹿角状结石、复杂肾结石治疗的首选。

（巴特尔）

第八节 肾下盏结石

一、病历摘要

（一）基本信息

患者：刘某某，男，47岁。

主诉：反复发热伴腰酸1个月余。

现病史：患者于入院前1个月无明显诱因下出现发热，体温达39℃，伴双侧腰部酸痛，无明显恶心、呕吐，无尿频、尿急、尿痛，3月12日到医院就诊，查胸片提示双肺中外带散在炎症，血常规示白细胞计数11.96×10^9/L，予头孢克肟口服对症治疗。3月20日复查有所好转，查呼吸道相关病毒抗体均（-），尿常规白细胞32/μL，红细胞37/μL，遂就诊，予头孢西丁静脉滴注对症治疗，病情有所好转。但患者仍反复发热，体温38～39℃，伴腰酸。今晨来复查，血常规示白细胞计数 13.08×10⁹/L，中性粒细胞百分比 76.9%，C-反应蛋白 45.61mg/L，降钙素原 0.074ng/mL；泌尿系 CT 示两肾多发结石、两肾多发囊肿可能，右肾形态不规则。门诊以"双肾结石，结石性肾盂肾炎"收住入院。

既往史：患者平素身体状况一般；高血压多年，口服药物控制可；否认糖尿病、脑血管疾病及精神疾病病史；否认肝炎、结核及疟疾病史；预防接种史不详；否认输血史；否认药物及食物过敏史。2017 年 5 月曾因双肾结石、右输尿管结石，在全麻下行输尿管镜检查及软镜下输尿管狭窄切除成形＋软镜下碎石取石术；2016 年 7 月因右肾结石于外院行手术治疗。

个人及婚育史：久居当地，无疫源接触史，无粉尘及毒化学物品接触史，无吸烟、饮酒史；无冶游史。已婚已育，配偶子女均健康。

家族史：否认家族性遗传病史。

（二）体格检查

体温 37.5℃，血压 136/52mmHg，呼吸 18 次/分，心率 80 次/分。肺无殊，腹部平软，无压痛，无反跳痛，未触及肿块，两侧肾区对称，双侧肾区叩击痛，左侧为甚，外生殖器无异常。

（三）辅助检查

血常规（入院前急诊）：白细胞计数 13.08×10⁹/L，中性粒细胞百分比 76.9%，C-反应蛋白 307.67mg/L，降钙素原 0.074ng/mL。

尿常规（入院前急诊）：白细胞 32 个/微升，红细胞 37 个/微升。

CT（入院前急诊）：①两肾多发结石、两肾多发囊肿可能；右肾形态不规则。②肝左叶钙化灶；肝右叶多发小囊肿可能。

（四）诊断

1. 双肾结石，结石性肾盂肾炎。
2. 高血压。

（五）诊疗经过

患者入院前 1 个月反复出现高热均行抗感染、静脉补液等对症治疗后好转，此次入院行 CTU 提示。①右肾中段局限性萎缩伴肾柱代偿性肥厚可能，建议肾脏磁共振增强检查以排除占位性病变。②两肾多发结石、两肾多发囊肿，左肾肾盏源性囊肿（局部肾积水）。③脂肪肝，肝左叶钙化灶；肝右叶多发小囊肿。进一步完善 MRI 不考虑恶性占位，当时正值新冠疫情期间，经呼吸科会诊后，考虑患者反复出现发热，复杂性尿路感染可能性较大；经积极抗感染、完全控制感染后，于 2020 年 4 月 22 日行输尿管软镜检查及双"J"管置入术。术中见：下盏盏颈嵌顿一枚 1.5cm 大小结石，结石嵌顿于下盏盏颈与黏膜紧密粘连，击碎部分结石并将大部分结石推入下盏后解除下盏梗阻,发现肾下盏内积脓,立刻停止碎石,留置双"J"管结束手术(图7-12)。术后第一天查血示降钙素原0.063ng/mL(正常<0.05ng/mL),中性粒细胞计数$17.35×10^9$/L[$(1.8~6.3)×10^9$/L],中性粒细胞百分比80.1%(40%~75%),白细胞计数$21.66×10^9$/L[$(3.5~9.5)×10^9$/L];生命体征平稳,考虑患者感染较重,为防止尿源性脓毒血症,积极予乌司他丁注射液改善微循环清除炎症介质,静脉注射人免疫球蛋白G_2(2.5g),注射用头孢西丁钠G_4(2g)联合左氧氟沙星注射液H(0.5g)抗感染及补液对症治疗,术后第5天患者病情平稳,出院休养,期间无不适。2020年5月18日患者为行二期碎石入院,2020年5月20日在全麻下行输尿管软镜下激光碎石术及经皮肾穿刺造瘘术。术中情况:肾下盏的前盏内有一枚黑褐色结石,钬激光仅能粉碎1/3结石,剩余部分无法碎石,套石网篮套住结石尝试拉出下盏,但结石较大,无法通过盏颈,遂行经皮肾镜下碎石,肾下盏后盏穿刺成功后置入肾镜后发现结石位于下盏后盏、肾造瘘可撕开鞘下方,但冲洗液较红,造瘘口渗血明显,遂放弃碎石取石,留置肾造瘘管结束手术。术后予止血、补液等对症处理,术后第6天,患者病情平稳予出院休养。2020年6月8日为行再次取石入院,2020年6月10日行二期经皮肾镜下激光碎石术,下盏前盏找到结石激光粉碎后取出结石,术后第2天拔出肾造瘘管,术后第3天予出院休养,整个治疗过程经历近2个月。

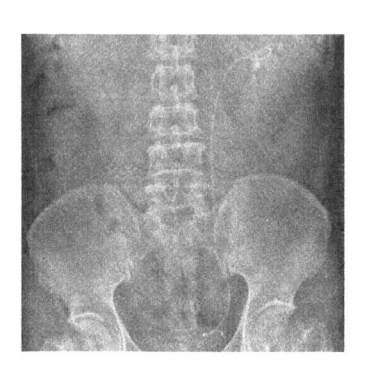

图7-12 首次留置双"J"管

(六)随访

患者体温正常,各项生命体征平稳。

患者为青年男性,因反复发热伴腰部酸胀入院,入院CT明确左肾肾下盏有约1.5cm结石(图7-13);左肾积水;右肾中段局限性萎缩伴肾柱代偿性肥厚,完善相关检查及请相关科室会诊后,考虑复杂性尿路感染是导致患者反复发热的主要原因。经积极控制感染及全身准备后,予行输尿管软镜检查及双"J"管置入术,术中见肾下盏内尿液浑浊,为防止尿源性脓毒血症,未行碎石取石。出院休养一段时间后,为求碎石取石再次入院治疗,入院完善检查后行输尿管软镜下激光碎石术及经皮肾穿刺造瘘术,术中见肾下盏的前盏内有一枚黑褐色结石,输尿管软镜仅能粉碎1/3结石且剩余结石较大,套石网篮套住结石后无法通过盏颈，立即行经皮肾穿刺造瘘术，因冲洗液颜色较红及造瘘口渗血明显，再次放弃取石；经休养一段时间后，行二期经皮肾镜取石术，完全取净结石（图7-14）。整个治疗周期历时2个月，治疗方式涵盖输尿管支架引流术、输尿管软镜取石术、经皮肾镜取石术。

该病例是典型的肾下盏结石合并反复尿路感染的病例。结石位于盏颈，导致尿液排泄受阻，细菌、毒素可经过肾脏静脉系统、淋巴系统、肾周间隙反流入血，因而出现反复发热等症状，虽然患者最终痊愈，但整个治疗周期较长、治疗方式复杂多变，尤其是对于肾下盏结石的处理。

对于本病例主要体现以下两方面的处理：①控制感染、防止尿源性脓毒血症的处理。②肾下盏结石手术方式的选择。

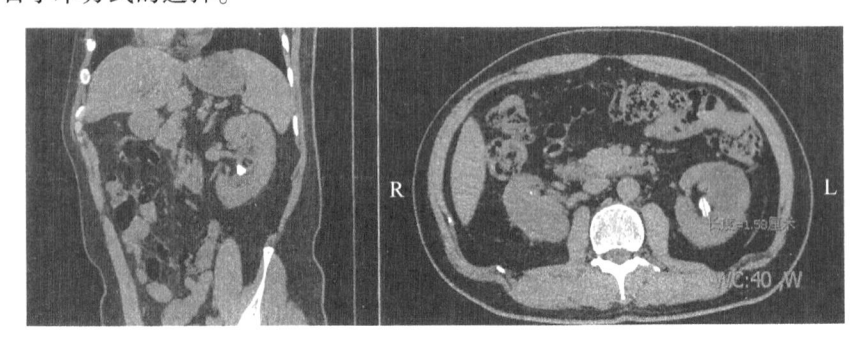

图 7-13 术前 CT，肾下盏 1.5cm 结石

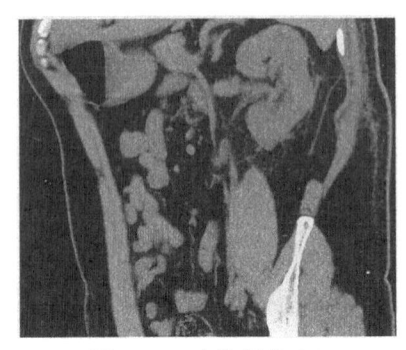

图 7-14 末次复查 CT

1. 控制感染、防止尿源性脓毒血症　患者初次入院前已有1个月反复发热伴腰部酸胀的症状，说明患者尿路感染已长期存在，虽然患者无高危因素，但考虑感染时间较长，仍有较大风险出现尿源性脓毒血症，首次手术发现肾下盏尿液较浑浊，立即放弃碎石取石，行输尿管支架引流术，术后感染指标较高，积极予乌司他丁注射液改善微循环清除炎症介质，静脉注射人免疫球蛋白 G_2（2.5g），注射用头孢西丁钠 G_4（2g）联合左氧氟沙星注射液 H（0.5g）抗感染及补液对症治疗，在防治尿源性脓毒血症的治疗原则及方法上得当、及时，最终患者未出现相关严重、危急并发症。

2. 肾下盏结石手术方式的选择　肾下盏位于肾脏最低处，较易形成结石，目前肾下盏结石的微创治疗方法主要有 ESWL、FURL 和 PCNL，其中，PCNL 与 FURL 是临床上常用的治疗肾下盏结石的方法，两种方法各有利弊，FURL 具有无创、患者恢复快等优点，但需保持较大的弯曲度，且仍存在无法碎石的情况，如本例；PCNL 的结石清除率较高，碎石取石效率较高，但是有创操作，且受患者体型等影响，某种意义上将对肾脏是一种贯通伤，易导致出血等并发症，进而影响视野，轻者造成首次取石失败，严重者需输血治疗。本例患者结石位于肾下盏，大小约 1.5cm，推荐首选输尿管软镜下碎石取石术，但患者 CPH = 2.17cm、IPA = 29.25°、IL = 3.0cm、IW = 0.5cm（图 7-15 至图 7-18），存在软镜取石不利因素，术中证实软镜无法完全碎石取石而改经皮肾镜取石术，且肾穿刺造瘘出现造口出血等并发症，导致一期取石失败。

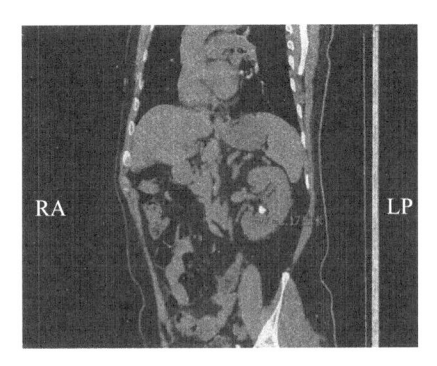

图 7-15　CPH = 2.17cm

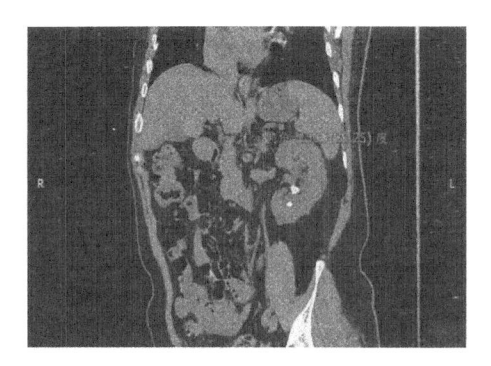

图 7-16　IPA = 29.25°

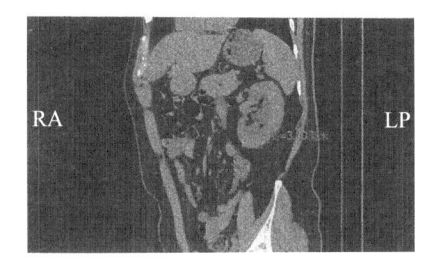

图 7-17　IL = 3.0cm

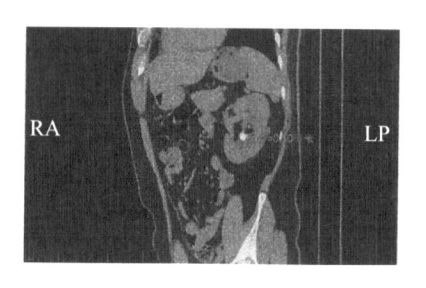

图 7-18　IW=0.5cm

三、疾病介绍

泌尿系统结石是泌尿外科常见病及多发病，而肾结石的发病率约占泌尿系结石的一半，肾下盏结石约占肾结石的 36%，肾下盏结石属于难治性结石，受肾下盏肾盂夹角大小、盏颈大小、盏颈长度、结石成分等的影响，临床上选择治疗肾下盏结石的恰当方式较困难。

对于大于 2cm 的结石，推荐选用经皮肾镜碎石术（PCNL），而对于≤2cm 的肾脏结石，既往常常将体外冲击波碎石术（ESWL）作为首选治疗方法，然而相对于其他肾盏结石，肾下盏结石的清除率更低，体外冲击波碎石作用有限。

随着输尿管软件技术的迅速发展，输尿管软镜在治疗肾结石上具有安全高、创伤小且结石清除率与经皮肾取石相当等独特优势，目前已经成为 2cm 以下肾结石首选治疗方式之一。然而对于肾下盏的结石，输尿管软镜能否成功碎石取石，一部分取决于手术者的技术，另一部分取决于肾脏下盏本身的解剖因素。肾下盏解剖结构影响输尿管软镜治疗肾下盏结石的因素主要包括肾盂肾下盏夹角（IPA）、肾下盏漏斗部宽度（IW）、肾下盏漏斗部长度（IL）、肾盂肾盏高度（CPH）（图 7-19）等。

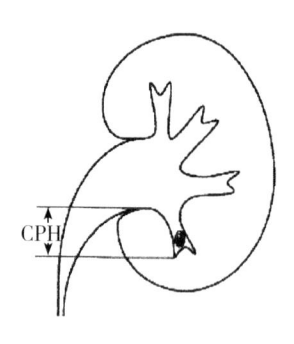

图 7-19　CPH

IPA 对输尿管软镜治疗肾下盏结石的影响。对于 IPA 不同学者有不同的测量方法，而 Sampaio 法及 El-Bahnasy 法是提倡最多的测量方法。Sampaio 等将 IPA 定义为结石所在肾小盏的轴线与上段输尿管中轴线之间的夹角，其中输尿管中轴线为输尿管在肾下极水平的中点和在肾盂输尿管处（UPJ）的中点所形成的直线（图 7-20）。El-Bahnasy 等将 IPA 定义为肾下盏中轴线与肾盂输尿管中轴线相交而成的夹角；肾盂输尿管中轴线：肾内侧缘线过肾窦处做一中点，在肾下极水平再做输尿管的中点，两点所成的连线即为肾盂输尿管中轴线（图7-21）。多数研究认为当IPA<30°时，对输尿管软镜钬激光碎石术治疗肾下盏结石存在较大影响，明显降低手术成功率，主要从碎石及排石两个方面产生影响。所以IPA<30°的肾下盏结石患者术前应充分告知结石一次清除是可能的，但存在二次手术干预及经皮肾镜取石可能。

IL、IW对输尿管软镜治疗肾下盏结石的影响：①IW为沿肾下盏中轴线最狭窄处的宽度。既往研究表明当IW<0.5cm时，对输尿管软镜治疗下盏结石有不利影响，但随着现代软镜器械的发展，手术中进行灌注时IW口径可发生变化，其不再是影响软镜治疗肾下盏结石疗效的解剖学参数之一。②IL为结石所在肾小盏最远端至肾盂下唇中点连线的长。IL过长可能影响输尿管软镜治疗肾下盏结石，有研究表明当IL<3cm时，软镜治疗下盏结石成功率较大于3cm明显提高（88% vs 60%）。

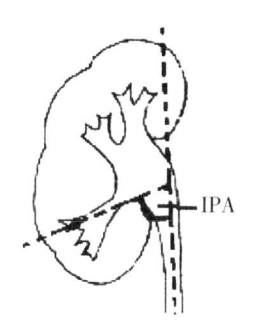

图7-20　IPA（Sampaio法）

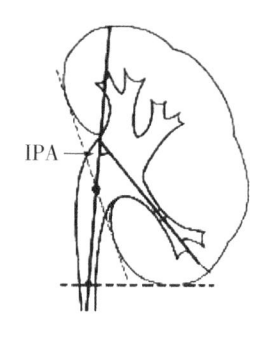

图7-21　IPA（El-Bahnasy法）

CPH对输尿管软镜治疗肾下盏结石的影响：CPH为结石所在的肾下盏最低点到肾盂下唇最高点的高度。目前对CPH研究较少，CPH较IPA更易测量，部分研究提示当CPH>2cm时，不利于软镜治疗下盏结石及排石。仍需大数据研究CPH的预测价值。

四、病例点评

肾下盏结石是肾结石最常见部位，目前对于小于2cm的肾结石，常常首选输尿管软镜治疗。软镜治疗肾下盏结石的疗效与肾下盏解剖结构有密不可分的关系。对于存在以下因素 IPA<30°、CPH>20mm、IW<5mm、IL>3cm 以及复杂性肾下盏结石的患者，临床医生应结合自身经验、综合多种因素选择最优的治疗肾下盏结石的治疗方案，同时应告知软镜碎石取石失败转经皮肾镜取石可能性。

（巴特尔）

第九节 输尿管结石体外震波碎石治疗

一、病历摘要

（一）基本信息

患者：王某某，男，50岁。

主诉：右腰腹疼痛5小时。

现病史：患者于入院前5小时无明显诱因出现右腹部疼痛，并逐渐向阴囊处放射，伴有小便困难、恶心、呕吐、头晕、间断心慌，不伴有发热、寒战、咳嗽、咳痰、血便、呼吸困难。查泌尿系彩超示右侧输尿管结石，右侧输尿管扩张伴右肾积水，前列腺体积稍大。予以解痉、止痛对症治疗。后经会诊，以"右侧输尿管结石伴肾积水"收入院。

既往史：2020年在医院住院诊断为"①冠状动脉粥样硬化性心脏病、急性ST段抬高型心肌梗死、心功能Ⅰ级（Killip分级）、心律失常、室性早搏。②2型糖尿病。③睡眠呼吸暂停低通气综合征。④脂肪肝。⑤右肾多发囊肿。⑥颈动脉粥样硬化。⑦右肺陈旧性病灶。⑧高尿酸血症"。目前使用"阿司匹林肠溶片100mg、1次/日，阿托伐他汀钙20mg、1次/日，拜糖平片100mg、3次/日，甘精胰岛素注射液（其2型糖尿病既往其他中长效胰岛素难以控制血糖）10U、每晚皮下注射"。无高血压、脑梗死等内科疾病病史，无肝炎、结核病传染病史。有包皮环切手术史；无外伤及输血史。诉有左氧氟沙星及青霉素过敏史；否认药物、食物过敏史，预防接种史不详。吸烟20+年，每日约吸20支，饮酒10+年，约125g/d。

个人及婚育史：久居当地，无疫源接触史，无粉尘及毒化学物品接触史，无吸烟、饮酒史；无冶游史。已婚已育，育有一子，配偶子女均健康。

家族史：否认家族性遗传病病史。

（二）体格检查

体温36.5℃，呼吸20次/分，脉搏82次/分，血压135/80mmHg。发育正常，神清语利，意识清楚，自由体位，查体合作，唇无绀，伸舌居中，双瞳等大等圆，对光反射灵敏，双肺呼吸音清，未闻及干湿性啰音，心率82次/分、律齐，各瓣膜听诊区未及杂音，腹部平坦，未见肠型及蠕动波，肝脾肋下未及。右肾区压痛（+-）、叩击痛（+），左肾区无压痛及叩击痛，右侧输尿管中段体表投影点压痛（+），反跳痛（-），左侧输尿管体表投影点压痛（-），无反跳痛，右下腹阑尾区麦氏点压痛（-），墨菲征（-），膀胱无充盈，无压痛、尿道口无分泌物，阴茎发育与年龄相符，阴囊未见异常，双侧睾丸触痛（-）。双足无水肿，双侧巴氏征（-）。

（三）辅助检查

泌尿系彩超（外院 2020-12-26）：右侧输尿管结石，右侧输尿管扩张伴右肾积水，前列腺体积稍大，右下腹阑尾显示不清。

血细胞分析（外院 2020-12-26）：白细胞计数 $9.53 \times 10^9/L$、中性粒细胞百分比 58.4%。

尿液分析（外院 2020-12-26）：葡萄糖（+++）、潜血（+++）、白细胞（+）、蛋白质（++）、镜检红细胞 9 641 个/微升、镜检白细胞 41 个/微升。

泌尿系 CT（本院 2021-01-14）：双肾盏结石。右侧输尿管上段结石。右侧输尿管上段及右肾盂积水（图 7-22）。

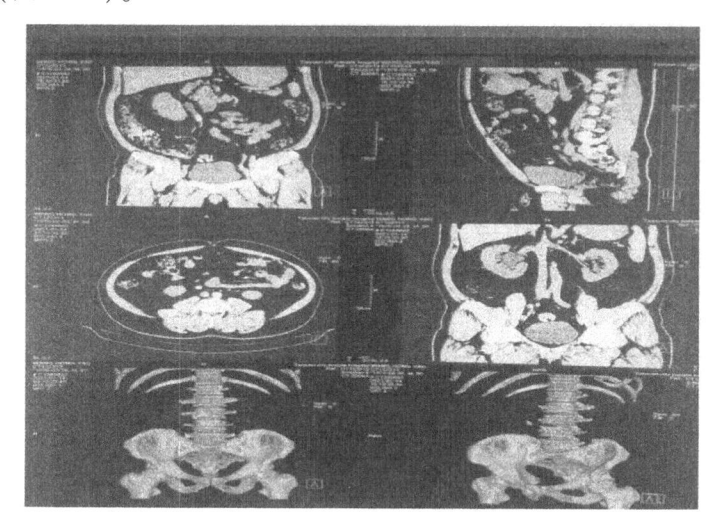

图 7-22 CT

（四）诊断

1. 右输尿管结石伴肾积水，右肾多发囊肿，双肾结石。
2. 2 型糖尿病、糖尿病周围神经病变。
3. 冠状动脉粥样硬化性心脏病，陈旧心肌梗死，心功能 I 级（Killip 分级），心律失常，室性早搏，I 度房室传导阻滞。
4. 双侧附睾头囊肿。
5. 睡眠呼吸暂停低通气综合征。
6. 脂肪肝。
7. 颈动脉粥样硬化。

8. 右肺陈旧性病灶。

9. 高尿酸血症，高同型半胱氨酸血症。

（五）诊疗经过

入院后给予完善相关检查，明确诊断后给予监测并控制血压及血糖。因患者有冠状动脉粥样硬化性心脏病、陈旧心肌梗死，长期口服阿司匹林肠溶片并未停药，血糖控制不理想且要求药物保守辅助排石，故入院先以药物治疗为主；后观察药物排石效果差，经控制血糖及停用阿司匹林肠溶片后，分别于1月19日及1月29日针对右侧输尿管结石给予体外震波碎石治疗2次（冲击工作电压12.5~14kV、冲击次数1 000次、结石反应良好），同时给予解痉、止痛、抗感染、促进排石、补液、改善心肌供血，营养心肌、扩冠、改善周围神经病变症状等对症治疗。后于2月3日复查泌尿系彩超提示右侧输尿管结石排出并办理出院。

（六）随访

现患者体温正常，各项生命体征平稳。

二、病例分析

患者为中年男性，右腰腹疼痛发病，入院检查CT及B超提示右侧输尿管结石（1.4cm×0.9cm），右侧输尿管扩张伴右肾积水。诊断明确，但结合患者基础疾病及治疗意愿（糖尿病且血糖控制不理想，同时患冠心病、急性心肌梗死、心功能不全5个月，长期口服阿司匹林肠溶片，行激光手术碎石治疗风险大），故给予选择体外震波碎石［ESWL创伤小，不需麻醉（成年人）且并发症发生率较低］较为适宜，同时结合药物辅助治疗，最终成功将右侧输尿管结石排出。

三、疾病介绍

（一）概述

泌尿系结石是泌尿外科的常见病，在住院患者中居首位。欧美国家流行病学资料显示，泌尿系结石发病率为10%~20%。我国泌尿系结石整体发病率为1%~5%，南方高达5%~10%，年新发病率为（150~200）/10万人，其中25%的患者需住院治疗。最新的调查显示，约1/17的中国成年人有肾结石。近年来，我国泌尿系结石的发病率有增加趋势，是世界上三大结石高发区之一。泌尿系结石成因受性别、年龄、体重指数（BMI）、地理环境等因素的影响，形成各种成分的结石，临床特点各异。影响结石形成的因素很多，包括年龄、性别、种族、遗传、环境（所处的环境温度较高、长期接触铅和铬）、饮食习惯、相关疾病（如维生素D水平上升）和职业等身体的代谢异常、尿路的梗阻、感染、异物和药物的使用都是结石形成的常见病因。重视这些问题，能够减少结石的形成和复发。

（二）诊断

①实验室检查：血液分析、尿液分析、结石分析。②影像学检查：超声波检查、尿路X线平片、静脉尿路造影、非增强CT扫描、CT增强+三维重建、逆行或经皮肾穿刺造影、磁共振水成像、放射性核素。

（三）治疗

输尿管结石的治疗主要是以下几个方面。

1. 非手术治疗　对于直径<5mm的输尿管结石，可首选非手术治疗；对于直径5~10mm的结石，可在密切监测下选用非手术治疗。非手术治疗措施包括：大量饮水，每天2 500~3 000mL；适度运动；应用镇痛药物缓解肾绞痛症状；定期监测结石位置及肾积水的变化。如出现持续的输尿管梗阻、感染，排石过程无明显的进展，或出现无法缓解的肾绞痛发作，则需要进行外科干预治疗。

2. 药物治疗

（1）药物排石治疗的适应证：①直径为0.5~10cm的结石可以尝试药物排石，多数意见认为结石直径以小于0.6cm为宜。②结石无明显的嵌顿或梗阻。③结石以下输尿管无梗阻。④特殊类型的结石，如尿酸结石和胱氨酸结石。

（2）常用药物：①α-受体阻滞剂，可松弛输尿管下段平滑肌，促进结石排出。②碱性枸橼酸盐，包括枸橼酸氢钾钠（友来特）、枸橼酸钾、枸橼酸钠等，尤其推荐用于尿酸结石和胱氨酸结石的溶石治疗。③钙离子通道阻滞剂，通过阻断钙离子通道，松弛输尿管平滑肌，促进排石。④非甾体镇痛抗炎药，可以减轻输尿管水肿，减少疼痛发作。⑤单纯排石治疗的疗程以维持在1~2个月为宜。

3. ESWL　随着体外冲击波碎石术（ESWL）技术的广泛应用及治疗经验的积累，已证实ESWL治疗输尿管结石效果满意。由于不需麻醉（成年人）且并发症发生率较低，即使有诸如URS和PNL等先进内镜技术，ESWL仍是治疗输尿管结石的主要方法。ESWL治疗输尿管结石的成功率与碎石机的类型，结石的大小、成分、被组织包裹的程度有关。不同部位输尿管结石处理的难易程度不同，排石率也有差异。文献资料显示输尿管近段、中段和远段结石行ESWL治疗的结石清除率分别为82%、73%和74%。

（1）适应证：在排除禁忌证情况下全段输尿管结石均可行ESWL；对于直径<1cm的上段输尿管结石首选ESWL，>1cm的结石可选择URS（逆行或顺行）或ESWL；对于大于1.5cm、结石停留时间长（>2个月）的结石，由于该类输尿管结石嵌顿时间长、肾积水严重或合并输尿管狭窄及其他病变，ESWL治疗效果差，应视不同位置采用URS或PNL；对直径<1cm的下段输尿管结石首选ESWL或URS，>1cm的结石可首选URS；对中段输尿管结石可选择ESWL或URS。

（2）禁忌证：妊娠；未纠正的出血性疾病及凝血功能障碍；严重的心肺疾病；未控制

的尿路感染；严重肥胖或骨骼畸形影响结石定位；结石附近有动脉瘤；结石以下尿路有梗阻。

（3）碎石参数的选择：①冲击频率和能量，动物实验和临床观察均认为低冲击频率可增加碎石的疗效，减轻组织损伤。推荐治疗输尿管结石时冲击频率为 60 次/分。开始治疗时采用低能量，逐渐增加到推荐的最大能量级，这样可以改善碎石的效果，提高结石清除率。②治疗次数和治疗间隔，由于输尿管结石在输尿管腔内往往处于相对嵌顿的状态，周围缺少一个有利于结石粉碎的水环境，与同等大小的肾结石相比，其粉碎的难度较大。因此，ESWL 治疗输尿管结石通常需要较高的冲击波能量和更多的冲击次数。关于治疗的间隔时间目前无确定的标准，但与治疗肾脏结石相比，输尿管结石的 ESWL 治疗间隔可适度缩短；经过 2~3 次的治疗无效时，可改行 URS 或 PNL 治疗。

4. 手术治疗　①输尿管镜。②经皮顺行输尿管镜。③腹腔镜或开放手术。

四、病例点评

体外冲击波碎石术（ESWL）被誉为"肾结石治疗上的革命"，现在广泛用于尿石症的治疗。此例患者为右侧输尿管上段结石（1.4cm×0.9cm），无明显禁忌证；但结合其诊断，包括急性心肌梗死伴心功能差 5 个月并长期口服阿司匹林肠溶片，心内科会诊不建议停用阿司匹林肠溶片，行 URS 手术风险高。故选择 ESWL 治疗上段输尿管结石，治疗风险低，适应证把握较好。成功将右侧输尿管上段结石击碎并排出。说明本病例诊断明确，治疗方案适宜。

（巴特尔）

参考文献

[1] 夏术阶, 吕福泰, 辛钟成, 等. 男科学 [M]. 2版. 北京: 人民卫生出版社, 2019.

[2] 苏泽轩, 邱剑光. 泌尿外科临床解剖学 [M]. 济南: 山东科学技术出版社, 2019.

[3] 周祥福, 湛海伦. 泌尿外科图像解剖与诊断 [M]. 广州: 广东科技出版社, 2019.

[4] 晏继银, 郑航. 泌尿外科常见病诊疗图解 [M]. 武汉: 湖北科学技术出版社, 2020.

[5] 侯建全. 实用泌尿外科学 [M]. 3版. 北京: 人民卫生出版社, 2019.

[6] 孙颖浩. 吴阶平泌尿外科学 [M]. 北京: 人民卫生出版社, 2019.

[7] 叶章群. 泌尿外科疾病诊疗指南 [M]. 3版. 北京: 科学出版社, 2017.

[8] 郭应禄, 周利群, 金杰. 泌尿外科学 (上卷) [M]. 北京: 北京大学医学出版社, 2019.

[9] 陈在贤. 实用男科手术学 [M]. 郑州: 河南科学技术出版社, 2019.

[10] 李学松, 王刚, 张骞. 泌尿外科病例精粹 [M]. 北京: 北京大学医学出版社, 2017.

[11] 黄健. 中国泌尿外科和男科疾病诊断治疗指南 (2019版). [M]. 北京: 科学出版社, 2020.

[12] 任宇. 泌尿生殖系肿瘤诊疗经验与手术技巧 [M]. 郑州: 河南科学技术出版社, 2019.

[13] 宋刚. 前列腺癌精准诊断与治疗 [M]. 北京: 人民卫生出版社, 2019.

[14] 吴阶平. 吴阶平泌尿外科学 [M]. 济南: 山东科学技术出版社, 2017.

[15] 张骞. 泌尿外科腹腔镜手术: 操作技巧与要领 [M]. 北京: 人民卫生出版社, 2019.

[16] 陈俊汇, 周军, 叶章群. 泌尿外科腹腔镜教程 [M]. 北京: 人民卫生出版社, 2017.

[17] 李虹, 王建业. 泌尿外科疾病临床诊疗思维 [M]. 北京: 人民卫生出版社, 2017.

［18］王少刚，刘修恒，叶章群．现代微创泌尿外科学［M］．北京：人民卫生出版社，2018．

［19］许克新．功能泌尿外科学［M］．北京：北京大学医学出版社，2018．

［20］刘蕊旺，刘泽涛，龚道静．泌尿外科诊疗技术与临床实践［M］．北京：科学技术文献出版社，2018．

［21］邢念增．泌尿外科微创手术图谱［M］．北京：中华医学电子音像出版社，2017．